JN218449

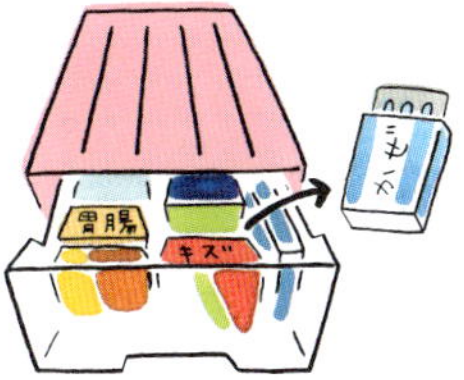

配置薬ニッポン総ケア宣言

配置薬の歴史を検証し未来を考える会

出版文化社

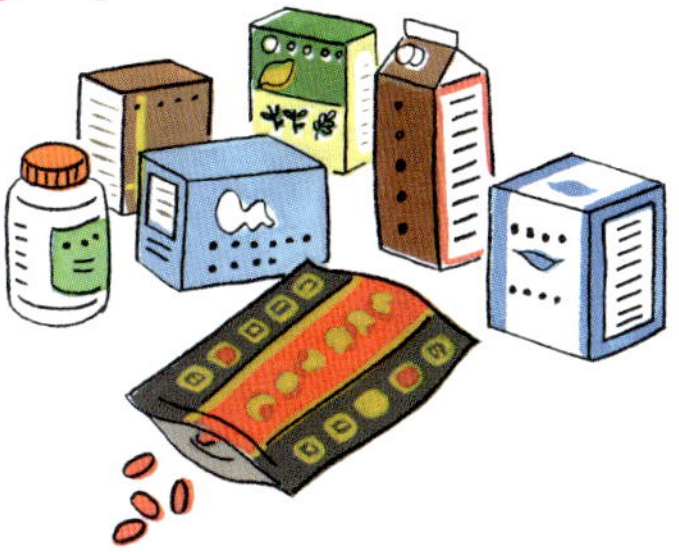

ニッポンの皆様の体と心の健康をサポートする「配置薬」

江戸時代から三百年以上続く、「配置薬」。現代のニーズや生活スタイルに合わせて、さらに便利に、もっと使いやすく、進化を続けていきます。

未来のために、「配置薬」でニッポンを元気に。それが配置薬の願いです。

配置薬ニッポン総ケア宣言

宣言 1

配置薬は、顔の見える対面販売で皆様の健康を見守り続けます

基本的に一～三ヵ月に一度、薬箱・救急箱の点検におうかがいします。配置員が行うのは、「点検」だけではありません。お客様の顔色や話すスピード、声量、動作などに表れる健康状態を見守ると同時に、会話というコミュニケーションをお届けすることで、インターネットや電話ではできない三次元の情報で、お客様の健康と美容生活を見守り続けます。

宣言 2

配置薬は、「薬と健康と美容のプロ」がお届けします

配置員の多くは、医薬品の販売が公的に許可された医薬品登録販売者の資格を持っています。「薬と健康と美容のプロフェッショナル」という誇りの裏付けのひとつは、こうした資格が示す専門知識と経験によるものです。さらに年間十二時間以上の研修や二年以上の実務経験が義務付けられており、これ以外にも、サプリメントマイスターや化粧品検定等の公的資格等を取得している配置員もいます。お客様の健康と美容のコンシェルジュ（よろず承り係）として、最適なパートナーと言えます。

宣言 3

配置薬は、使った分の費用だけしかいただきません

配置薬を表す特徴のひとつが「先用後利」です。先に使っていただき、その使った分だけ後から代金をいただくという方式です。普段は手元に無料で置いてあり、緊急時に開封した分のみの代金をいただくというシステムは、経済的にお客様にもっとも負担の少ない制度です。配置員はお客様との長いお付き合い等もあり、商品を無料で預ける信頼関係を築いています。

また、配置薬の包装単位は二週間分が多いという特徴もあります。頭痛薬を店舗で購入する場合、多くは一ヵ月分がセットになって販売されていますが、急な頭痛や腹痛、発熱は通常一ヵ月も続きません。二週間分なら、余った分を使用期限切れで捨てるムダを減らせます。

配置薬、その歴史と未来
セルフメディケーションの担い手へ

配置薬、置き薬――。今の若い人達には聞きなれない言葉ですが、三百年の伝統を有する日本独自の医療システムです。頭痛・腹痛・発熱鎮痛など常備薬を収めた薬箱、包帯・ガーゼ・消毒薬など救急用具を収めた救急箱を各家庭やオフィスに置き、一～六ヵ月（平均三ヵ月）ごとに一回訪問して、五～十五点置いてある薬の使用期限・品質異常などを点検し、前回の訪問時以降、使用した分の薬代のみいただくビジネスモデルです（先用後利と言っています）。

この置き薬というビジネスは、二十四時間オープンのコンビニの医薬品の販売やドラッグストアでの大量廉価販売、交通・情報網の発達により、一時期の活気は見られなくなってしまいました。かつて、町内に一軒くらいしか薬局がなく、午後五時閉店で夜間時急病の対応が出来にくかった時代に重宝されていた薬箱や救急箱は、今は利用者がかなり減っています。

ですが、置き薬の特長である、①先用後利、②薬剤師に次ぐ登録販売者という公的資格者による薬箱の点検、③対面販売の三つは、健康・美容という人類永遠のテーマにとって必要不可欠です。「セルフメディケーション」という時代の担い手として、三百年の歴史と信用と専門知識と医療従事者としてのプライドを持つ、医薬品の登録販売者が担う役割は大きいと言えます。

置き薬の特長である「先用後利」は各家庭（お客様）に無料で一～十四回分ぐらいの医薬品を置き（預け）、使った分だけ後から代金をいただくという、クーリングオフ制度より、はるかに進歩した消費者にとってありがたいシステムです。今風の言葉で言えば、「二十四時間無料レンタル」といったところでしょう。

置き薬の次の特長である登録販売者は、公的試験（筆記試験）の合格者であるだけでなく、二年間の実習（研修）が義務付けられていて、実体験の裏付けのある薬の専門家と言えます。

三番目の特長として挙げた「対面販売」とは、お客様（使用者）と直に話すことです。ＩＴの発達により、ウエアラブルの各種診断器（血圧・血糖・酸素分圧他）が発達し、遠隔医療が法制化されても、やはり人間の生命関連製品に対しては対面販売です。各家庭を訪問し、使用者の顔色・話し方・声の大きさ・話す速さ・歩き方による健康状態の把握はまだまだＩＴでは出来ません。また、ＩＴでは高齢の一人暮しの老人の癒しにもなりません。在宅・安否確認もＩＴでは十分に出来ません。

こうした急速に進む超高齢社会、家庭の少人数化、一人暮し、寝たきり老人等、社会の変化に配置薬産業は対応してきたでしょうか？　残念ながら、「ＮＯ」と言わざるを得ません。

二十四時間無料レンタルというシステムは隣近所・地域社会との連携、信用、恥、もったいないという我が国特有の文化・習慣がなければ成り立たないビジネスです。「先用後利」「公的資格の販売者」「対面販売」の特長を生かした新しいビジネスモデルを作ることが急務と言えます。置き薬というこの日本独特のビジネスを復活・再生するのが、この国の健康・美容生活を支えている配置薬メンバーの役割であり、義務なのではないでしょうか。

医薬品・健康食品に加え、どのような健康・美容製品を提供するのか。シャンプー・石鹸・化粧水・お米・お茶等日常の消耗品、在宅・安否確認、無料健康診断（セルフメディケーションのアシスタント）、病気・健康に関する情報、面会・会話という癒し、足の不自由なご高齢者の買い物代行、高齢者用薬用化粧品等アイデアはあり、いくつかはすでに提供されています。

けれど、継続するには、営利事業にしなければなりません。単なるサービスでは、継続出来ないからです。

自己健康・美容管理に関する製品の宅配と、豊富な品揃えによるセルフメディケーションのアシスタント、また、本・新聞・お米・牛乳等の宅配業者との連携などによる新しいビジネスモデルの構築。そして新規宅配品サービス。それが配置薬産業の活性化のひとつと言えます。

我々の代で、三百年の歴史を有する配置薬産業を衰退させるわけにはいきません。逆に今が飛躍のチャンスでもあります。新しいビジネスモデル創生の時代と言えるでしょう。

新しい事をやるには、まずその原点に返る必要があります。本書の出版を企画したのは、原点に返り、今までの先人に感謝し、新しい形で配置薬産業を次の世代に引き継ぐためです。

一人で薬を背負って全国を回り、各地方の優れた民間伝承薬を介した交流、テレビ・ラジオ・新聞のない時代の各地方の情報交換等を行ってきた配置員。その原点の理念を残し、そこに新しい手法や品揃えを加えていくことで、配置薬業が健康産業の一員として、セルフメディケーション、国民のＱＯＬの向上に貢献するため、本書が少しでも参考になれば幸いです。

「配置薬の歴史を検証し未来を考える会」発起人からのメッセージ

三洋薬品ＨＢＣ株式会社　代表取締役　**近藤　隆**

目次

※データは二〇一九年八月時点のものです。インタビュー記事については、内容・肩書等は取材当時のものです。

序章

ビジュアルで見る配置薬の歴史

江戸

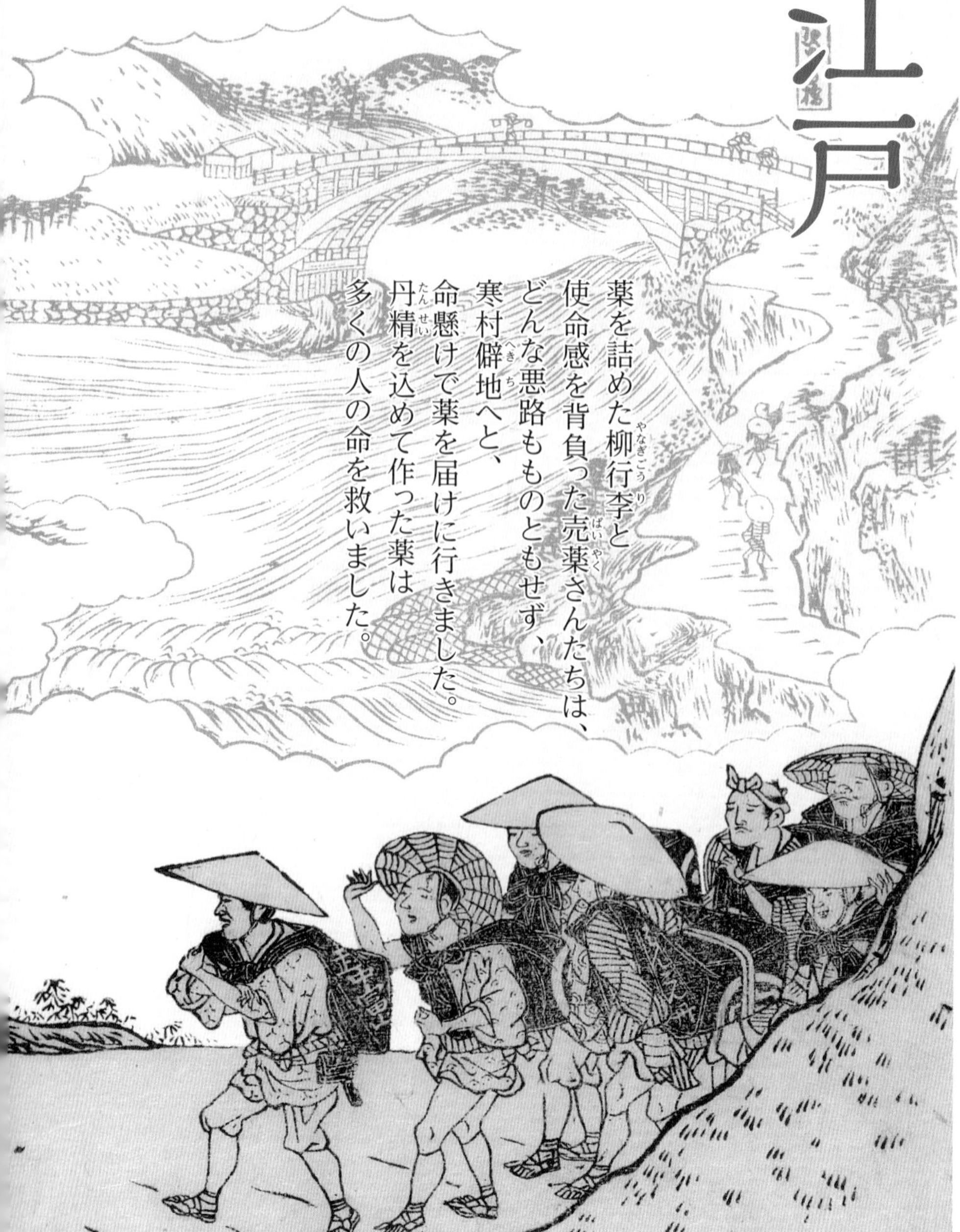

薬を詰めた柳行李《やなぎごうり》と
使命感を背負った売薬《ばいやく》さんたちは、
どんな悪路もものともせず、
寒村僻地《へきち》へと、
命懸けで薬を届けに行きました。
丹精《たんせい》を込めて作った薬は
多くの人の命を救いました。

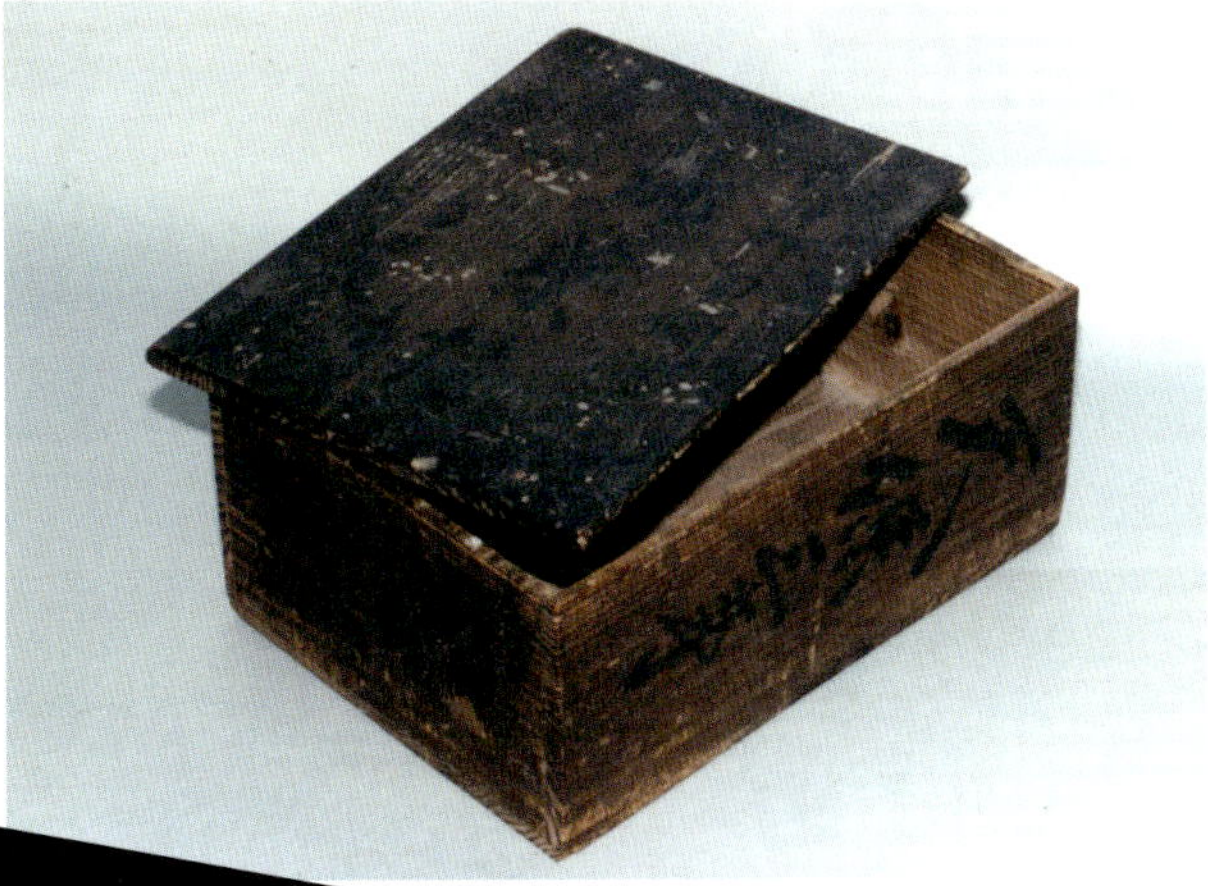

薬を入れた預箱《あずけばこ》

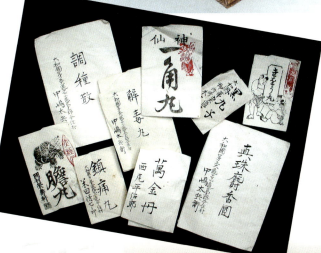

薬の多くは自家製ブランド

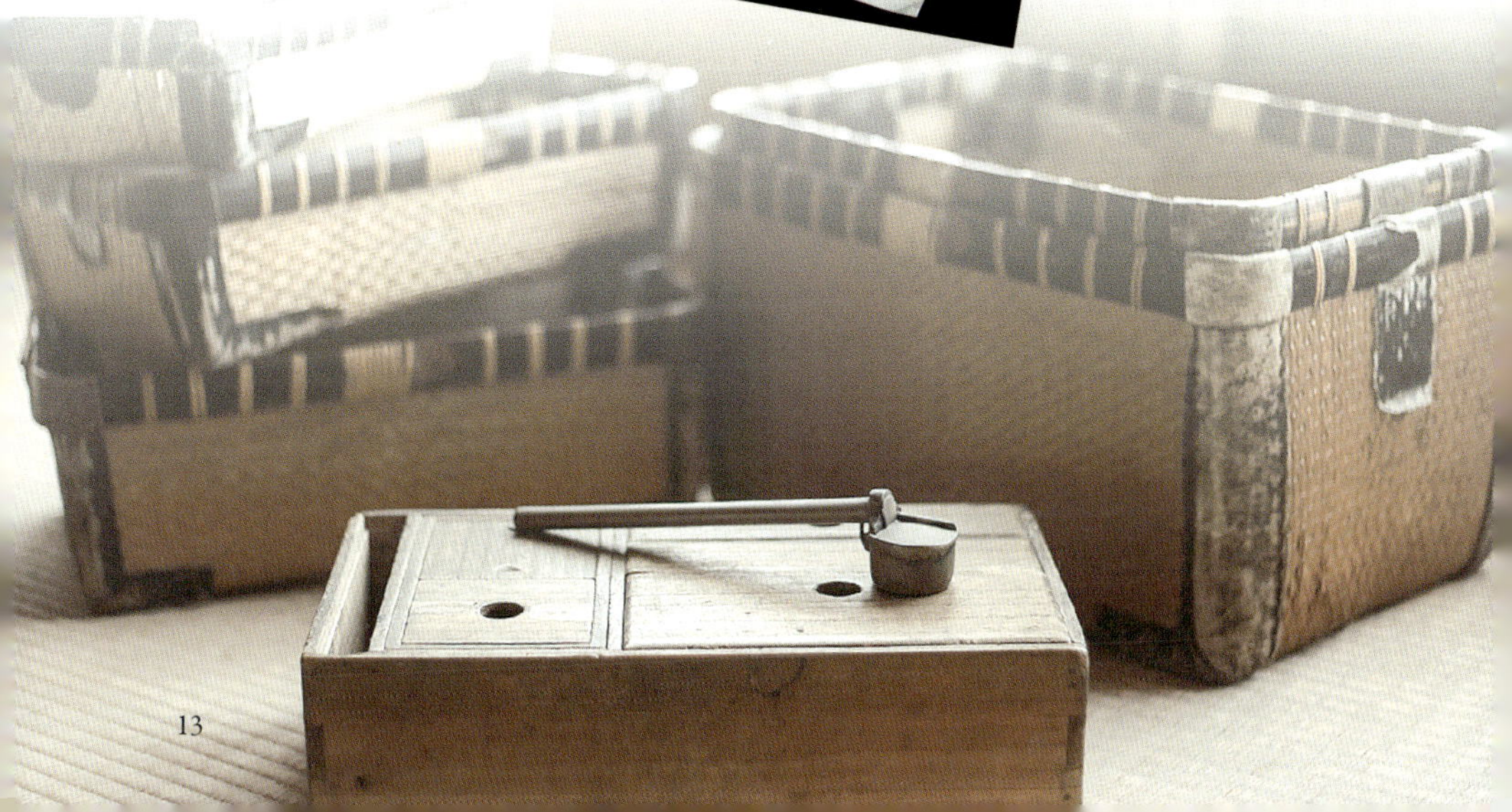

明治・大正

明治維新による近代化と西洋化の波が押し寄せ、幾多の苦境に立たされても、売薬業界はさまざまな知恵と工夫で困難を乗り越えてきました。人の健康に関わるやりがいはもちろん、「一財産を築く」という男のロマンも売薬業の大きな魅力でした。

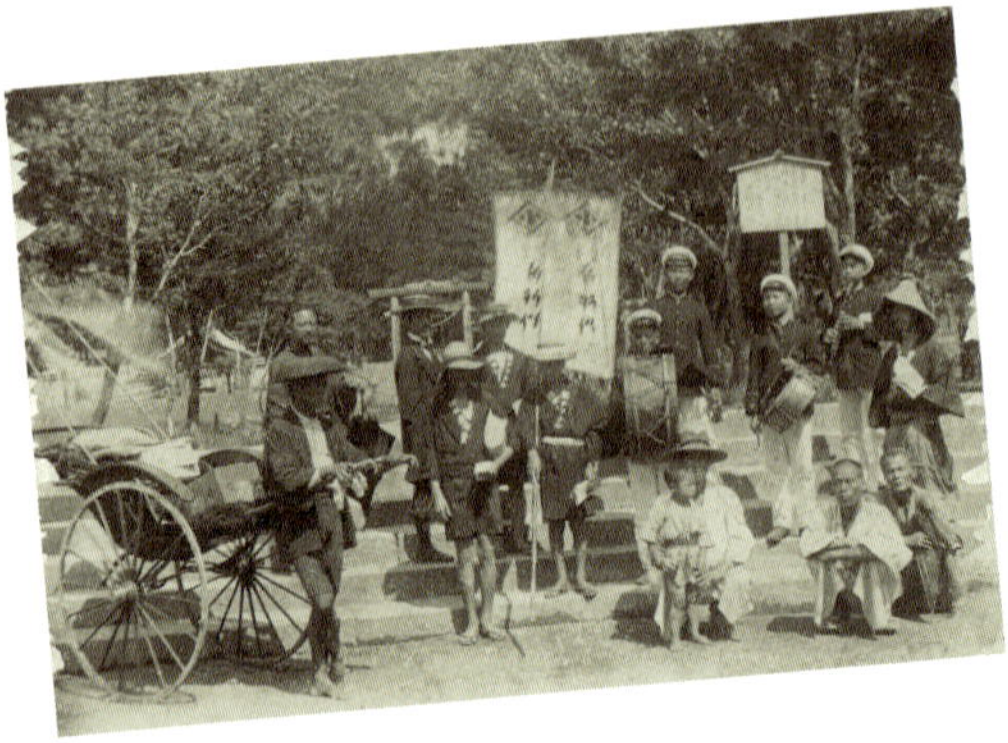

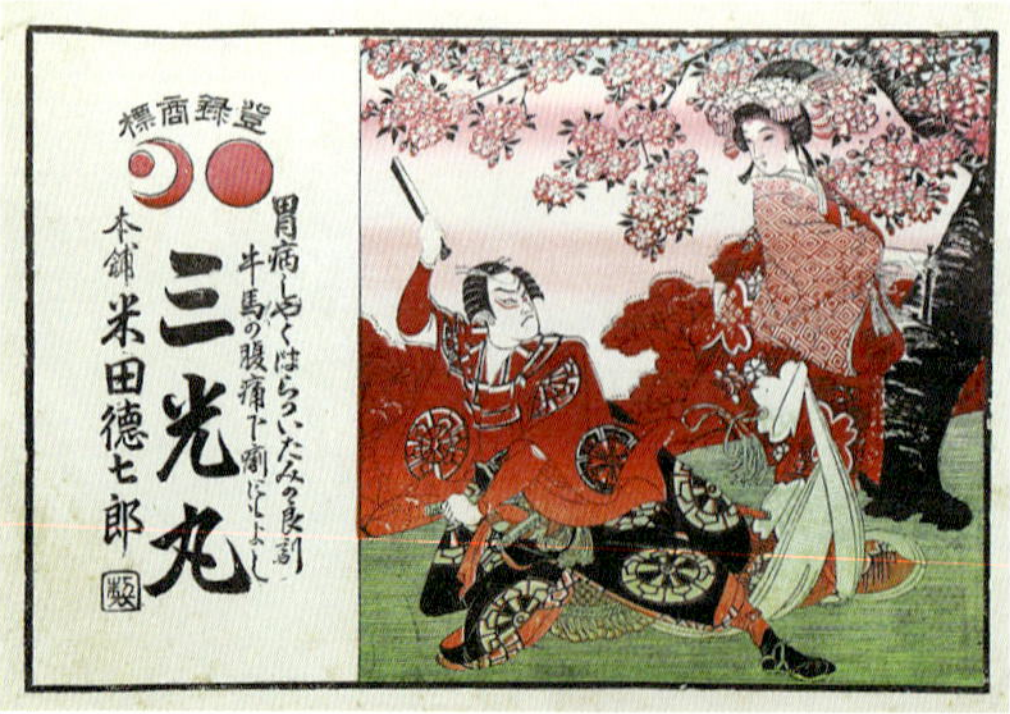

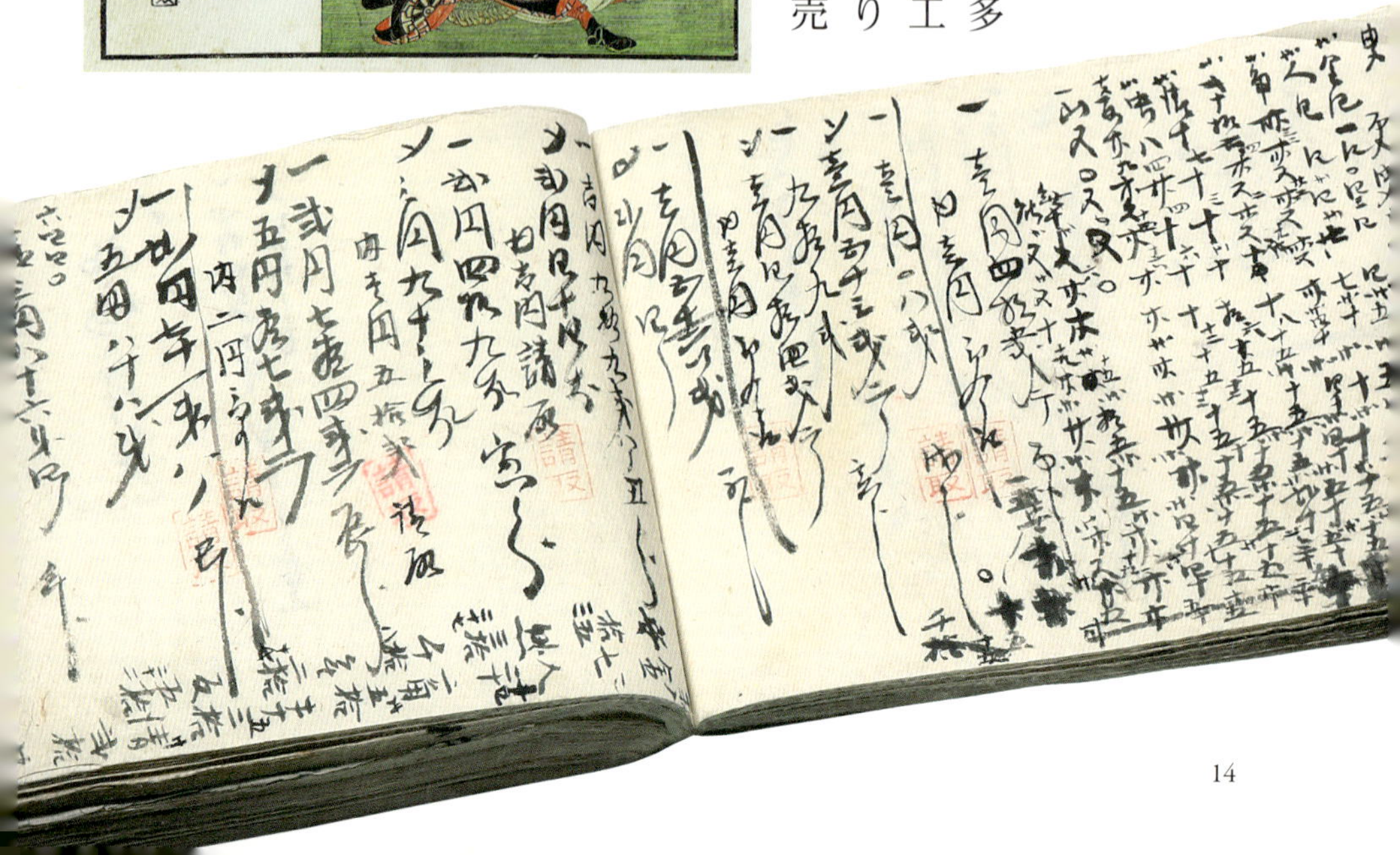

当時の史料に
先人たちの息遣いが
聞こえる

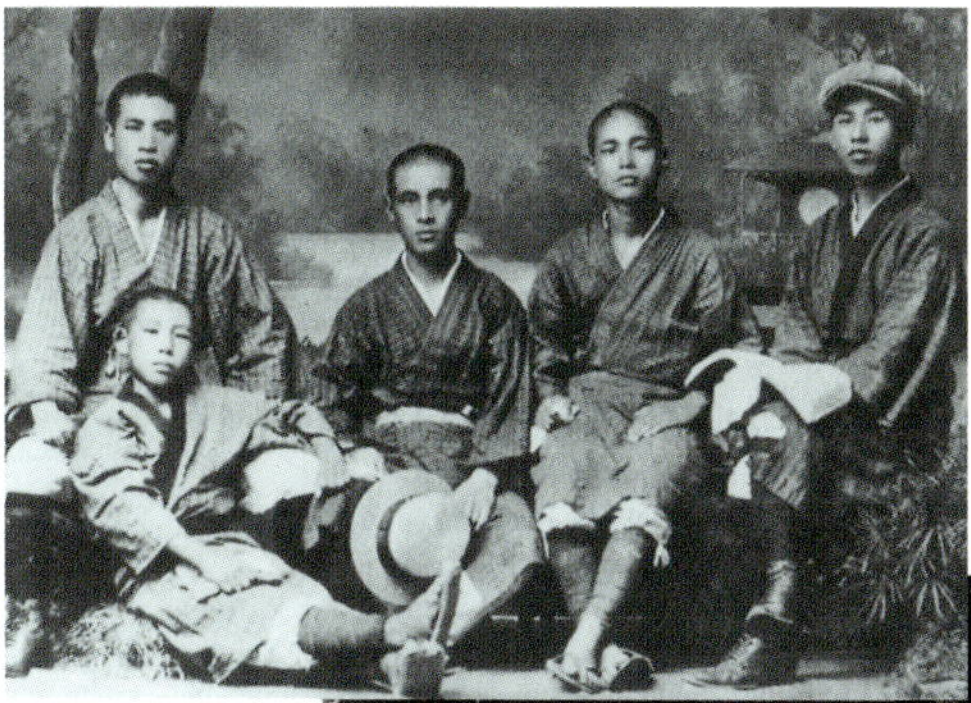

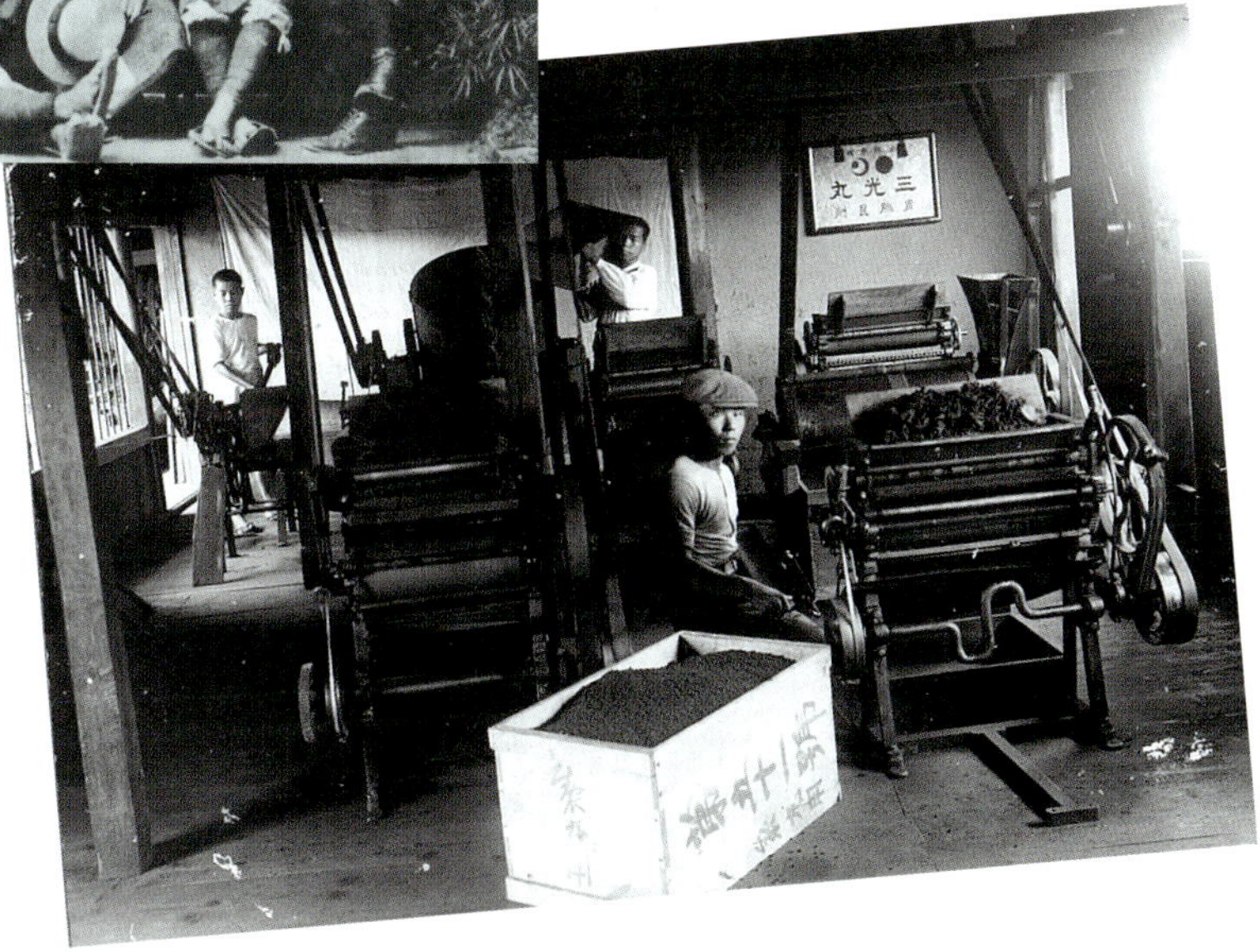

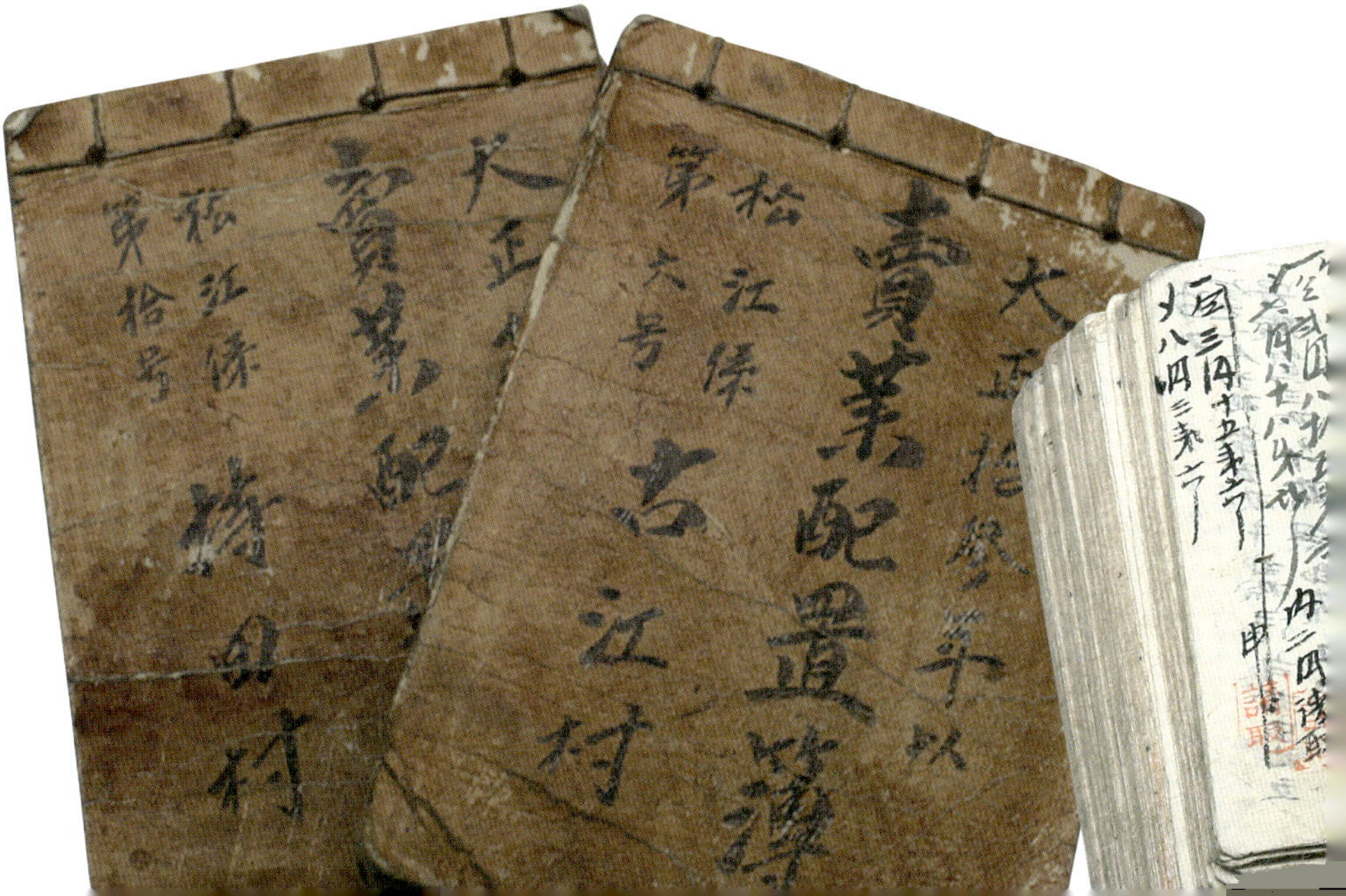

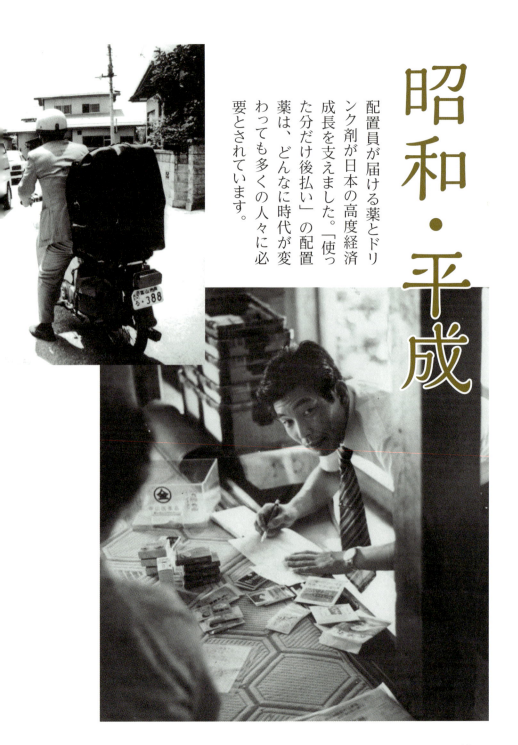

昭和・平成

配置員が届ける薬とドリンク剤が日本の高度経済成長を支えました。「使った分だけ後払い」の配置薬は、どんなに時代が変わっても多くの人々に必要とされています。

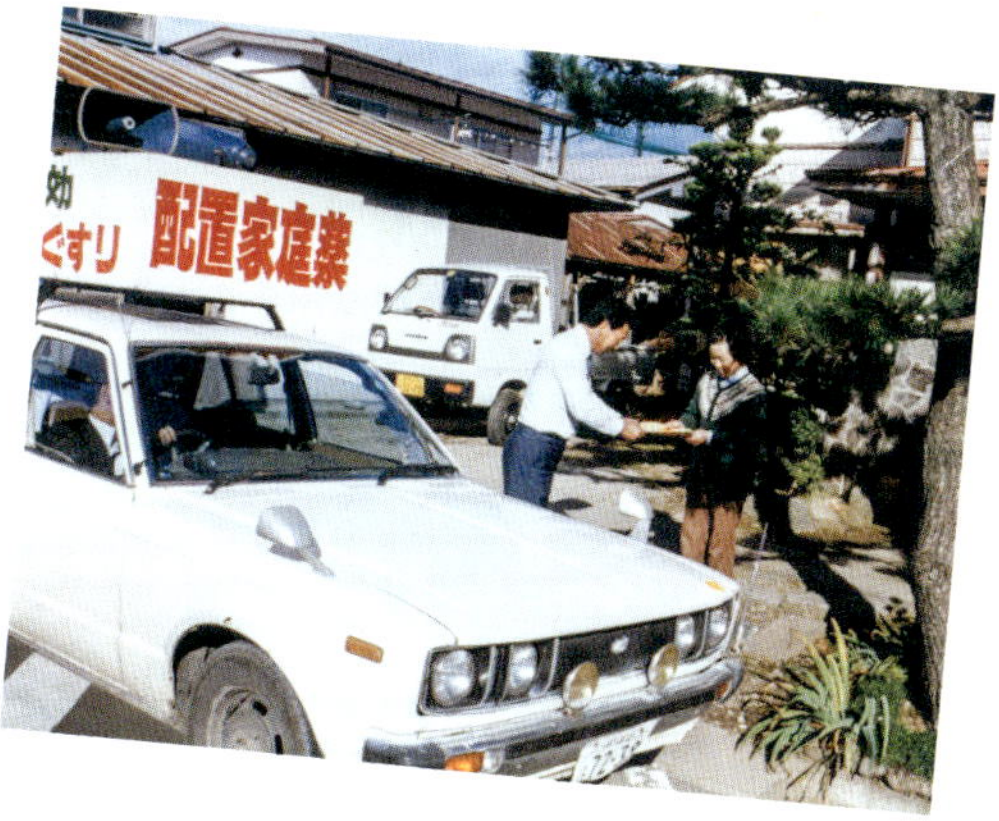

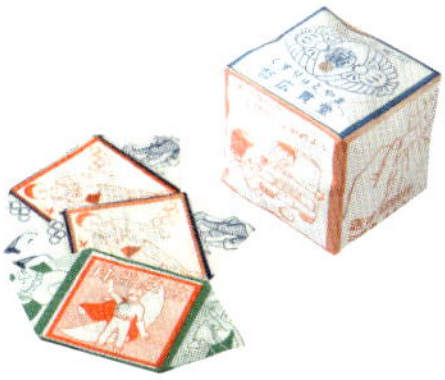

今日も待っている
人のところへ

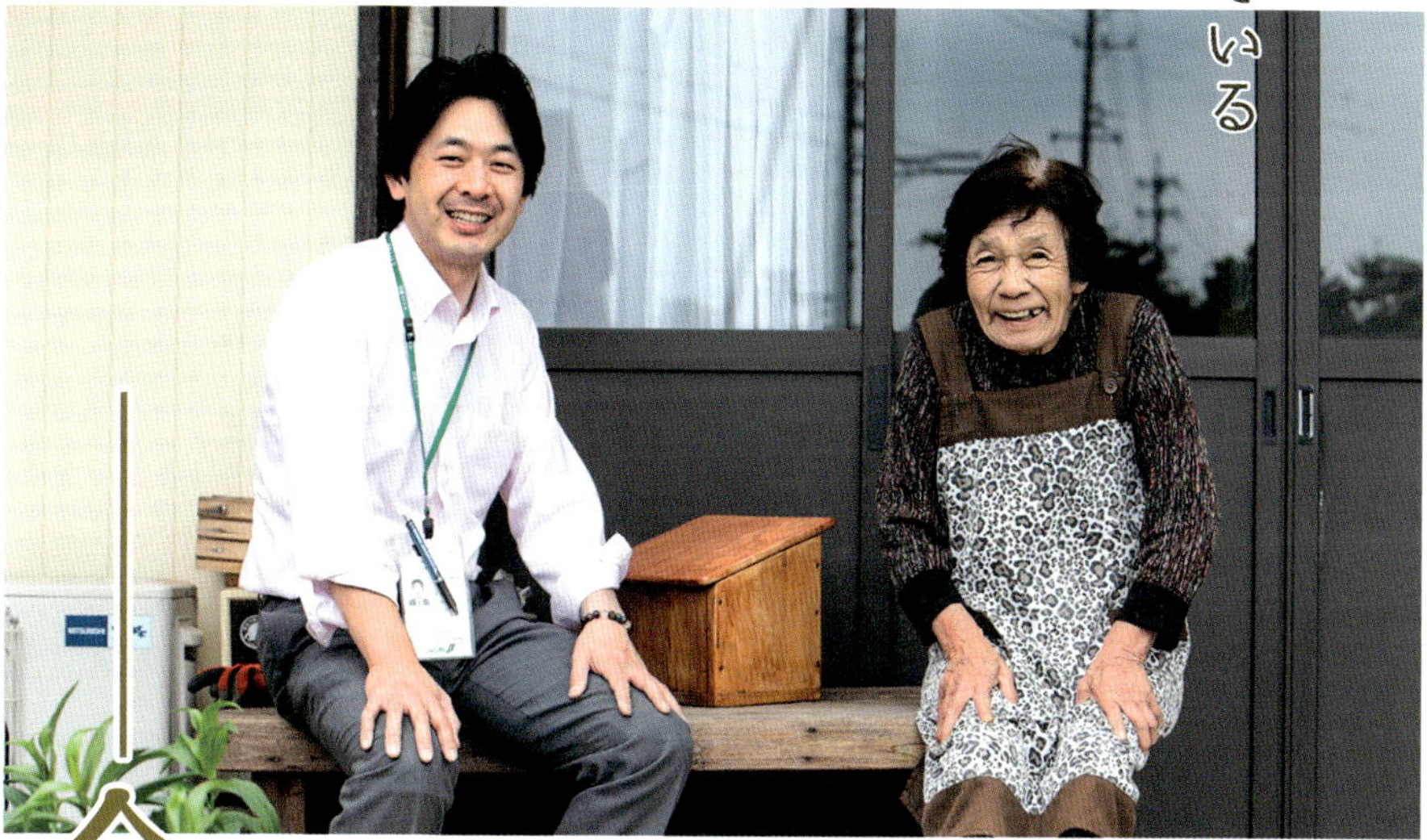

――令和へ

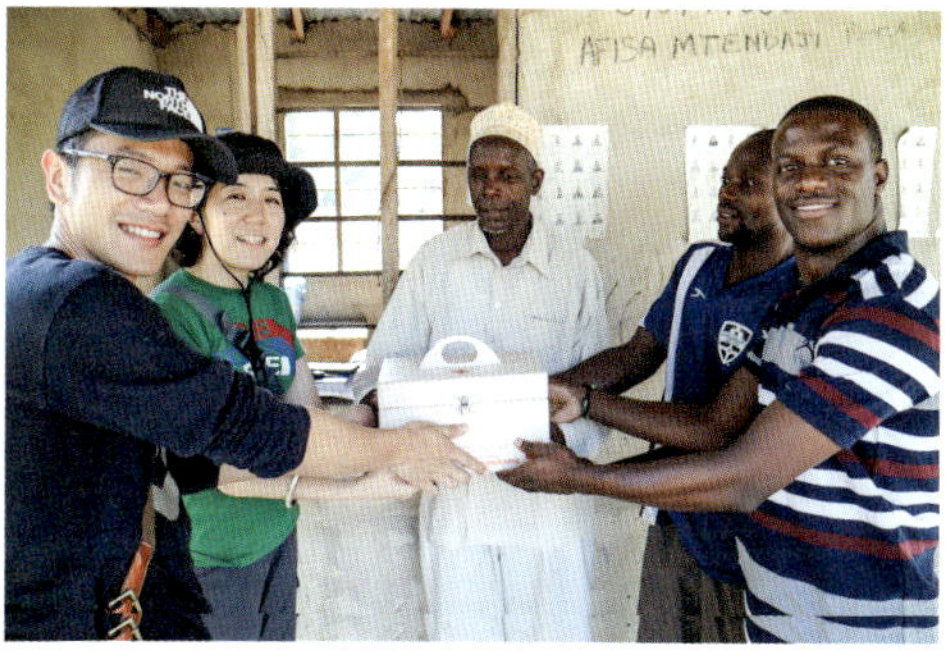

コラム

他業界に広がる配置薬のビジネスモデル

江崎グリコが始めた「オフィスグリコ」は、お菓子の入った箱をオフィスに置いておき、食べた分だけお金を払うという、システムです。これは、三百年以上も前に生まれた配置薬の「先用後利」というビジネスモデルをもとにしています。小腹がすいた残業時や悪天候の日などに、オフィスの外に出ることなくちょっとお菓子がつまめるシステムは、社員のリフレッシュにも有効だと、福利厚生面でも高く評価されています。

「オフィスグリコ」は順調に業績を伸ばし、平成二十八（二〇一六）年にはオフィスグリコ事業と直営店舗事業が分社化されて「グリコチャネルクリエイト株式会社」という新会社が誕生しています。

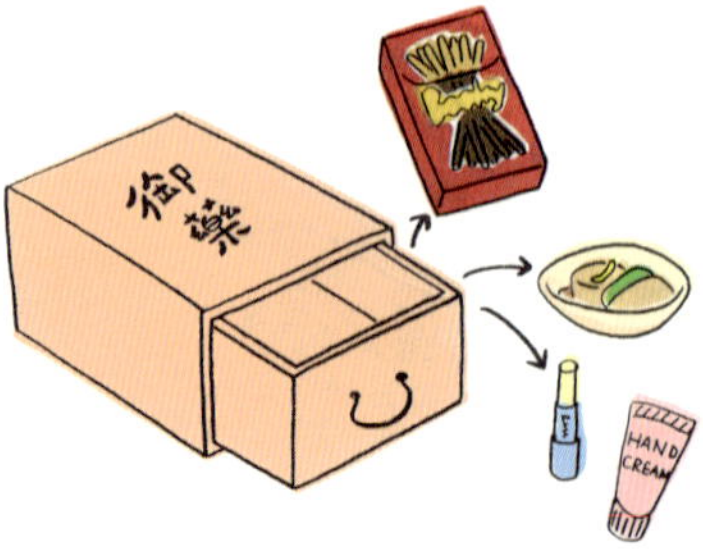

また、専用の冷蔵庫とボックスにお総菜を入れてオフィスに置き、食べた分だけお金を払う「オフィスおかん」というサービスも人気です。株式会社おかんが提供するこのサービスは「社食版・オフィスグリコ」と言われ、導入企業数が平成二十七（二〇一五）年には二百社程度だったものの、現在は千五百社以上に増加するなど、急成長を見せています。

近年ではこうした「先用後利」のサービスを、従業員の福利厚生としてだけでなく、新規の採用促進を目的に導入を決める企業もあると言います。

あらためてこのビジネスモデルの先見性の高さに驚かされます。

第1章

配置薬の成り立ちと歴史

1 配置薬とは

「配置薬」とは日本独自の医薬品の販売形態のひとつです。正式には「配置販売業」と言います。家庭や企業に薬の入った箱を預け、使った分だけ後から代金を回収する「先用後利《せんようこうり》」という商法が特長で、江戸時代には富山をはじめとする全国各地で盛んとなり、今もなお日本中で展開されています。

伝統と歴史を有する日本独自の販売システム

配置薬という名前は聞いたことがなくても、配置員が置く薬は「置き薬」とも言われ、「富山の置き薬」「越中富山の売薬さん」という呼び名を聞いたことがある方は多いのではないでしょうか。

富山では当時の富山藩主・前田正甫《まえだまさとし》の庇護《ひご》と奨励のもとで発展し、全国に商売範囲を広げていったと言われています。

薬を各家庭に配る営業員はかつて「売薬《ばいやく》さん」と呼ばれていましたが、現在では「配置員」を中心にさまざまな名称で呼ばれています。本書では江戸時代から「薬事法」が制定され、「売薬」という言葉が廃止される昭和十八（一九四三）年までを「売薬さん」「売薬行商人」それ以降を「配置員」とし、それに類する言葉で表記しています。

富山県では江戸期以降も、代表的な地場産業として配置薬が発展してきました。現在も医薬品の生産は富山県の主要産業であり、医薬品の生産額や配置員の数は全国トップクラスです。「くすりの富山」を掲げ、医薬品関係の専門部署を県庁内や市役所内に設置するなど、行政も普及促進に力を入れています。

オーダーメイドの「薬箱」で安心を提供

配置薬が発展した理由のひとつに、各家庭や企業に「薬箱」を置いてもらい、使った分だけ後から集金に行く「先用後利」という独特の販売方法があります。

この「先用後利」のシステムこそ、配置薬ビジネスが江戸時代から三百年以上も続いてきた原点とも言えます。「必要な分だけ『先』に薬を使い、支払いは『後』から」というビジネスモデルは、現代で言うならクレジットカードと同じシステムに見えます。確かに、クレジットカードも先用後利も、先に商品（サービス）を手に入れて後から支払う、という点では同じです。違う点は、クレジットカードの場合、商品を使っても使わなくても、手元に置くためには買い揃える必要があるのに対し、先用後利の配置薬は手元に置くだけではお金がかからないという点です。

二十四時間いつでも使える医薬品を手元に置いておける便利さと安心を得ながら、使わないときには一円も支払わなくていい、使った分だけ後払いというのは、消費者にとって大きなメリットです。

また、日頃よく使う薬を常備薬としてストックしているのに、いざ使おうと思った時に使用期限切れだったり、必要な薬が切れていたという経験はありませんか。配置薬のシステムでは、担当の配置員が各家庭や企業を定期的に訪問し、薬の使用歴や使用期限のチェックなどを行っているため、いつでも薬を安心して使うことができます。配置員はお客様やご家族の使用歴や体の調子、心配事などに合わせて薬を箱にセットします。使う人それぞれに合わせた「オーダーメイドの薬箱」、それが配置薬なのです。

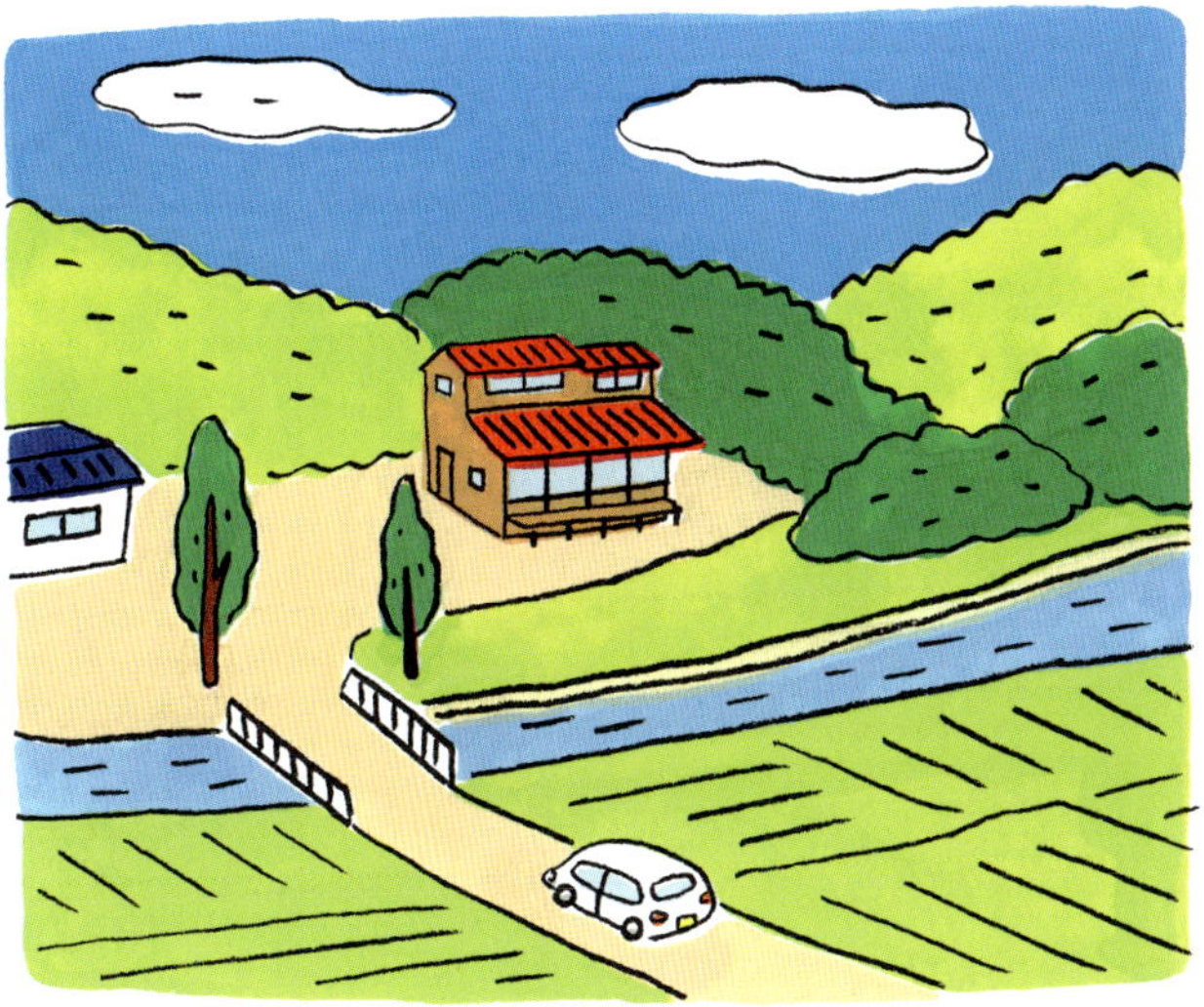

2 配置薬のしくみ

配置薬は、二十四時間三百六十五日、手元に安心を置いておける、むだのないシステムです。先に薬を箱ごと預かり、使用したい時に必要な分だけ使うことができます。ここでは、配置薬のしくみを簡単にご紹介します。

1 お客様宅に無料で薬箱をお届け

最初に、薬の入った箱一式を担当の配置員から預かります。これを預箱《あずけばこ》、配置箱、救急箱と呼ぶこともあります。初期投資ゼロ円で、前金や保証金も、一切かかりません。また、預かり期限などもありません。

2 ラインナップはオーダーメイド

箱の中身は日頃よく使う薬や、体の気になる症状に合わせた薬を入れるなど、担当者と相談のうえ、オーダーメイドで作成してもらえます。薬以外の商品、たとえば水や健康食品を定期的に届けてもらえるサービスを行っている企業もあります。

3 使わなければお支払いは不要

料金は、箱の中身を使った分だけ、後から支払います。使わなければ、料金の支払いは必要ありません。配置員は定期的に訪問し、使用の有無や薬の使用期限を点検します。

4 使った分だけ後からご請求

たとえば二種類の薬を使った場合は、次の訪問時に二種類分の代金を払います。薬の外箱を開封した時点で、使用したことになりますのでご注意ください。使った分は特に要望がなければ同じ薬が補充されます。

5 不要な薬は交換

必要だと思ったのに使わなかった薬や、体質に合わない薬などはいつでも交換が可能です。また、使用期限が近付いたものは新しい薬に交換されますので、いつでも安心して使うことができます。ただし不要になったからと言って勝手に処分することはできません。配置員に連絡をして引き取りをお願いします。

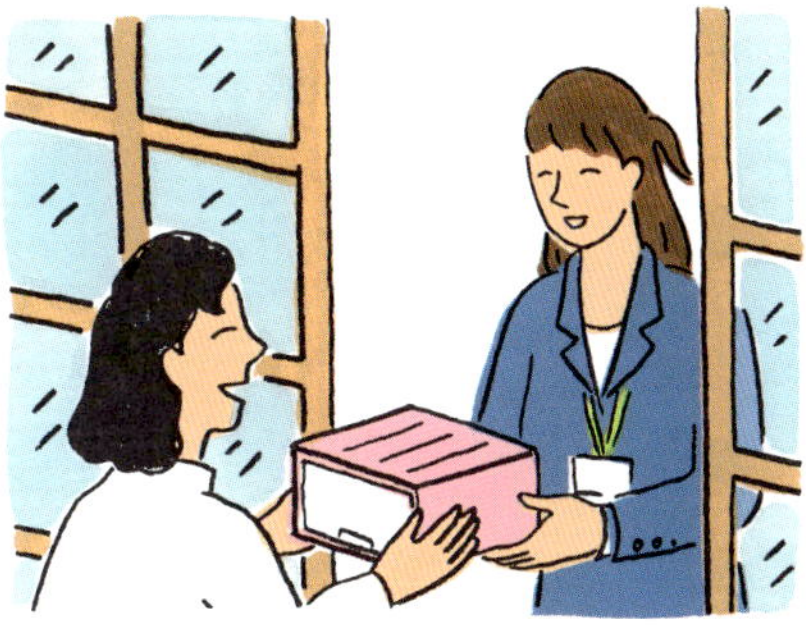

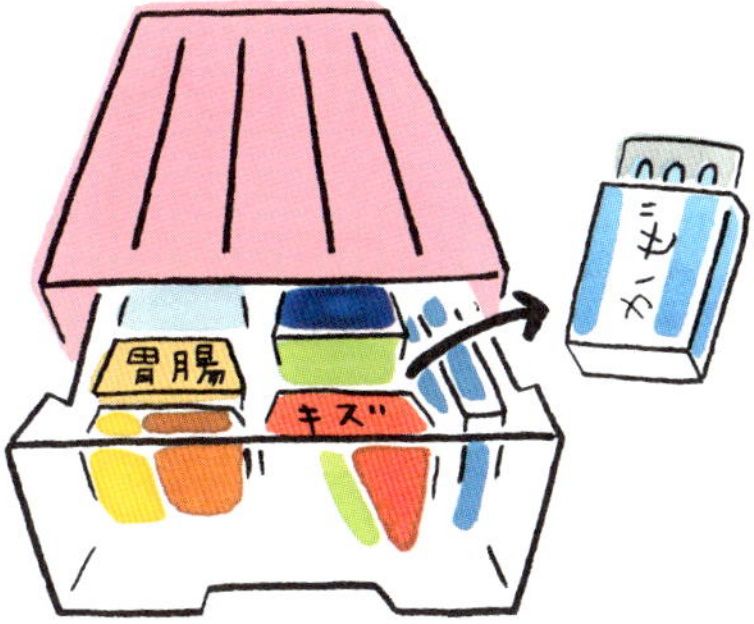

6 専門的なアドバイス

薬や健康に関する相談やアドバイスも受けられます。相談料などはかかりません。配置員は都道府県知事の許可を受けた専門家です。登録販売者の専門資格を持った配置員も多く、頼れる専門家として安心して相談できます。

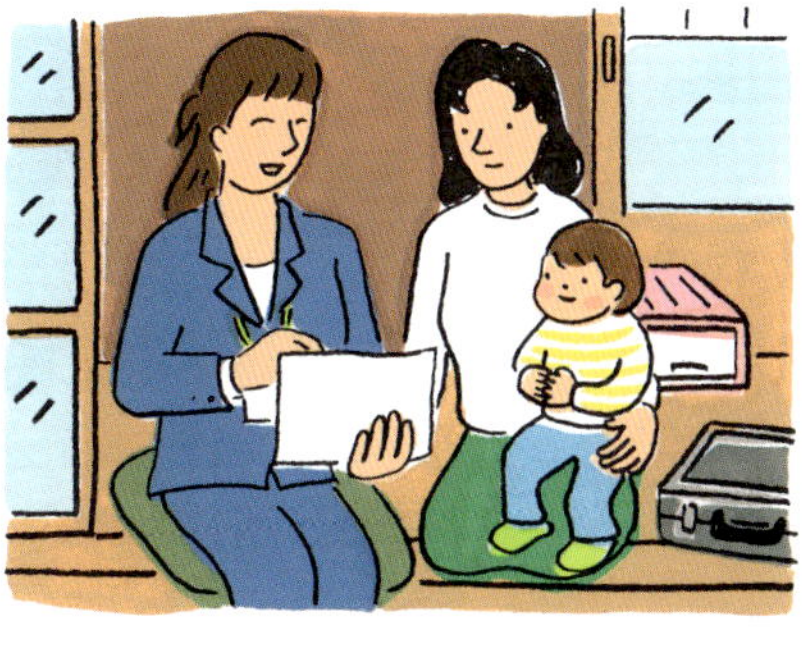

3 配置薬の特長 ①先用後利

配置薬の一番の特長は「先用後利《せんようこうり》」という商法です。各家庭に必要な薬を置いてもらい、使った分の代金を後からもらうこのシステムは、配置員とお客様との信頼関係で成り立ってきました。

「用を先にし、利を後に」する先用後利

先用後利は、「用を先にし、利を後にせよ」という経営理念に基づいた商法です。配置薬ではこの先用後利の理念に基づき、顧客にまずひと通りの薬を預けます。その後、配置員が定期的に訪問して、使った分の薬の代金回収と補充を行っています。

配置薬業界老舗大手の三洋薬品HBC・近藤隆社長は、配置薬を「玄関まで専門員がお届けする二十四時間・三百六十五日無料レンタル薬箱」と表現します。確かに配置薬は「医薬品の二十四時間無料レンタル」であり、使った分だけ後からお金を払えばいいという、顧客優位のシステムだと言えます。

『孟子』の「苟《いやしく》も、義を後にして利を先にすることを為せば、奪わざれば厭かず」(第一巻、梁恵王章句上)や、『荀子』の「義を先にして利を後にする者は栄え、利を先にして義を後にする者は辱められる」(第二巻、第四栄辱篇)などは、先用後利の概念と非常によく似ています。近江八幡商人・西川利右衛門の家訓「先義後利栄好富施其徳(義を先にし、利を後にすれば栄え、富を好とし、其の徳を施せ)」は、こうした孟子や荀子の影響を受けたと言われ、百貨店の大丸なども社訓に先用後利の概念を掲げています。

海外から「アメージング」と賞賛の声

この先用後利の理念と、一六〇〇年から一八〇〇年代にかけて、富山藩が直接管理・運営に関わったという事実は、世界に類を見ないビジネスモデルとして、海外か

ら「アメージング」と驚きと賞賛の声があがっています。販売側、客側双方の信頼関係によって成り立つこのビジネスは、顧客にとっても「信頼して（配置薬の箱を）預けてもらえた」というステイタスにつながっていたと、廣貫堂資料館でお客様への解説を行う井上仁子さんは言います。

近年、配置薬のビジネスモデルは、各国政府からの要請を受け、海外でも展開しています。草原地帯で暮らす遊牧民への普及をめざし、先用後利システムを活かした配置薬が平成二十四（二〇一二）年からモンゴルの政府事業として導入されています。また、タイやミャンマーなどの国でも先用後利システムが活用され、「日本独特のビジネスモデル」と言われた配置薬は、途上国の医療インフラ対策として世界へと広がりを見せています。

たとえば、医療体制が整っていないタンザニア奥地の村へ「置き薬」方式で薬を届けている「AfriMedico（アフリメディコ）」は、日本人薬剤師の町井恵理さんによって設立されたNPO法人です。日本の配置薬のビジネスを現地流にアレンジして医療支援を行っています。薬の代金回収には、携帯電話を使った送金システムを利用するなどし、「置き薬のおかげで、いつでも安全な薬を使って手当てができる」と現地の人々にも好評だと言います。

先用後利の商法で必要な人に「薬」を届ける置き薬のサービスは、販売側も回収や補充作業を通じて、継続的にお客様とのつながりが持てる画期的なビジネスモデルなのです。

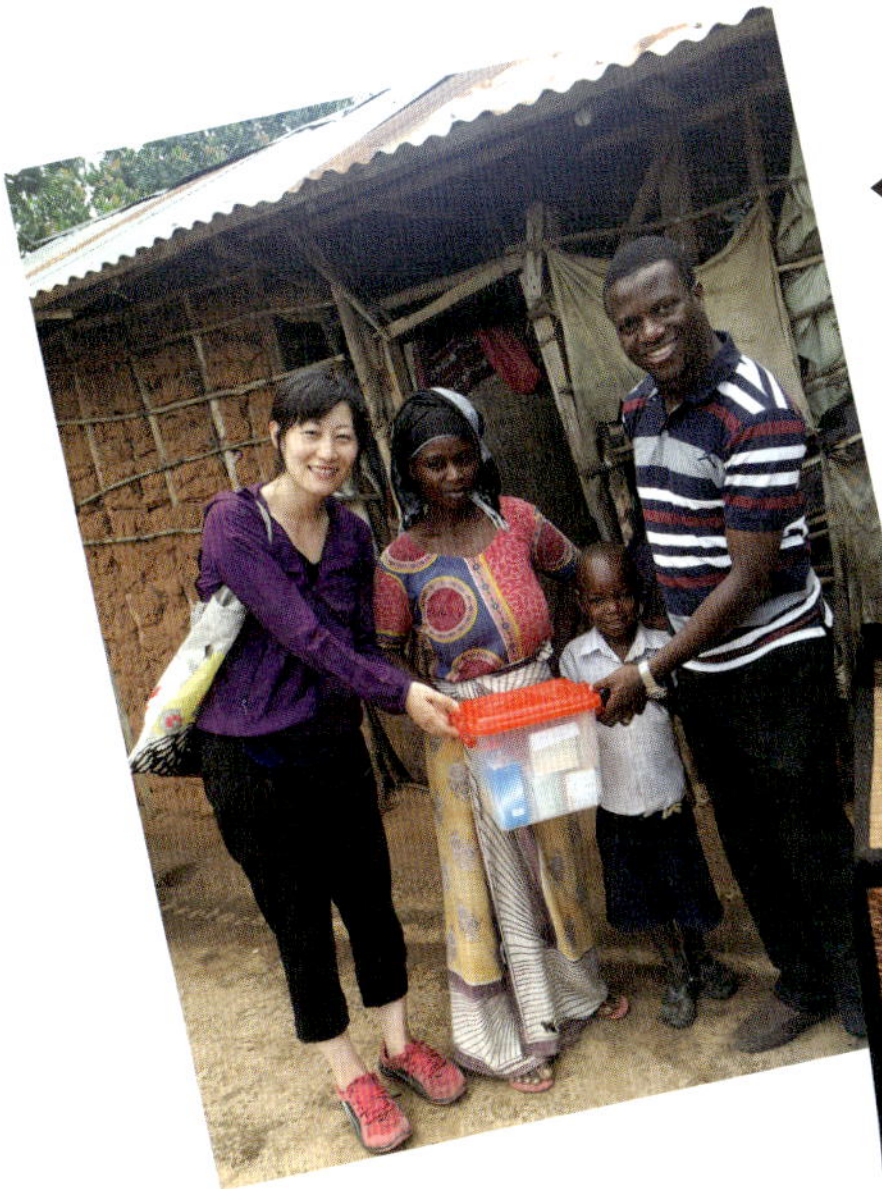

◀置き薬を届けるAfriMedico代表理事の町井恵理さん

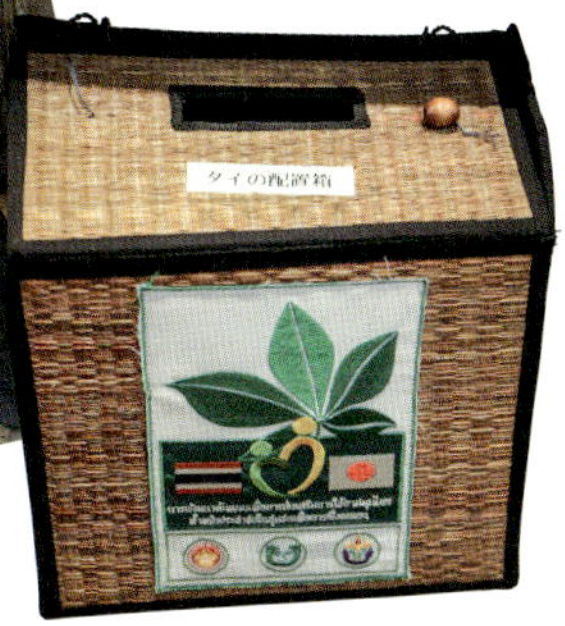

▼タイで利用されている配置箱

4 配置薬の特長 ②専門家

配置員は、ただ「薬を配るだけの人」ではありません。各家庭を巡回し、薬や健康についての情報をお客様にしっかりとお伝えする、「薬と健康の専門家」です。また、倫理やモラルに関しても教育を受けた配置員は、薬販売のプロとして、健康はもちろん、一人でも多くの方に笑顔を届ける役割も果たしています。

薬と健康のプロフェッショナル

医薬品は人間の健康維持や生命に密接に関連します。どんな医薬品にも「病気を治す」という期待すべき効果（ベネフィット）と、副作用など体に害を及ぼす期待しない効果（リスク）が存在するため、十分な専門知識を持たずに使用すると、重篤《じゅうとく》な障害が起こる危険性があります。

こうしたことから、医薬品の販売員には、リスクを最小限にとどめ最大のベネフィットを得るための高度な専門知識と、継続した資質向上努力が求められています。

現在の日本では、薬をあつかう仕事には、スーパーで食品や雑貨を売るのとは違ったルールが存在します。たとえば医薬品を販売できるのは、薬剤師、登録販売者など、専門資格として認められた公的資格者などに限定され、さらに資格によって販売できる薬の種類が異なります。

配置員も、もちろん専門家として、薬の販売が認められています。

国家資格と業界努力

配置薬業界では、平成二十一（二〇〇九）年の改正薬事法以降、ＯＴＣ医薬品を扱う専門家として登録販売者の資格を取得する流れが主流になっています。

処方箋を取り扱う調剤業務も含め、すべての医薬品を扱えるのは薬剤師だけですが、登録販売者は第二類・第

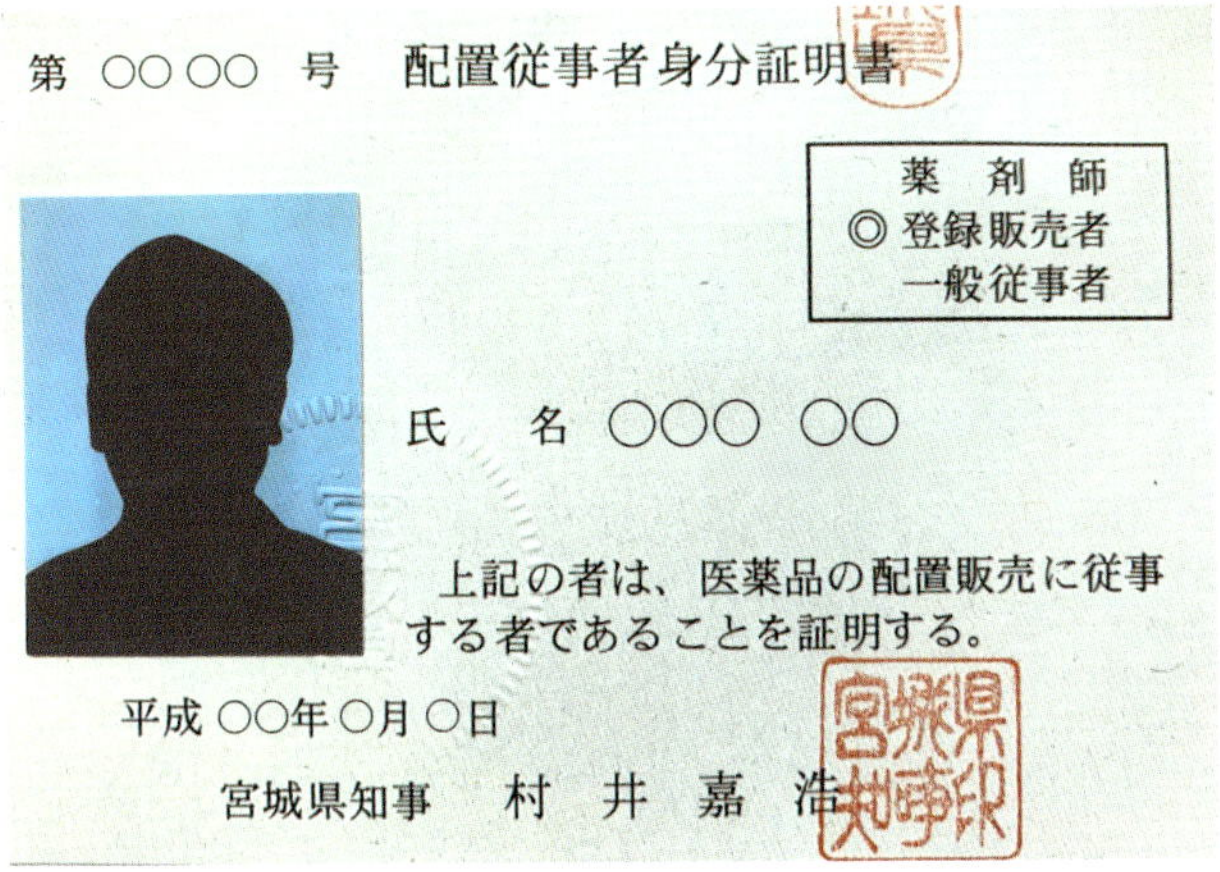
第 ○○ ○○ 号　配置従事者身分証明書

薬剤師
◎ 登録販売者
一般従事者

氏　名 ○○○ ○○

上記の者は、医薬品の配置販売に従事する者であることを証明する。

平成 ○○年 ○月 ○日

宮城県知事　村井嘉浩

配置員は都道府県知事から交付された身分証明書を身に着けている。
各都道府県により記載項目は異なる（上図は実物の証明書の一部を改変）

三類医薬品を取り扱うことができます。これらは一般用医薬品の九十五パーセント（残り五パーセントは第一類医薬品）を占めるため、登録販売者の需要は高まっています。

以前から配置販売業に従事している人（既存配置販売業者）は、登録販売者の資格がなくても配置販売品目として基準をクリアした医薬品について販売することができます。ただし厚生労働省の通知に基づき一定水準に沿った研修が義務づけられ、継続的な資質向上が必要とされています。

配置薬業界にはいくつかの団体（協会）があり、それぞれが定期的に勉強会や研修などを積極的に行っています。

全国配置薬協会では、病気や健康に関する専門知識の向上研修のほか、配置販売を活用した新たなビジネスモデルの検討会なども行っています。また、日本配置販売業協会、日本置き薬協会では、厚労省医薬食品局総務課長通知に則る既存配置販売業者の「一定水準・講習等の受講」に対応する講習活動を行っています。

配置員は、基本的に一人で家庭や企業を廻るため、従事する全員が医薬品の知識を持つ「専門家」でなくてはなりません。それと同時に、一般家庭を訪問する配置員には、倫理やモラルも求められています。

配置員は、健康関連のみならず法律や制度などの最新情報についても学び、コミュニケーションスキルも優れています。こうしたいくつものスキルに長けたプロフェッショナルは、これからのセルフメディケーション時代に必要不可欠な存在だと言えます。

5 配置薬の特長 ③対面販売

配置薬の特長の三つめは「対面販売」です。多くの人々の安心と健康維持に大きく貢献した「先用後利《せんようこうり》」の商法が定着したのは、対面個別販売というスタイルが寄与しています。進化し続けるＩＴは今や生活になくてはならないものですが、人間でなければできない「心と心のふれあい」は、配置薬業界のもっとも得意とするところです。

ＩＴにできない対面販売

ＩＴの発達により、デジタルメディアによる医薬品の販売や診断、ウエアラブル端末による遠隔医療など、さまざまな分野で「不可能」が「可能」になりました。

しかし、「ＩＴがどんなに進化しても、一人暮しの高齢者の話し相手や在宅・安否確認を十分にすることはできない」と三洋薬品ＨＢＣの近藤隆社長は指摘します。また、「配置員は、各家庭を訪問してお客様の顔色や話し方を見て相手の健康状態を把握することができる、究極のパーソナル健康アドバイザー」と、配置員がＱＯＬ向上へ貢献することができる貴重な存在であることを強調します。

配置員は各家庭や事業所を訪問して販売するため、お客様のしぐさや表情などでその日の健康状態を把握することができます。さらに、一人暮しの高齢者の話し相手になったり、在宅や安全確認を行うなど、希薄化した人間関係の潤滑油となり、地域のコミュニケーション推進をはかることも可能です。

自宅へ訪問するため、店頭よりもリラックスした状況で、普段に近い状況のお客様と接することができるのも配置販売業の強みです。日頃のお客様の健康状態を把握している配置員は、少しの変化でも「いつもと違う」「今日はお元気そう」など、お客様の健康状態を察知して、薬の提案や通院をすすめることもできる強みがあります。

「直接対面」の強み

現在は、薬の購入がインターネットでできるようになりました。ドラッグストアやコンビニでも手軽に薬が買える時代ですが、直接対面で相談や注文に応えてくれる配置薬は、どの薬を飲めばいいか不安な方や、足腰に不安を抱えた高齢者の方、小さなお子様がいて外出が難しいファミリー世帯など、さまざまなニーズにきめ細やかに対応できるよりパーソナライズされたサービスです。

ドラッグストアでは配置薬より価格の安い医薬品が数多く販売されていますが、その薬が、本当に自分の体調や状況にあっているかどうかは自分で判断しなくてはいけません。一方、配置薬は、専門家が対面で販売してくれるので、その時の自分の体調に合わせた薬を選んでもらえます。

服用実績や家族構成に合わせて、薬の種類や量、季節に応じたアドバイスなどをしてくれる配置員は、家族みんなの健康アドバイザーとしても頼りになります。

同じ食住環境で暮らす家族には、同様の生活習慣病が見られる場合もあります。そんな場合、世代を超えた健康アドバイスや薬の提案で、家族全員の健康管理をサポートしてくれるのも、家庭まで足を運んでくれる配置員ならではです。

配置員は、箱の中身を、暑さで身体に負担がかかる夏季、インフルエンザや風邪の流行シーズンなど、季節によってもアレンジしています。それはまるで、ニーズやシーズンに合わせて店舗改装を行う「ミニ店舗」が自宅に開店しているのと同じような便利さだとも言えます。

近年、国を挙げてセルフメディケーションを推進しています。医療費節約の手段として、また「身近な健康相談相手」として、配置員の役割は、今後もますます重要視されると期待されています。

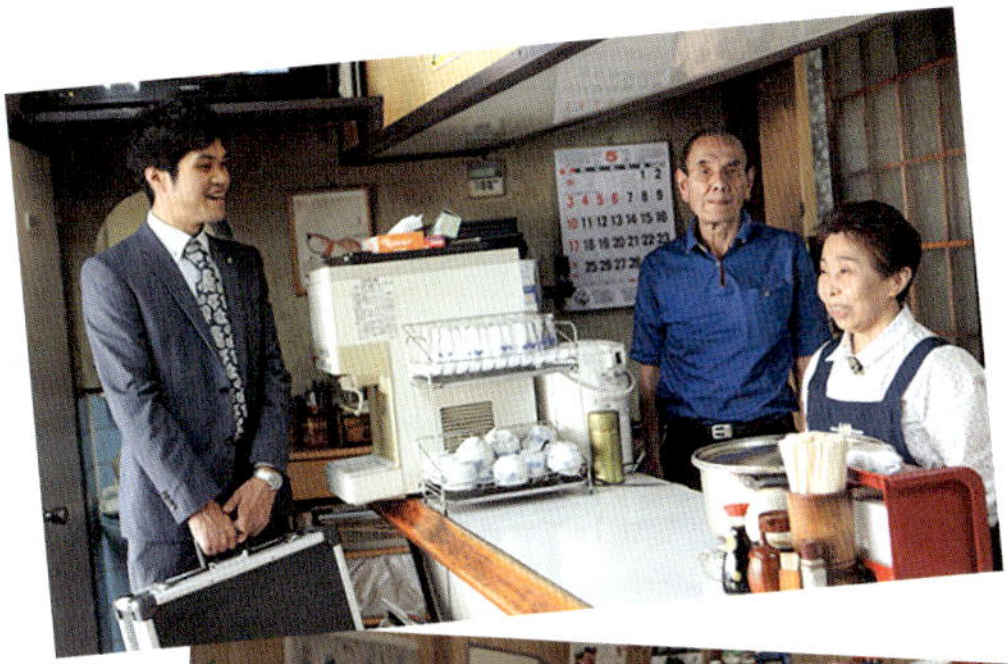

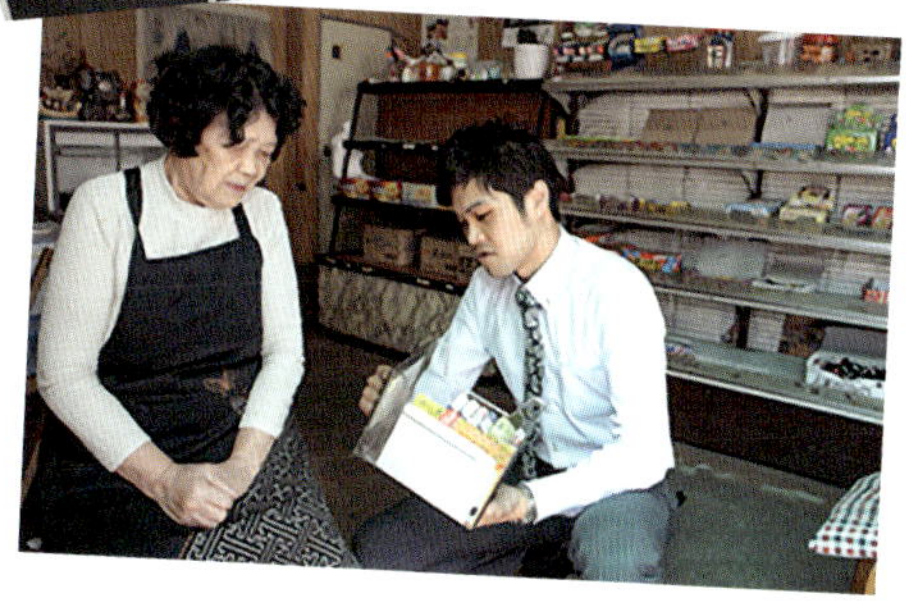

配置員にとってお客様との会話も大事な仕事のひとつ

6 「置き薬」の誕生

富山売薬の祖と称《たた》えられ、富山城址公園内には現在もその銅像が建つ、富山藩二代目藩主・前田《まえだ》正甫《まさとし》。三百年以上続く「配置薬」の原点は、この青年藩主に見ることができます。正甫はどのような方法で配置薬を確立し、そして広めたのでしょうか。

「江戸城腹痛事件」

配置薬が今日のように広まったのは、富山藩二代目藩主・前田正甫の功績によるものと言われています。

元禄三（一六九〇）年十二月、徳川五代将軍綱吉の元へ前田正甫が参勤した折、江戸城「帝鑑の間」において、ある〝事件〟が起きました。三春藩（現在の福島県）三代目藩主・秋田《あきた》輝季《てるすえ》が突然、腹痛を起こした時、居合わせた正甫が、懐中の薬籠から丸薬「反魂丹《はんごんたん》」を服用させたところ、たちまち痛みがおさまったという「江戸城腹痛事件」です。

これを目の当たりにした諸侯が、こぞって反魂丹を注文し、正甫は万代常閑《まんだいじょうかん》の遠い親戚である城下の薬種商、松井《まつい》屋《や》源《げん》右衛門《えもん》らに製造させ、八重《やえ》崎屋《ざきや》源六《げんろく》に諸国への行商を広めさせました。

この逸話はできすぎていて、「くすりの富山」のPRのために後年作られたエピソードだという説もあります。

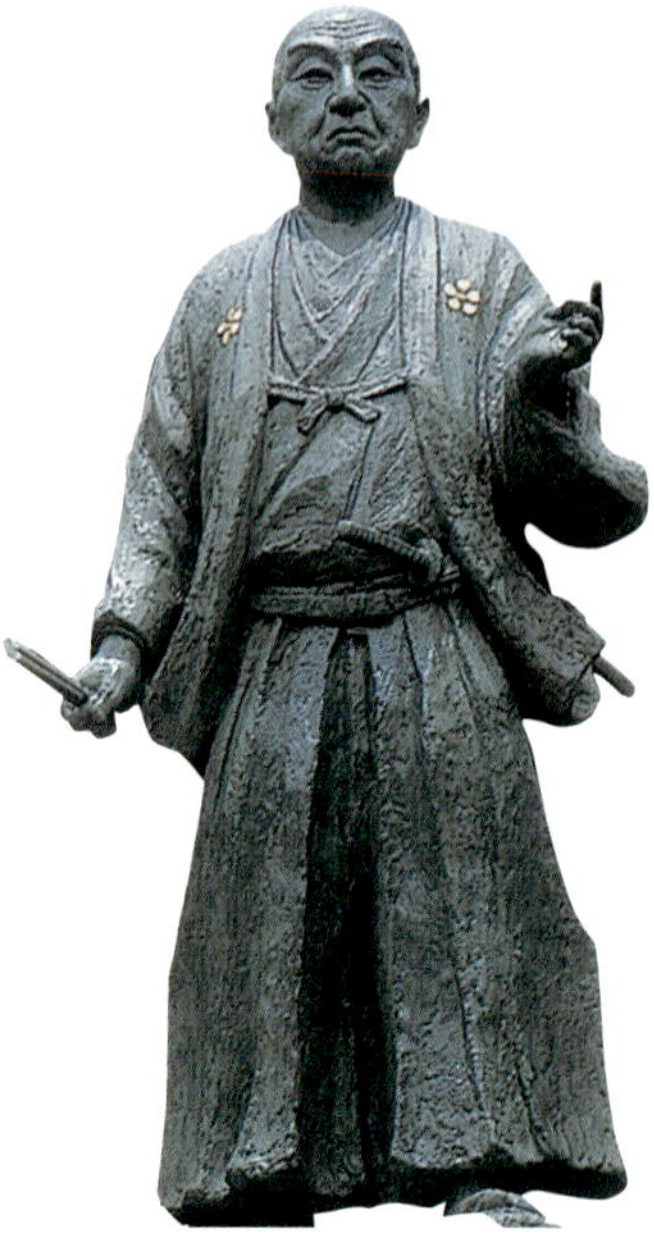
前田正甫公

しかし、配置薬の広まりに当時の富山藩も一体となって取り組んでいたことは間違いがありません。

先見の明と画期的な施策

正甫は二十七歳の若さで藩主になりました。度重なる冷害などで窮乏した藩財政を建て直すため、領地外から職人を招いて伝統工芸の育成に力を注いだり、薬草栽培と調薬の奨励を行ったりするなど、殖産興業に努めたと言われています。

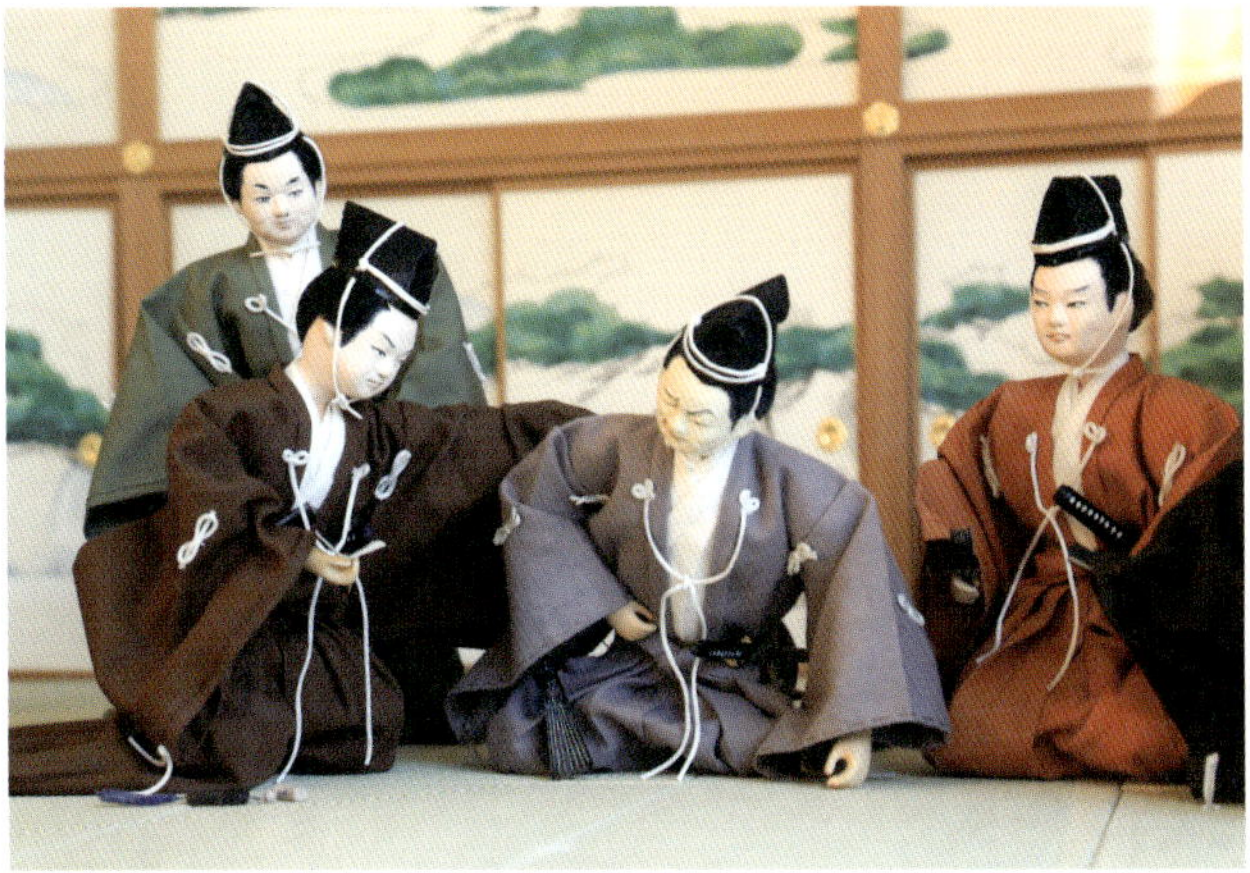
江戸城腹痛事件の一幕。反魂丹を差し出す正甫公

正甫が秋田輝季に渡した反魂丹はもともと、備前藩（現在の岡山県）の藩医・万代家に受けつがれていた妙薬でした。室町時代、泉州堺浦（現在の大阪府堺市）に居を構えていた万代家の祖先・掃部助《かもんのすけ》が堺浦に漂着した異国船の乗員を介抱し、その御礼として教わった「延寿返魂《えんじゅへんごん》丹《たん》」の製法が元となっています。

富山藩の家臣・日比野小兵衛が藩命で長崎にいた時、十一代万代常閑に腹痛を治してもらったことがありました。その効果に感服した日比野が、腹痛に悩んでいた正甫のために反魂丹を富山に持ち帰ったところ、大変よく効いたので、常閑を招いて製法の伝授を受けたと伝えられています。正甫は、優れた効用の薬を作り、優秀な売薬行商人の育成に努めた点でも秀でていましたが、年貢《ねんぐ》の取り立てのために領民の領外への出国を厳しく規制していた時代に、「他領商売勝手」のお触れを出し、領外で自由に売薬行商を行うことを許可した点においても、画期的で優れた藩主だったと言えます。

現在も命日前日にあたる四月十八日に「正甫公法祭」が行われています。

7 疫病の流行と医療の未整備

江戸時代、医者は庶民には手の届かない存在で、「病気になったら医者にかかる」という考えはまだあたりまえではありませんでした。しかし度重なる疫病の流行や医療の未整備から、「先用後利《せんようこうり》」の売薬が人々に必要とされるようになっていきました。

江戸庶民の四大病気と薬の広がり

江戸の庶民たちの生活は、信仰と深い関わりがありました。巣鴨の「とげぬき地蔵」や「恐れ入谷の鬼子母神、おいとこ山谷の痔の神さん」という語呂合わせなどからもうかがい知ることができますが、医者でもあった滝沢馬琴でさえ、孫の「虫封じ」のまじないを真剣に行っていたという記述が書物に残っています。

こうした信仰に頼る一方、効き目の確かな薬への関心も次第に高まっていったようです。

江戸時代、庶民の四大病気といえば、「疫病」「疝気《せんき》と癪」「食傷」「腫病（脚気・腎臓病など）」を指しました。

疫病は流行すると深刻で、江戸期に流行した麻疹、天然痘、コレラなどは非常に恐れられていました。また、疝気や癪という言葉は落語や歌舞伎、狂言などにもひんぱんに登場し、多くの人が苦しめられていた様子が伝えられています。

これらの疫病の流行と、八代将軍徳川吉宗による享保の改革の下で強化された疫病対策としての薬草政策の影響から、庶民の間にも売薬が広まりました。

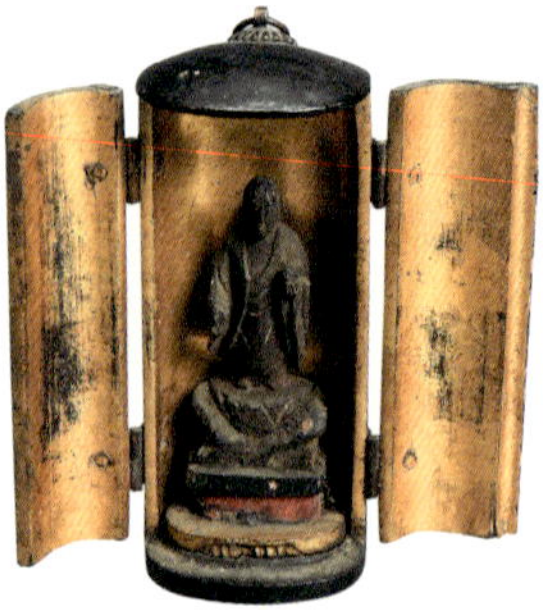
高さ7cmほどの懐中仏

遠方へ行商に出かけた売薬さんのなかには、信心深い人も多くいました。旅や商売、残してきた家族の安全を祈るため、小さな懐中仏を持参し、朝夕拝んでいた人も少なくなかったようです。

庶民に必要とされた売薬

江戸時代中期からは、江戸や京都・大坂などの大都市では、大きな薬種問屋が現れ、医薬の調合や売薬を行うようになりました。「病気の治療には薬が必要」という概念が広がり、当時の文献にも薬種商（いわゆる薬屋）や売薬の記述が多く見られるようになりました。

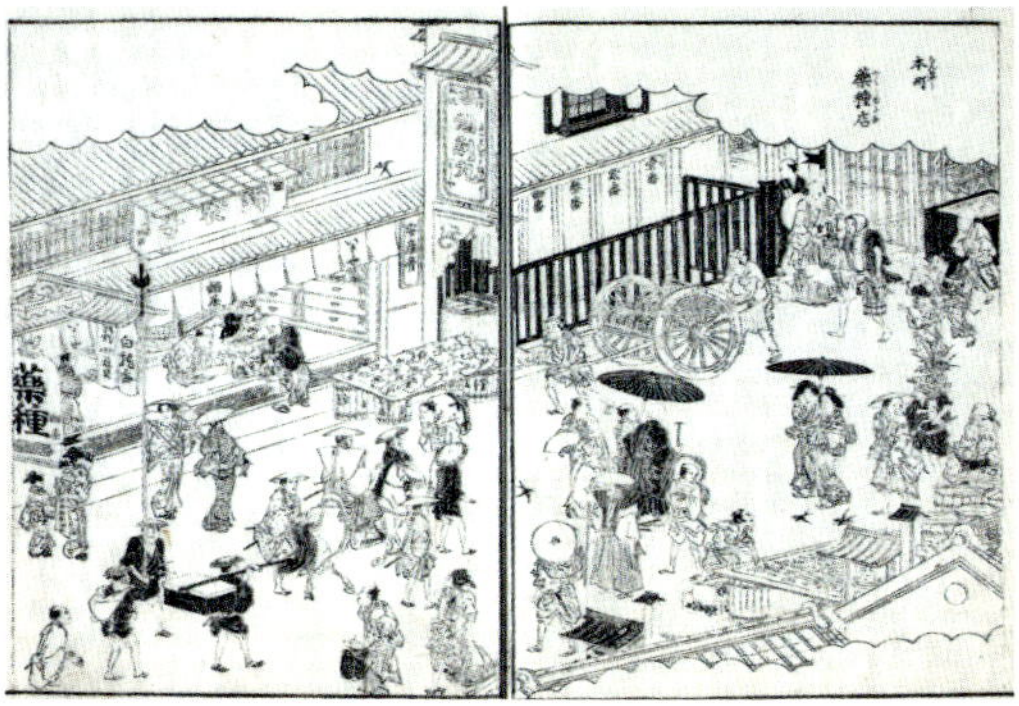

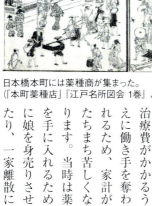

日本橋本町には薬種商が集まった。
（「本町薬種店」『江戸名所図会 1巻』より）

　そうは言っても、家族の誰かが病気になれば、薬代や治療費がかかるうえに働き手を奪われるため、家計がたちまち苦しくなります。当時は薬を手に入れるために娘を身売りさせたり、一家離散になったりということも珍しくなかったようで、歌舞伎や浄瑠璃などにもこういった悲劇はよく登場します。

　こうしたなか、富山などで始まった「先用後利」の売薬業は、庶民の健康促進に大きく貢献しました。

先用後利と売薬

江戸時代の商習慣として、代金後払いというスタイルは一般的に行われていた方法で、特に珍しい商法ではなかったようです。

　しかし、現代のように医者が普及しておらず、薬も一般庶民には手の届かない高価な存在だった時代において、「代金は使った分だけ後から支払う」先用後利の売薬は、庶民にとって大変ありがたい存在でした。さまざまな病気やケガなどに対応できる薬を、初期の自己負担金ゼロで家に二十四時間三百六十五日備えておくことができるこのシステムは、利便性の高さだけではなく、急を要する時に備えとして大きな安心になりました。使った分だけ後から払えばよいという商法が、多くの人々の健康管理にも役立ったのです。

　目新しいとは言えないものの「先用後利」の概念と個別訪問による薬の販売方式を組み合わせたことが当時においては非常に斬新であり、富山の売薬業はますます広まっていきました。

病に適した薬を
用いれば、
これを退治できる！
ゆけ！

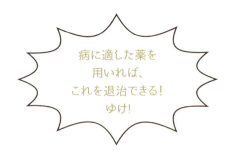

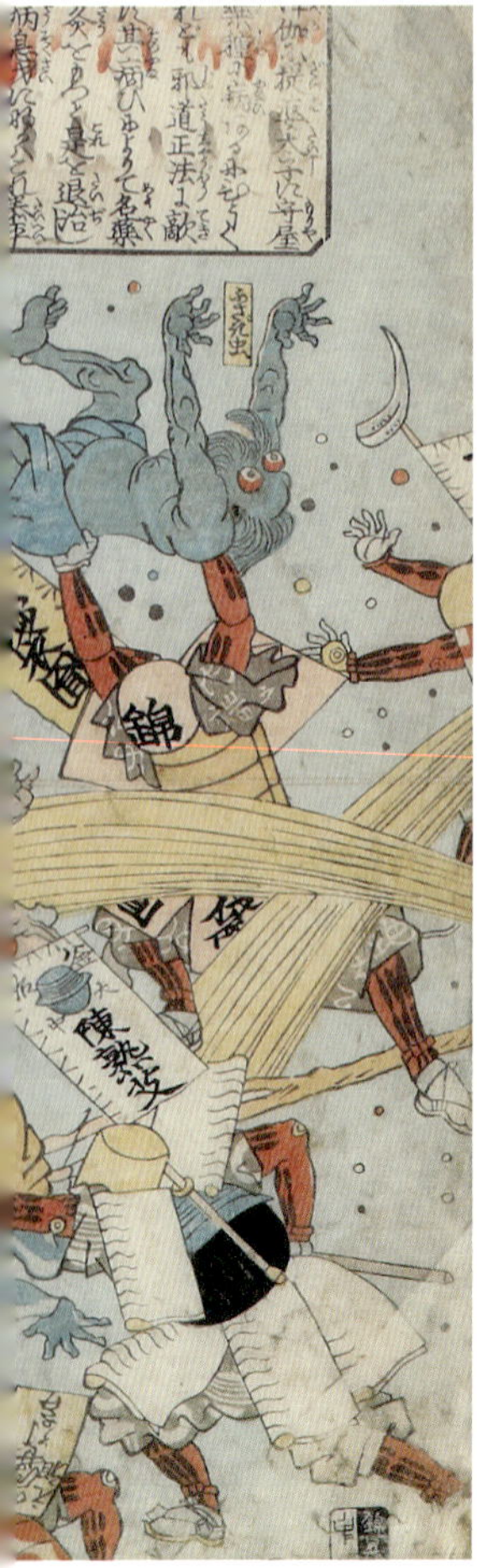

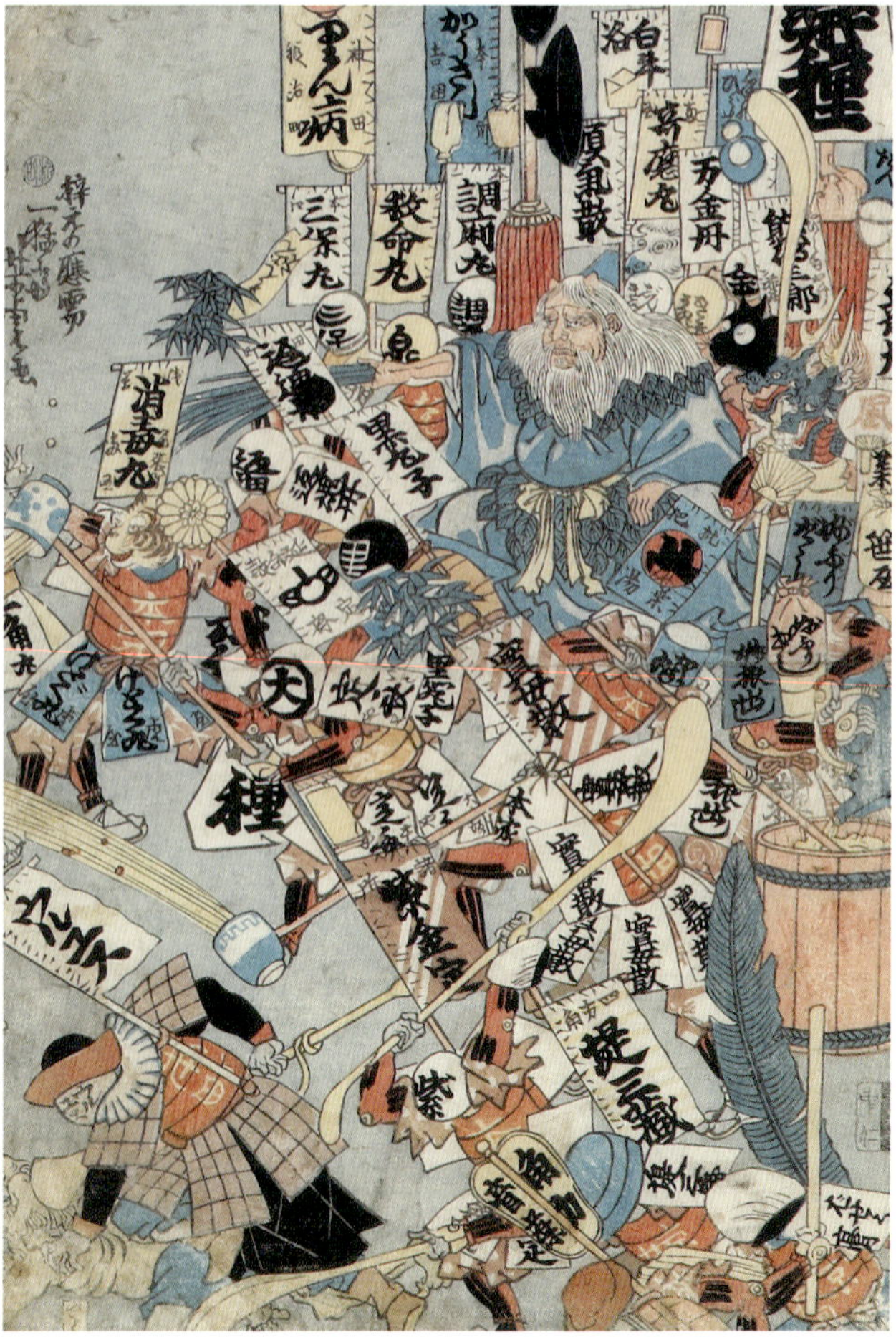

はやり風も、ほうそうも、
薬が相手じゃ敵うまい

薬と病の戦いだ。
熊の胆とはら虫の
取っ組み合い

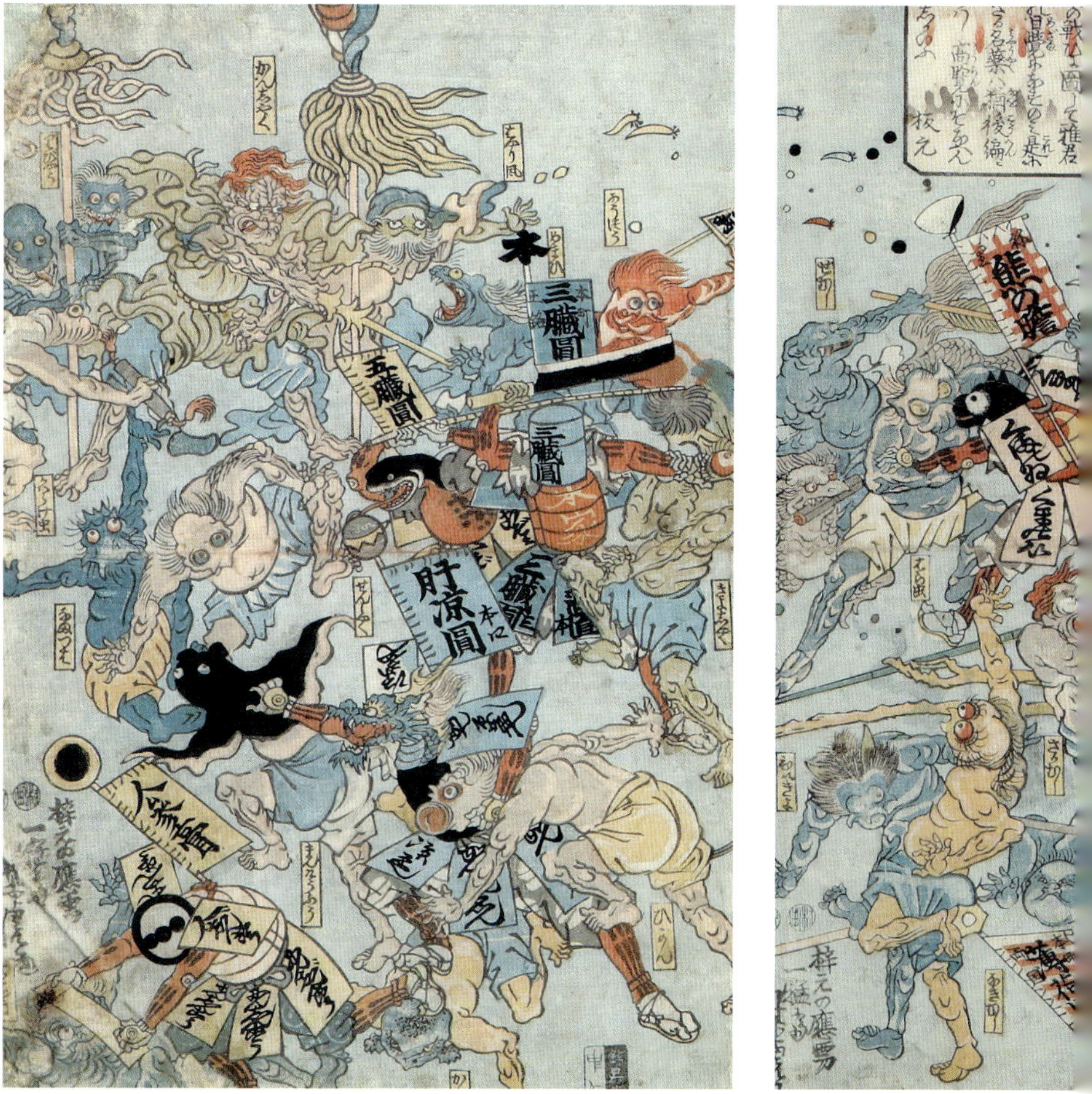

一猛斎芳虎画「薬之病退治之図」江戸時代

8 行商により庶民に広まる薬

庶民の間に薬が浸透し始め、売薬の行商が盛んになるにつれ、売り方にも変化が見られるようになってきました。現在の「配置販売業」はどのように確立してきたのでしょうか。江戸時代に庶民に人気だった薬売りを紹介しつつ成り立ちを見ていきましょう。

薬の行商と置き薬のはじまり

そもそも売薬とはどんな薬を指すのでしょうか。

日本薬史学会編『薬学史事典』（薬事日報社）によると、明治七（一八七四）年に発布された「医制」に売薬とは「丸薬散薬膏薬煉薬等のごとき調剤にして、医家の方箋によらず諸人の需に応じて販売するものを謂う」との記載があり、これは「明確な定義がなかった江戸期の売薬の実情を反映したものと言えよう」と記されています。さしずめ、売薬は配置薬を含む、ドラッグストアやコンビニなどで購入できる一般用医薬品（ＯＴＣ医薬品）と言えるでしょうか。

江戸時代中期になると、庶民の間にも薬が広まっていきました。たとえば、枇杷《びわ》葉湯《ようとう》は暑気あたり薬として親しまれ、「枇杷葉湯でございい」と売り声高らかに、担い箱を担いで売り歩くさまは夏の風物詩でした。また、熊の伝三《でんざ》膏薬も人気の塗り薬で、道端に筵《むしろ》を敷いて売られていました。熊の皮を羽織ったり、小熊をそばに置くなどして人々の注目を集めたようです。

当時、薬の販売方式としては店舗販売と行商販売がありました。経営学の観点から売薬について研究する東洋大学幸田浩文教授によると、売薬の行商は、当初は「呼び売り（振り売り）」といって、売薬の名前を大声を上げながら売り歩く、個別現金売りで行われていました。やがて、国や藩の大きさに応じて、一人から複数の行商人が領内の大庄屋を廻って薬を委託する「大庄屋廻し」

という販売方式が見られるようになりましたが、これは現在の卸売りのようなものでした。

その後、他国の行商圏を年に数回巡り歩き、得意先に預けた薬の代金を回収するとともに、使用した分の薬を補充する個別訪問による独特な販売方式が取られ始め、現在の「配置販売」方式が形成されていきました。

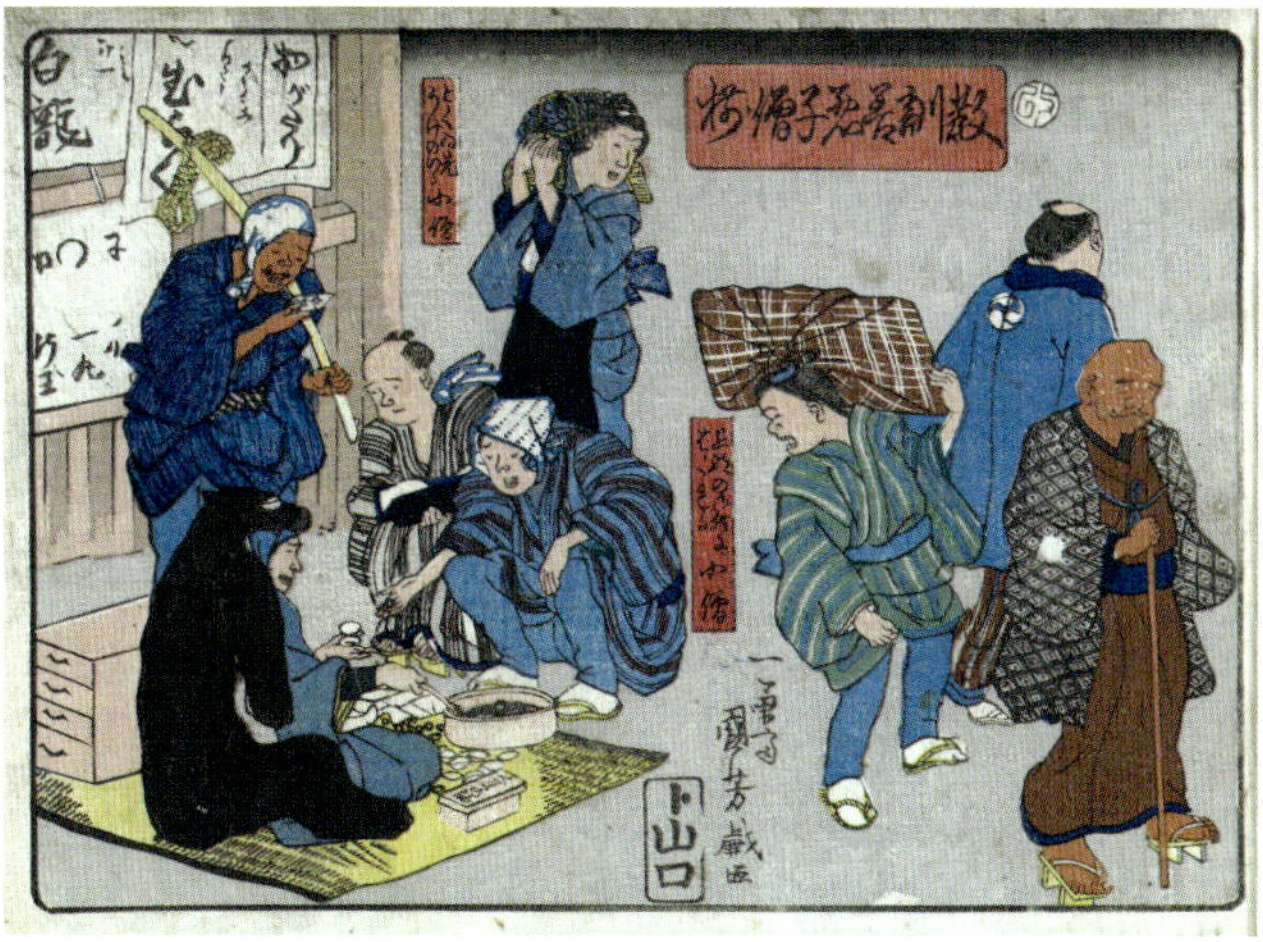

膏薬売り（歌川国芳画『教訓善悪子僧揃』より）

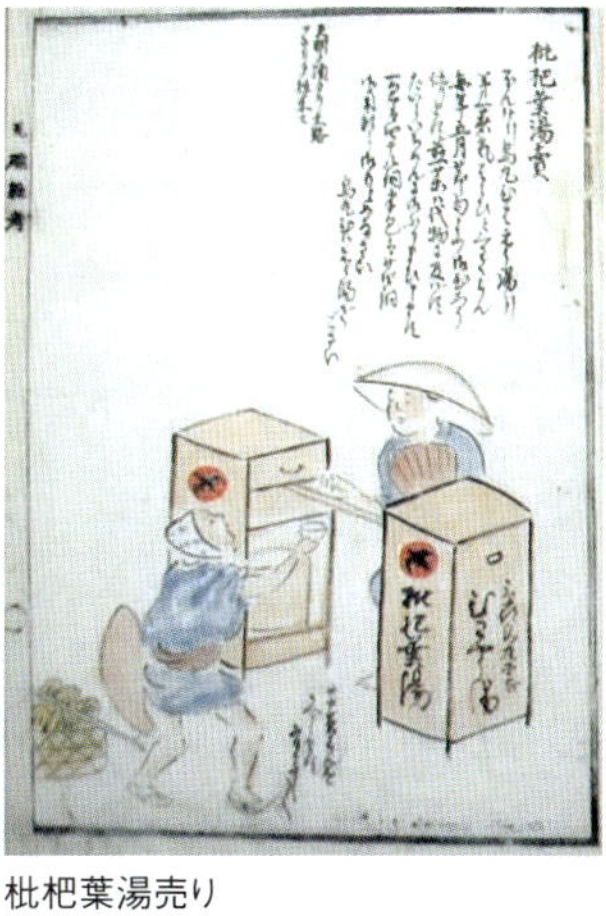

枇杷葉湯売り
（『近世流行商人畫詞』より）

配置薬の先進性

幸田教授は、この配置販売方式が三百年以上も継続してきた理由として次の四点を挙げています。

一 先用後利の理念を基盤とした個別訪問による配置売薬という独特な販売方式

二 現代のマーケティング手法に見られる消費者の組織化（顧客囲い込み）の先駆けとしての売薬方式

三 顧客との長期的かつ良好なリレーションシップ（関係性）の構築

四 金融商品や担保物件としての懸場《かけば》帳《ちょう》（顧客名簿）の活用

現代でも企業が自社製品の売上を上げるために取られている手法の数々がすでに江戸期に見られることは特筆すべきことです。

次章では、幸田教授の論文をもとに「四大売薬」といわれる各地の売薬の成り立ちや特徴などについて、それぞれ詳しく見ていきます。

コラム

配置薬業界と「有名人」

昭和から平成にかけては、ジャッキー・チェンや間寛平《はざまかんぺい》など、時代を代表する有名人が配置薬業界の「顔」としてＣＭや宣伝などで活躍していた時代もありました。

新選組の副長を務めた土方《ひじかた》歳《とし》三《ぞう》が薬の行商をしていたことは司《し》馬《ば》遼太郎《りょうたろう》ファンならご存知かもしれません。『燃えよ剣』には歳三が新選組隊士に薬を飲ませたという話が出てきます。

歳三の生家は、多摩石田村（現在の東京都日野市石田）の裕福な農家で、副業で薬の製造・販売を行っていました。土方家には、打ち身・接骨・捻挫・筋肉痛・切り傷の薬として知られた「石田散薬」という家伝の秘薬があり、歳三は多摩地区だけでなく、信州まで剣術修行をしながら、この「石田散薬」を行商して廻ったと言われています。「他領商売勝手」の許された売薬行商人が、幕府や藩の許可なしに自由に移動できたことにも、歳三は目をつけたのかもしれません。

「置き薬」の始まりは戦国時代で、越後の上杉謙信《うえすぎけんしん》は、ライバルの武田信玄《たけだしんげん》に対抗するため、自由に他領を行き来できる売薬行商人をスパイ代わりに使っていたという説もあります。残念ながら史料には残っていませんが、いかにもありそうな興味深いエピソードです。

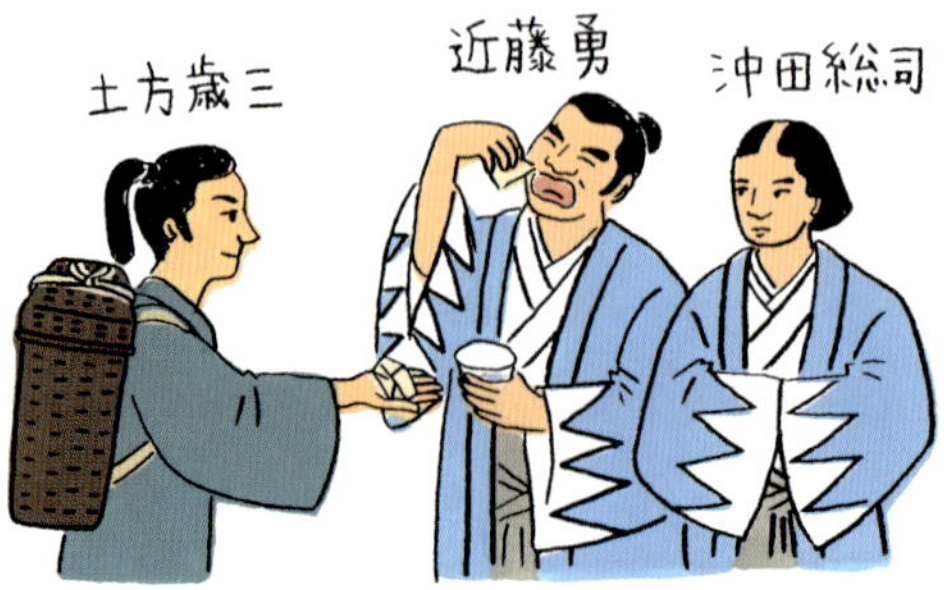

第2章

日本の四大売薬

1 文化の伝道師でもあった売薬さん

売薬業は「先用後利《せんようこうり》」という顧客優位の商法を用いて、売薬さんとお客様との信頼関係のもとに販売網を全国に広げていきました。また、諸国に情報や文化を伝える伝道師としても大きな役割を果たしました。

貴重な情報と文化の伝達

江戸時代末期には、売薬さんが得意先への進物として「おみやげ」を持っていくのが習わしとなりました。手ぬぐいや針、塗り箸などいろいろなものがありましたが、なかでも当時の役者や名所などを描いた売薬版画は人気が高く、全国各地を旅する売薬さんにとっても持ち運びがしやすい便利なものでした。彩り鮮やかな版画は、当時の流行を描いたものが多く、地方の人々にとっては、江戸や上方《かみがた》の文化的情報を享受できる貴重な品でもありました。こうしたおみやげは日本のおまけ商法の元祖とも言われていて、売薬業の先見性の高さを垣間見ることができます。しかし、もともとは「進物」と言われていたように、「おみやげ」には贈り物の意味合いのほうが強く、現代のお菓子の景品や付録などとは意味合いが異なります。売薬さんのおみやげは、得意先との関係性を良くし、信頼関係を深めるためのツールだったのです。

明治になると、子ども用に紙風船などもおみやげの定番に加わりました。売薬さんはこれらのおみやげをただ配るだけでなく、当時の流行や世相などについての情報も伝えました。テ

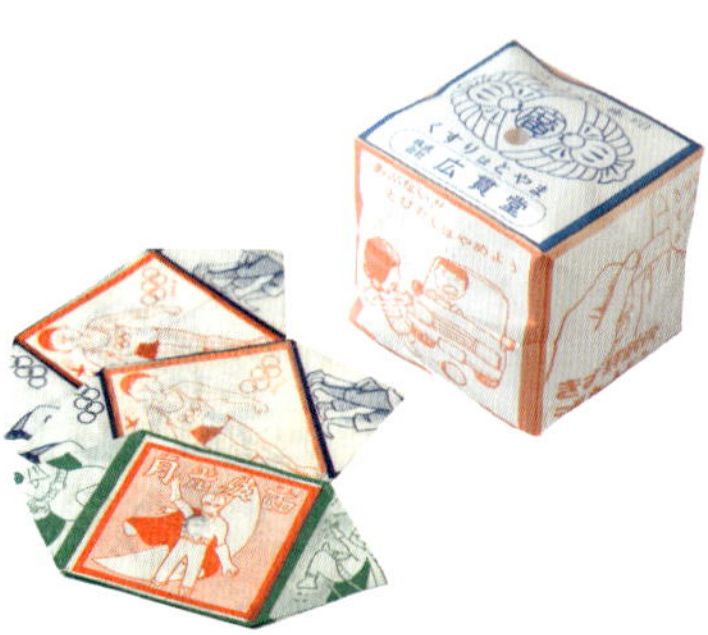

おみやげとして子どもに喜ばれた紙風船

レビやインターネットもなかった時代、芸術や娯楽を運んでくれる売薬さんの来訪は、得意先にとっても大きな楽しみだったことでしょう。

この時代、高額の薬がたくさん入った「薬箱」を預けてもらえることは、各家庭にとっても一種のステイタスでした。二代、三代と何十年にもわたる交流を続ける家庭も多く、売薬さんのもとには圧倒的な情報が集まったと言われています。こうしたことから、縁談の相談や、「成功している人の名前にあやかりたい」という名づけの相談などもあったと言います。婚礼に招かれるなど、親戚同然のつきあいをしていた売薬さんもいたそうです。

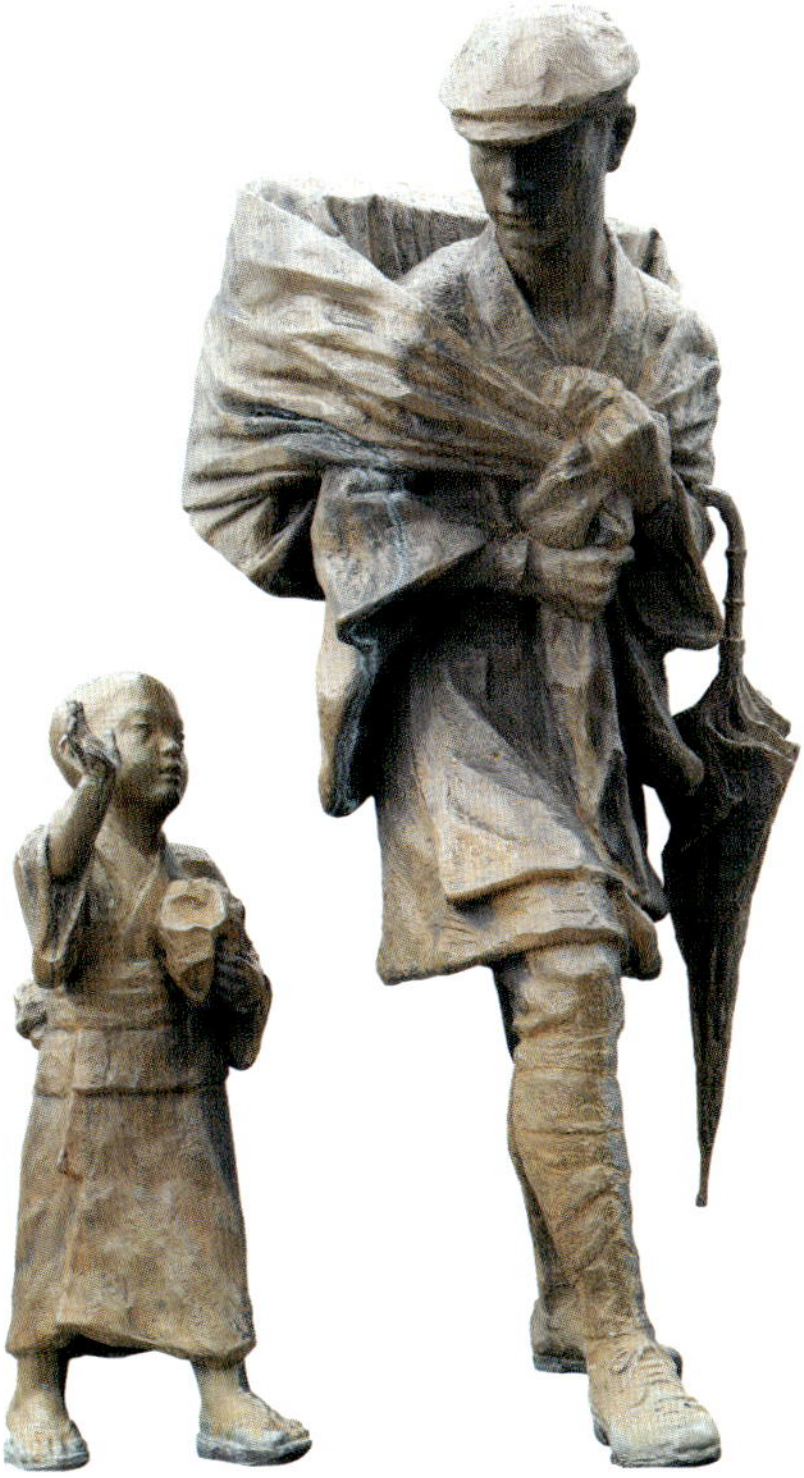

富山駅前の広場に立つモニュメント。得意先の子どもに紙風船を渡し、再び出立する「富山のくすりやさん」

農業技術の伝達

富山の場合、売薬さんの多くは農業を兼業していたので、農家を営む得意先では農業の新知識や技法などが話題にのぼることも多かったと思われます。富山・八尾の良質な蚕種を広め、養蚕業の普及に貢献したのも富山の売薬が関わっていたと富山の配置薬メーカー大手の廣貫堂が発行している書籍『先用後利「癒しの旅」』（家庭薬新聞社制作）のなかで紹介されています。同書籍では、水田裏作の肥料として栽培されるレンゲソウを普及させたのも富山の売薬だったと記されています。

富山県は、種もみや蚕種、肥料用のレンゲソウの栽培、馬耕機などの先進県と評価され今も種もみを全国へと出荷しています。「種もみ王国・富山県」を掲げ、種もみは富山県が推奨する「とやまブランド」にも認定されています。かつて病害虫に強い種もみを薬と一緒に全国に配ったことが現在の礎となっているのです。

2 藩の保護による「薬都富山」の成り立ち【富山の売薬①】

「くすりの富山」と言われるように、富山で薬業が発展してきた理由のひとつには、富山藩による積極的な売薬業への振興や保護、さまざまな支援策がありました。藩の支援はどのようなものだったのでしょうか。そして藩はなぜ売薬業を推進し、支援を続けてきたのでしょうか。

一発逆転の策で財政難を打破

「富山のくすり」の代名詞とも言える「反魂丹《はんごんたん》」。富山のオリジナル商品ではないものの、「反魂丹」が富山を代表する薬として知られるようになったのは、「江戸城腹痛事件」（三十頁参照）によるものでした。これは後世の人がＰＲのために作ったエピソードだとも言われています。真偽のほどは定かではありませんが、藩が反魂丹の製造・普及を積極的にバックアップし売薬業の発展に寄与してきたことは間違いありません。

当時富山藩は、十万石（実質十四万石）の石高がありました。しかし度重なる冷水害などの自然災害で財政状況は厳しく、藩は国産（藩内の産物）を積極的に領外で販売することで、藩内の経済を活性化させようと考えたのです。

富山藩二代目藩主の前田《まえだ》正甫《まさとし》（一六四九～一七〇六）は、加賀百万石の基礎を固めた前田利家《としいえ》のひ孫にあたり、富山藩初代藩主を務めた前田利次《としつぐ》の次男です。急死した父・利次の跡を継いで延宝二（一六七四）年に藩主となった正甫は、藩（領地）内の売薬業を奨励するため、「他領商売勝手」のお触れを出し、売薬行商人が領地外で自由に行商を行うことを許可しました。これは領外への出国が厳しく禁じられていたこの時代において、画期的な施策でした。

また、売薬業を保護する代償として反魂丹売薬に御役金（一種の税金）を課し、藩の財政基盤の強化に努めました。

人材教育による売薬業の発展

こうした施策の効果もあって順調に販路が広がり始めると、領外での信用の維持を図るため、売薬行商人に対する教育が急務となってきました。

売薬行商人が得意先の情報を記録するための読み書きやそろばんを学ぶために多くの寺子屋が開設され、さらなる売薬業発展に大きな役割を果たしました。明和三（一七六六）年に富山西三番町に開かれた「小西塾」は日本三大寺子屋のひとつと言われ、特に算術を中心とした高度な教育が展開されていたことがわかっています。

さらに十代藩主利保《としやす》（一八〇〇～五九）は、藩財政の窮乏《きゅうぼう》を救うために積極的に薬草栽培を行い、陶器製造業などとともに産業を奨励して財務再建を図ったと言われています。

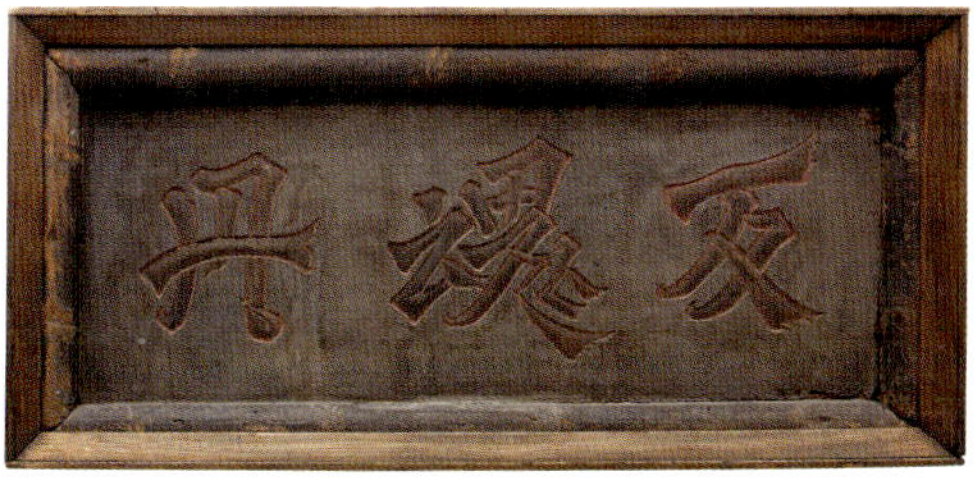

▲反魂丹役所の玄関正面に掲げてあった扁額。前田正甫公の直筆によるもの

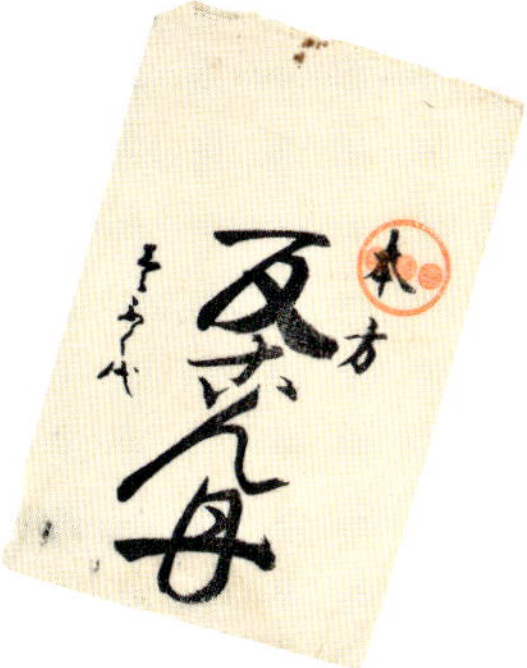

反魂丹の薬袋▶（江戸時代）

役所の名前にもなった「反魂丹」

文化十三（一八一六）年には、半官半民の組織「反魂丹役所」が設置されます。これは、売薬行商人の数が増えてきたことによるレベルの低下を防ぐための機関です。藩の役人であった奉行らが管理し、諸通達の交付や原料薬の統制、賦課金の徴収、出納簿の作成などの規制強化や、他領での摩擦を解消するために行商地域の斡旋や開拓なども行いました。また、原料の仕入れ代金の無利息貸付や、薬包装紙などの低価格配給、売薬行商人に対する往来や荷物運送の便宜、売薬業を始める人の出願受付や藩への取次など、経済的・人的支援活動も積極的に行いました。

こうした施策が大きな効果をもたらし、富山藩の売薬業による税収入は藩収入の十五パーセント程度を占めるほどの主要産業に育っていったのです。

3 仲間組のルール【富山の売薬②】

富山の売薬業が発展・成功した裏には、藩による保護や推奨があったのはもちろん、売薬行商人の自助努力や創意工夫も大きかったと言われています。他領に一人で行商に行く不安やトラブルを事前に回避するため、売薬行商人は仲間うちで独自のルールを作り、発展させていきました。

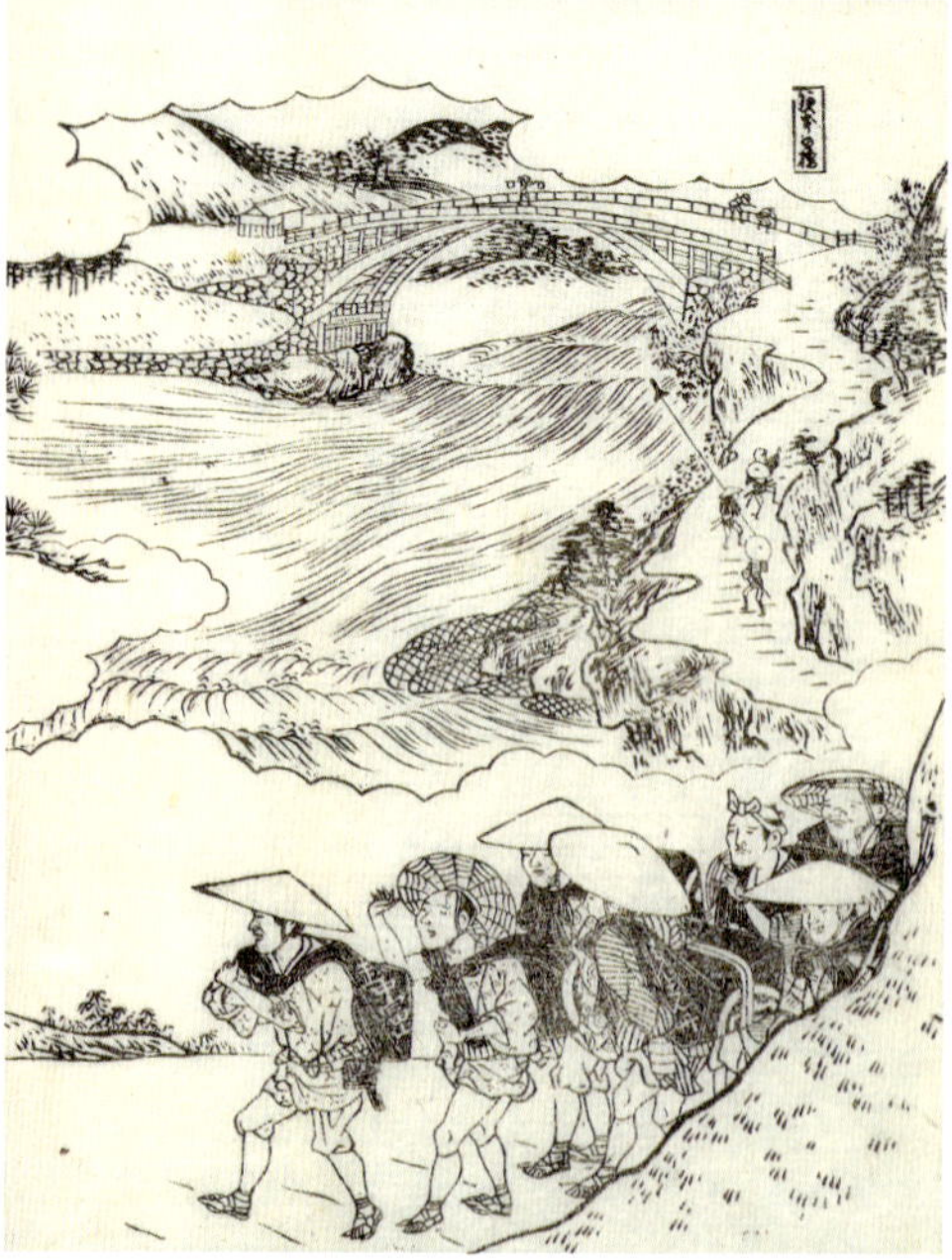

黒部川を渡る江戸時代の売薬行商人（『二十四輩順拝図会 前編3 越中・越後』文化6［1809］年発行より）

「仲間組」の立ち上げ

売薬行商人は「懸場《かけば》」と呼ばれる得意先を廻って商売をしました。「富山の薬」は、他藩への「輸出品」だったため、売薬行商人は、同業者間で「仲間組」を立ち上げ、お互いの権利や義務、相互扶助の規定を設けて他藩への行商を管理しました。

彼らはまた、江戸時代には全国に六十余州、二百七十六藩とも言われた諸藩（天領を除く）を行商先の地域別で十八に区分けした領域を行商圏とする「組」を組織しました。これは、富山売薬業全般について、藩との折衝《せっしょう》や交渉をするために作られた組織です。売薬行商人はお互いに運命共同体という意識を持ち、仲間示談定法などさまざまな規制を作りました。

組は明和期（一七六四～七二年）に組織され、当初十八組でスタートしましたが、文化期（一八〇四～一八年）には二十組に増え、一番多い時は二十二組まで増えました。とはいえ、江戸中期から幕末期までは、ほぼ一定数で推移していました。

徹底したルールで組織を管理

各行商圏での営業をさらに細かく管理するため、仲間組の下位組織として「向寄《むより》」が組織されました。これは各行商圏で発生する諸問題を解決し、行商を円滑に運営するための組織でした。

向寄の組織内には相互扶助・利益を目的とする厳しい規制が定められ、売薬行商人は絶対服従を命じられたと言われています。

売薬業は免許制で、向寄を通じて行商先での営業が認められる免許が下りました。規約を守らない場合は営業停止になる恐れもあり、組や向寄では規約に反しないよう徹底したルール遵守が行われました。

免許は一年ごとの更新で、不許可や差留《さしとめ》（営業停止）の恐れがある場合には、向寄からの要請を受けて富山藩が行商先との交渉にあたりました。

厳しいビジネスコンプライアンス

仲間組内では、組ごとに「仲間示談定法」という規約を設け、行商に関する遵守・違反事項を厳しく管理しました。

その内容は、

一　販売競争の排除
二　仕入れ競争の統制
三　輸送関係の統制・制限
四　仲間示談の励行と罰則

など、細かく規定されていました。また、他領での行商を円滑かつ継続的に行うため、信用や摩擦回避は何よりも重要視されていました。

さらには、同業者への相互扶助精神や、日常生活の道徳的規範など、精神論についてもさまざまな決まり事が設けられており、売薬行商人はこのルールに従って行商活動を続けていたとされています。

4 原材料の入手ルートと北前船【富山の売薬③】

領内に原料の産地がなく、大量消費が見込める都市部でもない富山藩は、原料不在、消費者不在というネガティブ要因のなかで、どのように薬の原料を入手し、製造していたのでしょうか。また、苦労して集めた原料を用いて作られた薬は、どのように全国へ運ばれていったのでしょうか。

原材料の仕入れとルート開拓

胃腸薬や気つけ薬として服用された富山売薬の代表薬「反魂丹《はんごんたん》」は、数多くの原料を調合して製造されていましたが、富山近郊には薬種や原料はほとんどなく、領外から仕入れ・調達を行っていました。反魂丹のおもな原料は、陳皮《ちんぴ》、大黄《だいおう》、黄連《おうれん》、熊胆《ゆうたん》などで、その主原料である木香《もっこう》、麝香《じゃこう》、牛黄《ごおう》などは、すべて中国や南方から輸入されたものでした。

江戸時代、中国や南方からの輸入品は、本州最南端に位置する薩摩藩に多く集まっていました。密貿易も盛んに行われていたことから、領外からの人や物の流入には厳しい警戒態勢が敷かれていて、富山の売薬行商人も薩摩藩から領内での行商を禁ずる「差留《さしとめ》」という出入禁止命令を受けていました。

そこで、仲間組のひとつである「越中薩摩組」の売薬行商人は、当時清国（中国）で不老不死の薬として珍重されていた昆布に着目しました。入手ルートの切り札となったのは、蝦夷地《えぞち》（北海道）へ渡る北前船でした。

昆布と夢を運んだ北前船

北前船は、江戸時代中期から明治にかけて、大坂（現在の大阪）と北海道を日本海回り（北廻り）で商品の売買を行っていた商船の総称です。蝦夷地のニシンや昆布などの海産物を、下関、瀬戸内海を経て大坂まで運ぶ重要な流通網として栄えました。一往復すると千両（現在の約一億円）が稼げたと言われ、夢を追いかける船乗りが後を絶たなかったそうです。

寄港地で現地の特産物や安い品物を購入し、別の寄港地で高く売るという「商売」をしながら運行していた北前船は、江戸時代は海における主要な輸送手段として重要な役割を果たすと同時に、商品流通と地域経済の発展にも大きく貢献しました。越中薩摩組の売薬行商人は、この北前船を利用して、薩摩藩との交流を深めようと考えたのです。

彼らはまず、蝦夷松前の昆布を薩摩藩に献上することで差留解禁を求めました。薩摩藩から総額五百両を借り入れて、一万斤《きん》（約六トン）を薩摩藩へ献上、残りの五万斤を薩摩藩に買い取ってもらうという大胆な策を展開したのです。

薩摩藩は買い入れた昆布を琉球王国（沖縄）経由で清国へ送り、その見返りとして麝香や龍脳《りゅうのう》などの原材料を入手しました。そしてこれを富山の売薬行商人へ還元することで、莫大な利益を得たのです。

こうして、両者にとって有効な「密交易」によって、富山の売薬行商人は薩摩との関係を深めていきました。

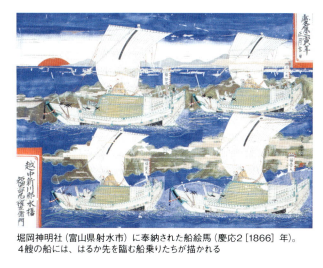

堀岡神明社（富山県射水市）に奉納された船絵馬（慶応2［1866］年）。4艘の船には、はるか先を臨む船乗りたちが描かれる

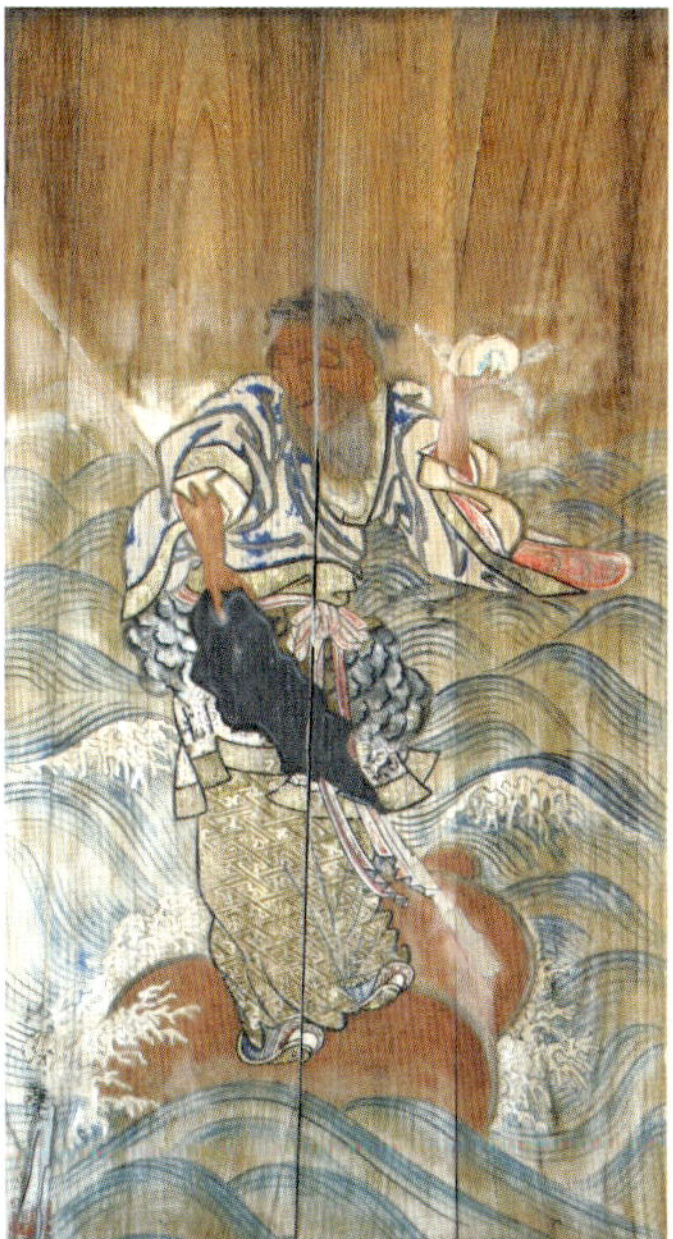
放生津八幡宮（富山県射水市）に奉納された昆布絵馬（慶応4［1868］年）。右手に昆布、左手に桃を持ち、ひょうたんに乗って荒波を越える古老の姿が描かれる

5 売薬が導いた富山の発展【富山の売薬④】

現在、富山には日本を代表する電力会社や銀行が数多くありますが、これらは売薬業から生まれたものです。富山藩にとって売薬業は、包装や製紙、木工、金工、焼物、印刷、薬種商、運搬業などを含む一大産業でした。現在富山が「薬都」と呼ばれる背景には、こうした理由がありました。

富山産業の礎を築いた売薬業

近代になると、売薬行商人たちは商売で得た豊富な資金力を元手に、全国各地を渡り歩いた経験と知識に基づく先見性で、交通、電力などのインフラや、金融業、印刷業や情報関連業など、富山産業の育成と振興に重要な役割を果たすようになりました。

現在、配置薬業を含む薬業は富山の代表的な地場産業として位置づけられ、富山県庁には「くすりの富山」として有名な富山薬業のさらなる活性化をめざす「くすり政策課」が、富山市役所には「薬業物産課」が存在しています。

印刷関連業も多くありますが、これは薬の包装紙やパッケージ、進物の売薬版画などの制作で、印刷技術の向上に努めてきた結果だと言えます。なかでも、印刷紙器（印刷を施した紙器）の製造業が多いのは、薬を入れる容器やパッケージから派生したと見られています。また、ラベルやレッテル、効能書の作成、紙以外のものへの印刷など、売薬業で発展した特殊印刷の技術は、現在、他の分野にも応用されています。インテックや、日医工、三協立山といった大手企業の本社が立地しているのも、売薬業で

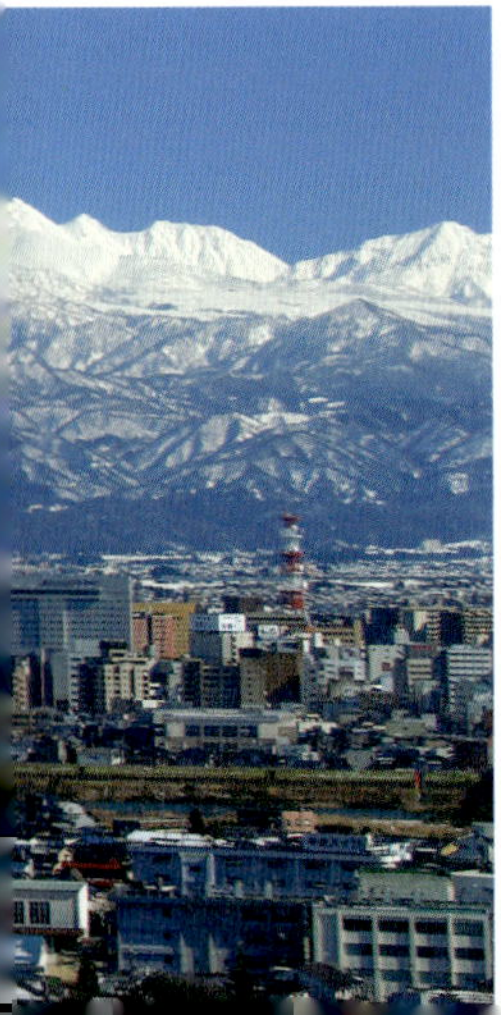
富山市内より美しい立山連峰をあおぐ

培った「ものづくり」がしっかりと根づいた地域だからではないでしょうか。

富山経済の発展に寄与

富山県富山市に本店を置く大手地方銀行・北陸銀行は、反魂丹役所の役人や老舗の薬種問屋らが発起人となって設立した富山第百二十三国立銀行が前身となっています。

明治期に入って、日本が近代化の道を歩み始めると、富山の売薬業は銀行業へも進出しました。一地方にすぎない富山県に国立銀行が設立できたのは、売薬業によって豊富な富を得ていたからだと言われています。この銀行は堅実に業績を拡大し、全国の地方銀行に先駆けて支店を大阪に設置するなど、県外への進出も果たしています。

また、懸場《かけば》帳《ちょう》を担保に売薬業者への融資や預貯金の優遇などを行う富山売薬信用組合（現在の富山信用金庫の前身）も設立され、富山の発展と振興に貢献しました。

電力王国と売薬業

富山には、全国九電力のひとつ、北陸電力の本店もあります。その前身であり明治三十（一八九七）年設立の富山電灯会社は、薬種商の初代金岡又左衛門が中心となって、密田兵蔵、松井伊平、横江清次郎ら売薬業者が発起人として名を連ねています。

富山県内では豊富で安い電力が利用できたため、明治末期以降、紡績・化学・金属・機械などの近代工場が次々と設立され、工業立県としての地位を確立しました。昭和九（一九三四）年には富山県の発電量が全国一位になったこともあり、「電力王国」としてその名を全国に知らしめました。

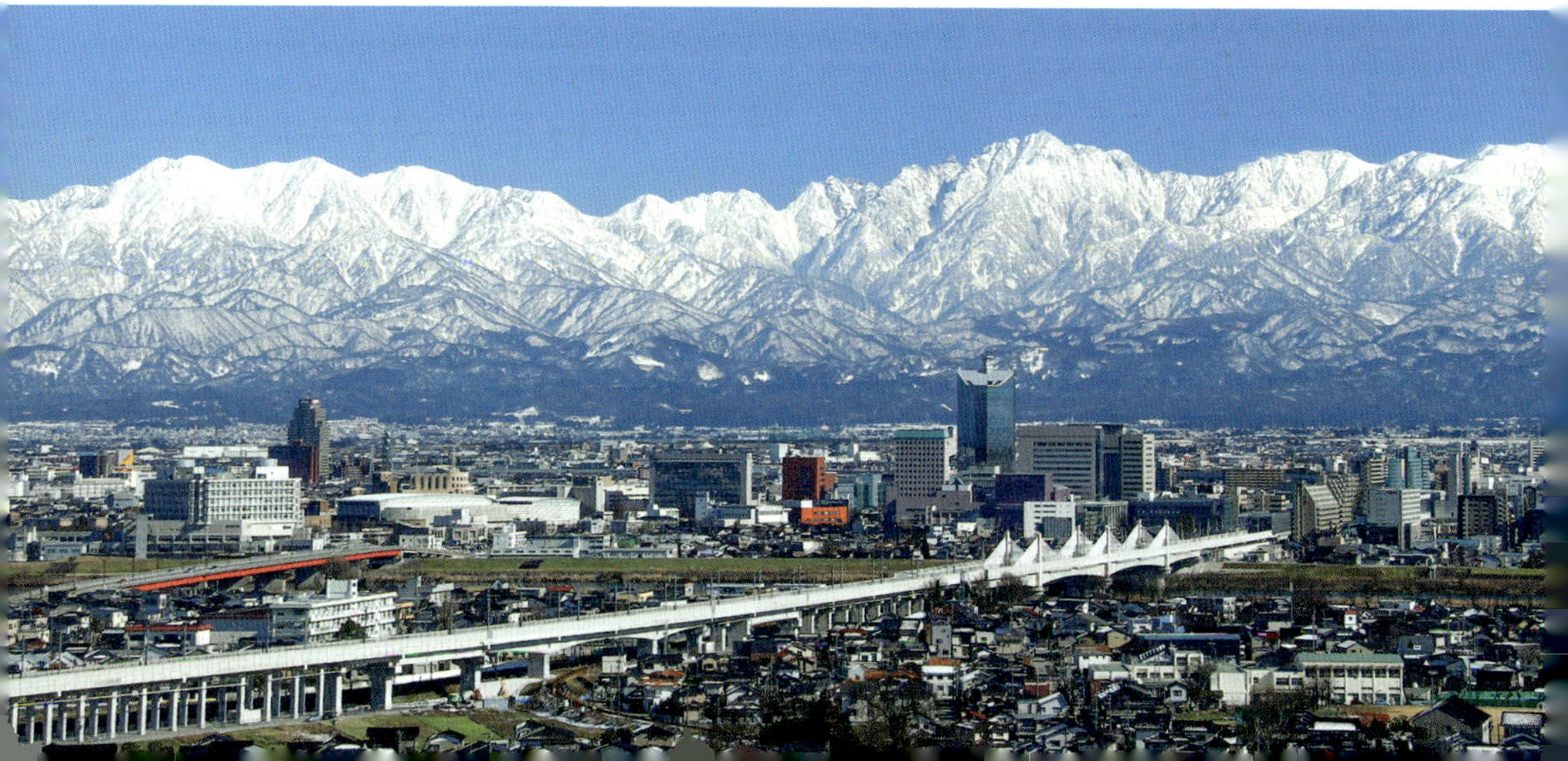

富山くすりマップ

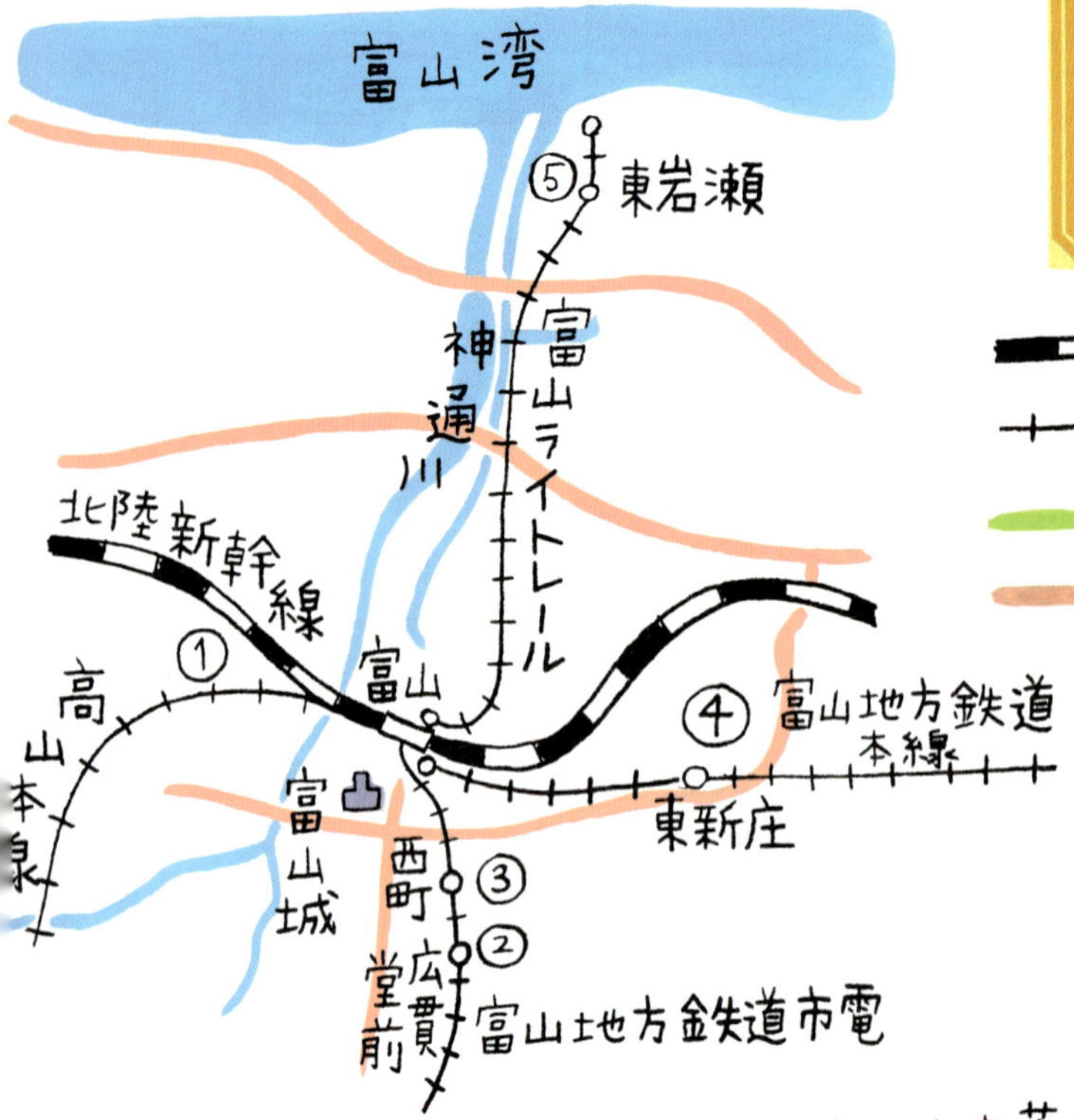

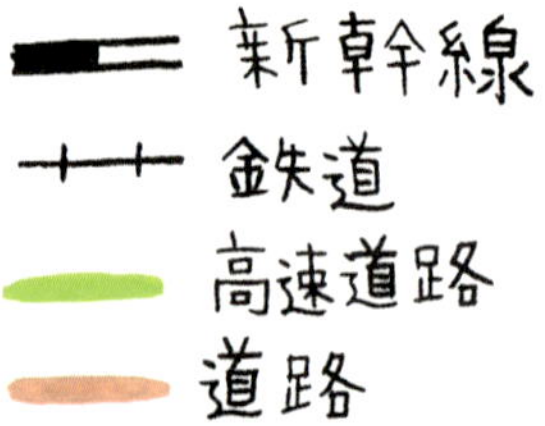

② 廣貫堂資料館

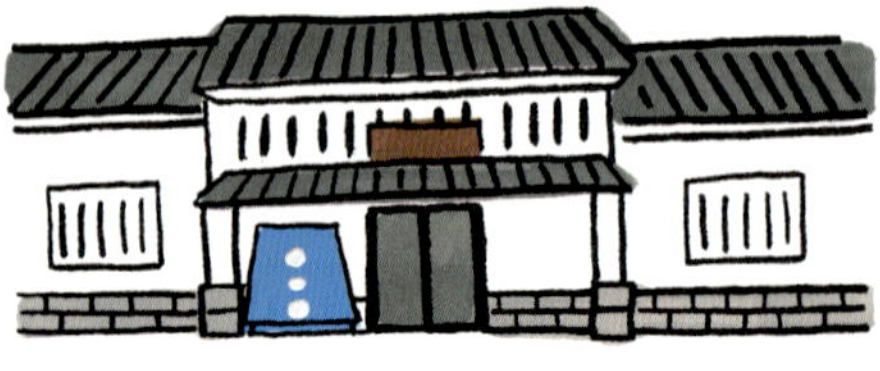

配置薬の老舗企業の本社敷地内に併設。資料展示のほかに、薬やグッズなどのお土産も販売。

① 富山市売薬資料館

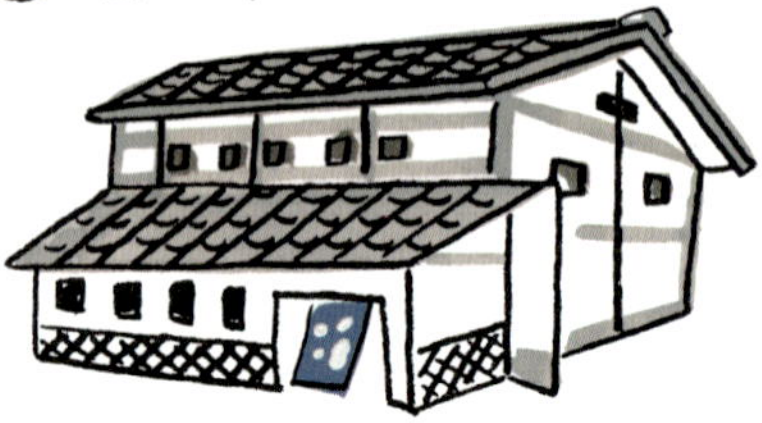

自然の里に史跡が集まる民俗民芸村内にある資料館。富山売薬に関する資料が揃う。

④薬種商の館　金岡邸

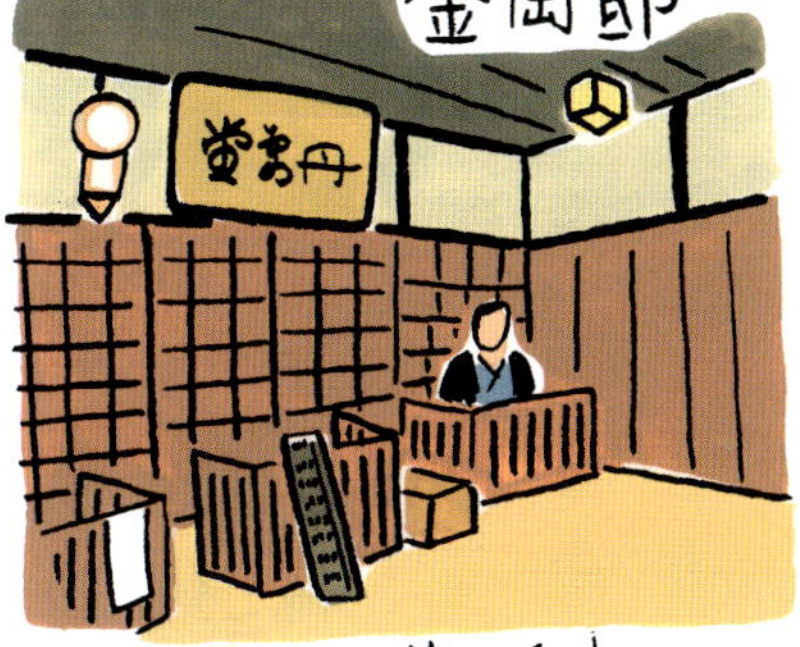

江戸末期より薬種商として活躍した金岡家。壁一面に設えた百味箪笥が当時の薬店の様子を今に伝える。

③池田屋安兵衛商店

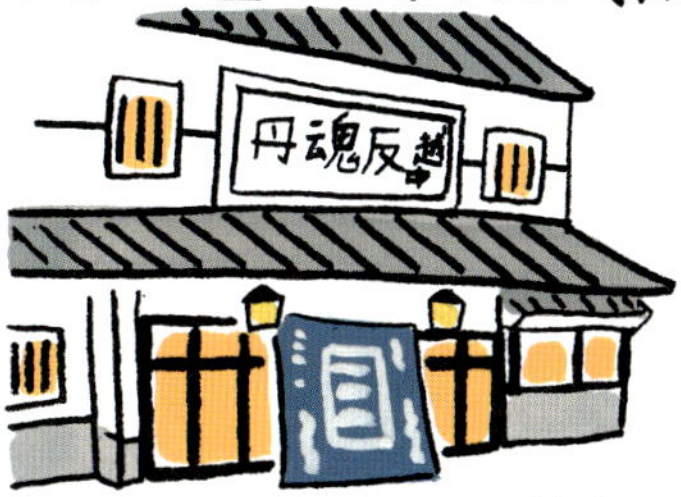

薬の販売のほか、丸薬製造も体験できる。レストランでは漢方を取り入れた料理を提供する。

⑤旧森家住宅

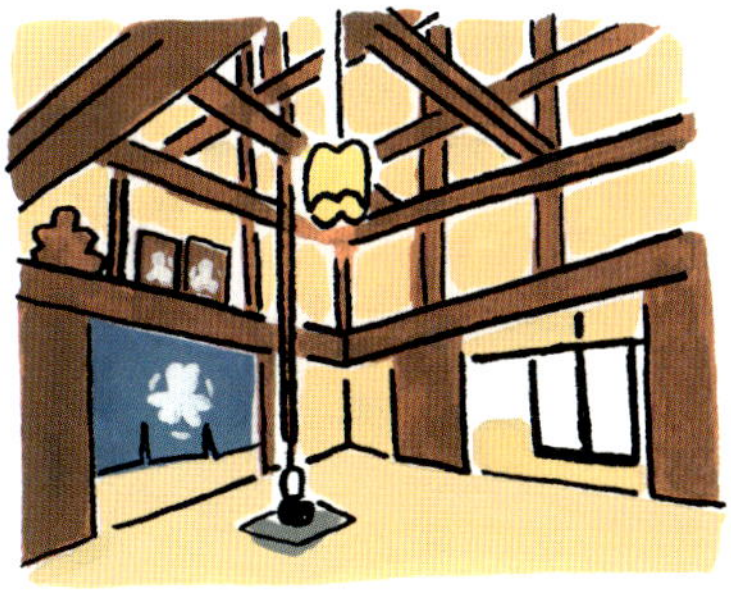

北前船で栄えた廻船問屋の住まい。吹き抜けに井形に組まれた梁は見事。国の重要文化財に指定されている。

①富山市売薬資料館
住：〒930-0881　富山市安養坊980　富山市民俗民芸村内
電：076-433-2866　営：9時〜17時
休：年末年始

②廣貫堂資料館
住：〒930-0055　富山市梅沢町2-9-1
電：076-424-2310　営：9時〜17時
休：年末年始、臨時休館日

③池田屋安兵衛商店
住：〒930-0046　富山市堤町通り1-3-5
電：076-425-1871　営：9時〜18時
休：年末年始
※レストラン薬都はランチタイムのみ、水曜休

④薬種商の館金岡邸
住：〒930-0992　富山市新庄町1-5-24
電：076-433-1684　営：9時半〜17時
休：火曜日、年末年始　※体験不可日あり

⑤旧森家住宅
住：〒931-8358　富山市東岩瀬町108
電：076-437-8960　営：9時半〜17時
休：年末年始　※臨時の開館／休館あり

6 大和売薬の始まりは役行者【奈良の売薬①】

飛鳥・奈良時代に都が置かれた飛鳥地方で栄えた大和売薬。千三百年の歴史的バックグラウンドは、大和の家庭用配置薬として誕生し、現在も大和の名薬として知られる「三光丸《さんこうがん》」の製造販売にどのように影響したのでしょうか。その成り立ちに迫ってみました。

聖徳太子も薬狩りに訪れた要所

日本に中国から医薬術や薬の効用が伝わったのは、飛鳥時代（五九二〜七一〇）と言われていますが、奈良県の中部にある高取町では、当時すでに薬草の栽培が行われていました。豊かな自然に恵まれた高取地方では、薬となる動植物類が豊富にあったようで、聖徳太子（五七四〜六二二）が「高取の羽田の山野にて薬狩りを行った」という記録も残っています。

大和売薬が発展してきた背景には、このように近隣で多種多様な薬種が豊富に採取できたということが挙げられます。また、奈良時代に都として栄えた地であり、京都や大阪といった大消費地に近いことも、薬の流通・販売にとっては有利な条件だったと言えます。

大和売薬のスタートは役行者の霊薬

大和売薬の起源は、七世紀末に活躍した役行者《えんのぎょうじゃ》だと言われています。奈良県の御所市《ごせし》にある吉祥草寺《きっしょうそうじ》の地に生まれた役行者（役小角《えんのおづぬ》）が、葛城山で修行をしていた時、黄柏《おうばく》などの薬草を煎じて「陀羅尼助《だらにすけ》」を創製したのが始まりと言われています。

役行者は呪術を身につけていたと言われ、鎌倉時代以後は修験道の開祖とあがめられた人物です。その役行者が作り出した薬が霊薬として人気を博したことは、容易に想像がつきます。

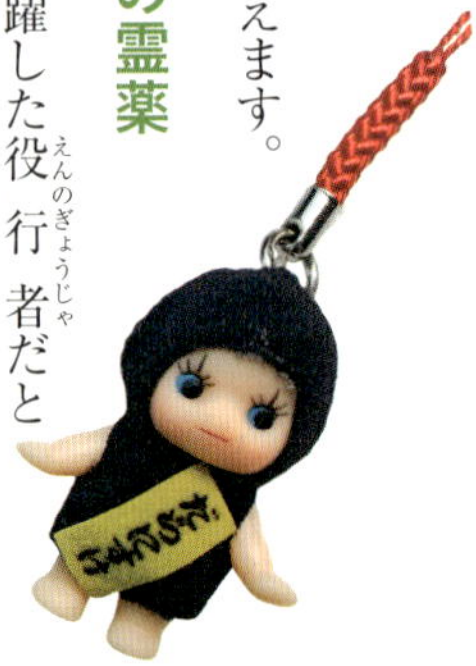

陀羅尼助丸キューピー

名薬「三光丸」の登場

鎌倉幕府滅亡から室町幕府統一までの南北朝時代（一三三六～九二）は、不安定な政情で寺院などが荒れ、その経営再建や生活維持のために、陀羅尼助や三光丸などの薬が本格的に製造・販売されるようになりました。

現在でも大和の名薬として知られる「三光丸」の前身となる薬が作られたのは、鎌倉末期（一三一九～二一年頃）のことです。当時、大和国《やまとのくに》では越智《おち》氏が勢力を持っていました。そのブレーンとも言える存在だった米田家《こめだけ》は、代々医薬の道に長じていて、興福寺などの有力寺院から学んだ知識をもとに、さまざまな薬を処方していました。

三光丸には千振《せんぶり》、黄柏、桂皮《けいひ》、甘草《かんぞう》の四種類の生薬が配合されています。これらの相互作用・相乗効果で、胃腸の不快な症状を改善することから、今でも多くの人に愛用されています。

三光丸は、当時から現在にいたるまで、原料と配合比はほとんど変わっていません。いかに三光丸が先進的で革新的な薬だったかがよくわかります。

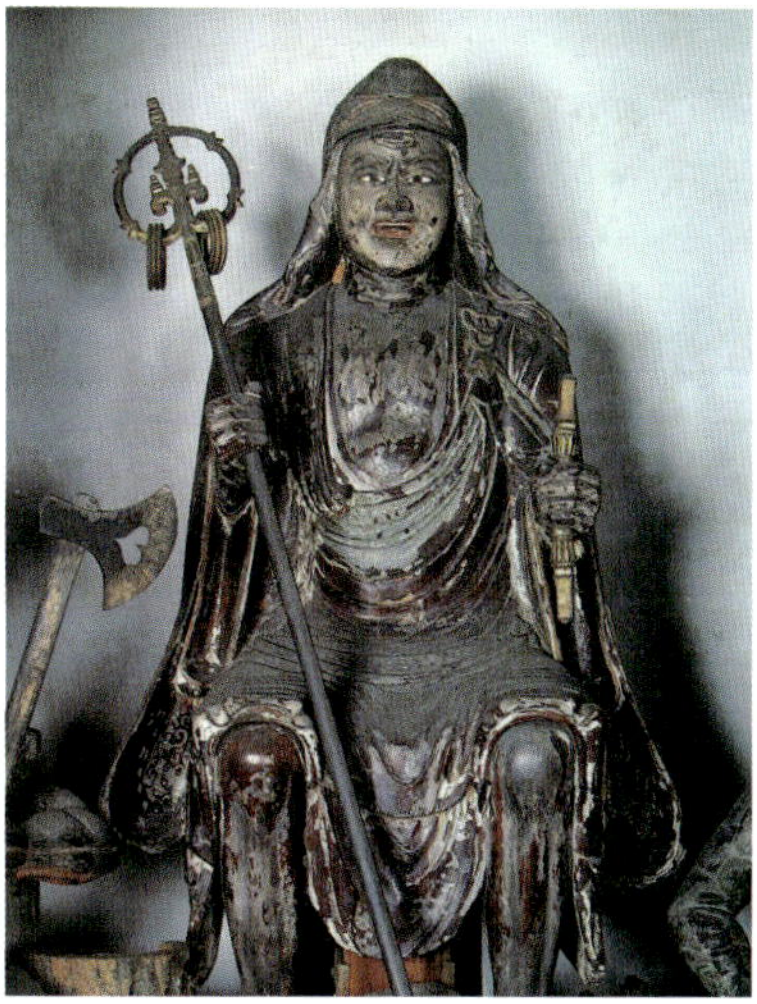

役行者座像（吉祥草寺）

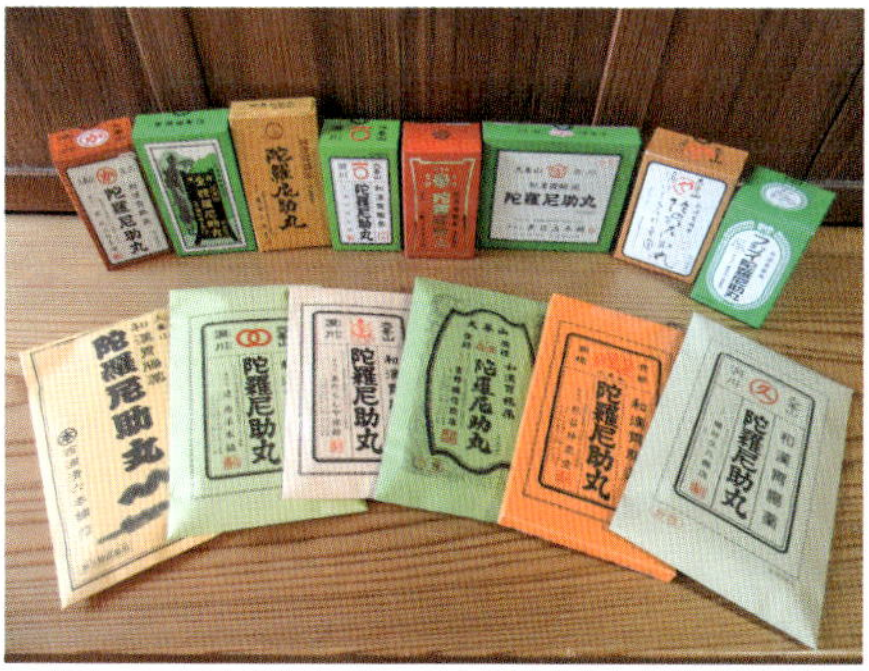

今も各社から発売されている陀羅尼助

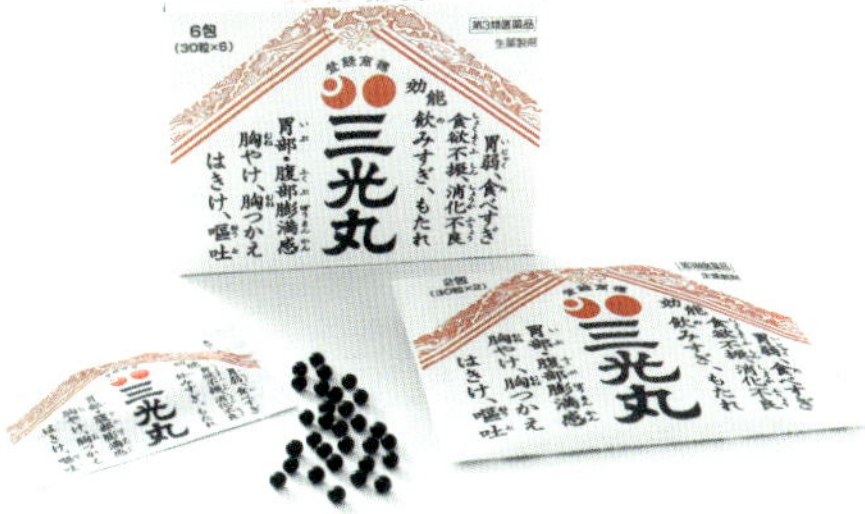

三光丸は1包30粒入り。生薬を活かした胃腸薬

7 民の力で販路を広げた大和売薬【奈良の売薬②】

藩の手厚い保護のもとで、いわば「国策」として発展してきた富山売薬と違い、大和売薬は藩による保護も売薬業振興の施策もなかったため、他領においてたびたび他国の行商人と対立することがありました。こうした状況下で大和売薬はどのように行商してきたのでしょうか。

個別努力で販路を拡張

大和売薬も富山売薬同様、農家が農閑期に行う副業として、売薬行商が始まりました。耕作地が狭く十分な収穫ができない農家にとっても、現金収入の見込める売薬行商は魅力的な副業でした。

しかし、藩の保護をバックボーンにのびのびと行商ができた富山売薬と違い、藩の保護や統制が受けられなかった大和売薬の行商人たちは、個別に販路を開拓し、拡張していくしかありませんでした。さらに、富山売薬のように、国（藩）との折衝や運営を行う売薬業界全体のとりまとめ団体である「組」も、その下部組織で各人がスムーズに行商を行うサポートを行う「向寄《むより》」といった株仲間もなく、営業は個人の努力と頑張りに委ねられていました。

売薬業の展開と配置薬

ようやく薬種屋合薬屋株が結成されたのは、天明元（一七八一）年のことでした。これは薬種値段と不良薬種・売薬の取り締まりと、原料の仕入先である薬種屋、合薬屋から商工業者に課す税金、いわゆる冥加金の徴収を目的としたもので、天明三（一七八三）年に奈良奉行所によって認められました。

仲間組を組織し、仲間規約が定められたのは、それから約百年後の万延元（一八六〇）年のことでした。

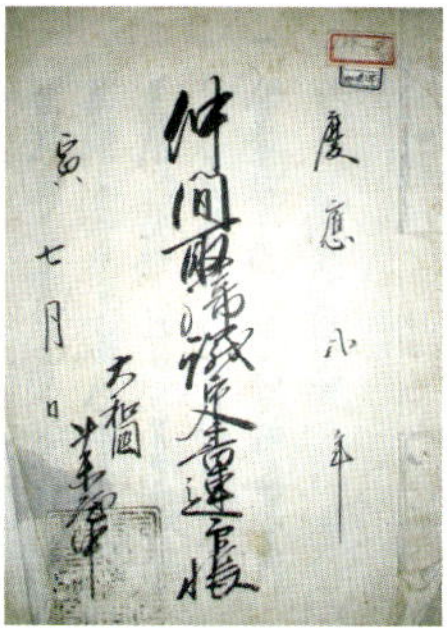
慶應弐年
寅七月日
仲間取締議定書連印帳
大和國

◀三光丸クスリ資料館に所蔵される「仲間取締議定書連印帳」の表紙。「慶應弐年」（1866年）、「大和國薬屋中」とある。各地の行商人たちが販路を広げるなか、業界のリーダーが集まり、共存共栄をはかり協定を取り交わした

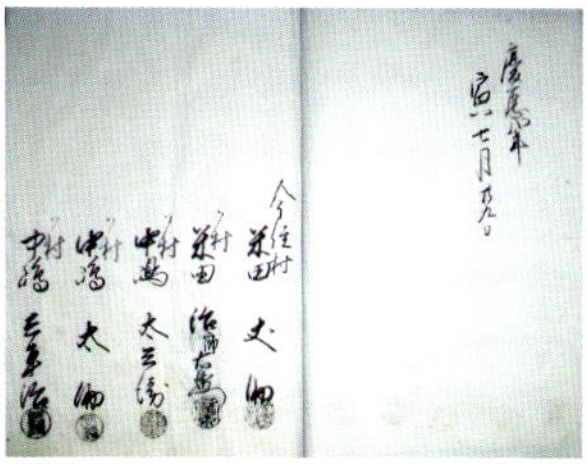

◀署名の1番目は三光丸当主の米田丈助。大和の業者72人と、越中富山惣代3人、加賀領（越中国の加賀藩領）惣代2人との間で14ヶ条におよぶ取極めを行い、全員の署名捺印がなされた

《十四ヶ条の取極め》

一、近年薬種（原料となる生薬）、紙代が値上がりした上、米価も値上がりして運送費、宿料などが高騰し、このままでは商売を続けていくこともままならぬので薬価を三割ほど値上げすることとする。

一、近年類薬が増えつつあるので、同じ銘柄の薬でも文字や書き方を変えるなどして紛らわしくないようにすること。

一、不正薬種や毒になる薬種は取り扱わないこと。

一、合薬、売薬の商売とはいうものの、人の病苦を癒し命を助ける道であるから、薬を大切に調合し、取り扱うこと。

一、値引きや虚言、悪口を慎む。違反者には仲間で厳しく取締ることとする。

一、他人の得意先に後から出向き、値引きをして売り込んではならない。

一、得意先で置き合せ（二つ以上の業者が重ね置きすること）になったとき、他人の薬をけなし、自分の薬の自慢をしてはならない。

一、一旦辞めたり、不実を働いて暇を出された奉公人は、先主にことわりなく雇わない。

一、奉公人の給金は、一年につき上は銀五百匁、中は同三百五十匁、下は同二百匁とする。

一、置き合せ先で、他人の薬袋が空になっていたとき、それを引き上げて自分の薬を入れかえる者があるが、今後は絶対にしないこと。

一、旅行中、酒や遊興にふけったりバクチなどをする者を見たら、厳しく意見し、聞かないときは荷物を取り上げて国元へ送ること。

一、旅先で頓死・頓病・長患いその他、どんなことが起こっても、見聞次第駆けつけ、できるだけ世話をしてやること。

一、定宿については、申し合わせてできるだけ同宿するものとする。

一、右の通り仲間規定をした上は、一年に一度は参会することとし、不参加の者も一様にその費用を分担するべきである。他国へ出て、心得違いをして一か条でも約束違反があれば、取締所へつき出し、取り締まることとし、その費用は不法人から弁済させること。（このように）仲間一同取締議定書を作り、連印した。

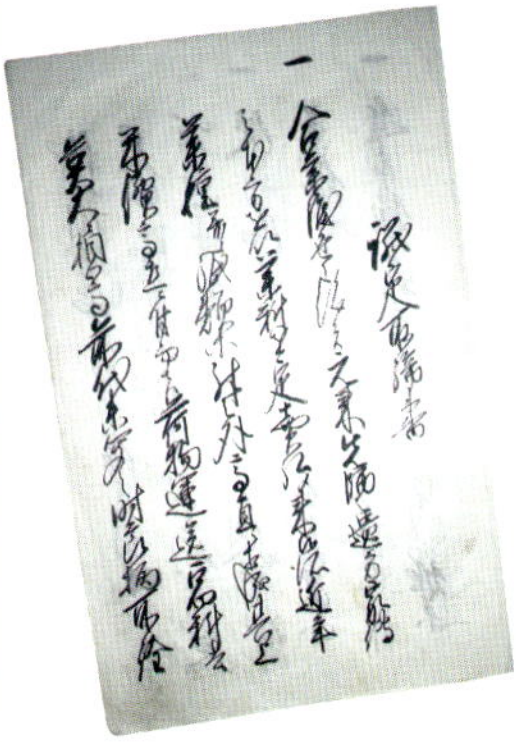

但し、値段については、見せ屋（店屋）で売る場合でも三割上げた値段の四割引より安く売ってはならない。心得違いのないように。

資料提供：三光丸クスリ資料館

8 今に受け継がれる名薬の存在【奈良の売薬③】

現在、奈良地方には多くの遺跡や古墳とともに「くすり」の歴史が残っています。大和売薬の歴史を紹介する資料館や薬に関係する寺や神社も点在し、「くすりの町」として知られる高取町では今もなお毎年十一月に薬の神様を祀る下土佐恵比寿神社にて神農薬祖神祭が行われています。

大和売薬の牽引役・三光丸《さんこうがん》

明治四（一八七一）年に廃藩置県が行われると、旧高取藩の武士らが売薬業に転身したり、農閑期を利用した売薬行商人の数が増えたりするなど、大和売薬は活気を見せます。

幕末以降、外国から安価で良質な綿花や綿糸が輸入されるようになると、大和地方の重要な産業だった綿作が衰退し、農家の売薬行商へのシフトはますます進むようになりました。

明治三十（一八九七）年には、現在の「新懸業者《しんがけ》」のような全国の売薬未開拓地域への販路拡大を目的とした「三光団社」が結成されました。十八名のメンバーで全国展開を行い、かなりの実績を上げながらも明治時代に解散したことから「幻の拡張団」と言われています。明治三十二（一八九九）年、三光丸の当主・米田徳七郎（虎義）は、三光丸の売薬業をより強固にする目的で、「三光丸同盟」を結成します。

「三光丸同盟」は明治三十九（一九〇六）年には「三光丸行商同盟」、大正四（一九一五）年には現在の「三光丸同盟会」と名称変更されています。富山売薬の「組」と「向寄《むより》」のような役割を果たしたとされ、やがて海外進出をするまでに成長しました。

昭和二十年から四十年にかけての頃は、三光丸以外にもいくつかの薬を製造販売していましたが、現在は三光丸の一本化・単品化で販売を行っています。大和の名薬

「三光丸」を創薬した米田家は、現在も当時の作り方で三光丸を作り続けています。

三光丸の積極的販路拡大策

三光丸は、社長自らが先頭に立って各地で積極的な販路拡大を行ったことでも知られています。

昭和四十（一九六五）年社長に就任した米田徳七郎（舜亮《しゅんすけ》）は、販路を拡大するため、各地で新付《しんづけ》と呼ばれる新規顧客の開拓コンテストを開催するなど、精力的な活動を展開しました。また、三光丸の配置員の子弟や、将来配置員として身を立てたいと希望する若者を一時的に預かり、効果的な顧客開拓方法やエンドユーザーの管理方法などを研修させるため、「株式会社三光丸配置研修部」を設立しました。現在は「配置部」として本社営業部門内に所属を移し、企業全体の売上の五割近くを占める存在になっています。

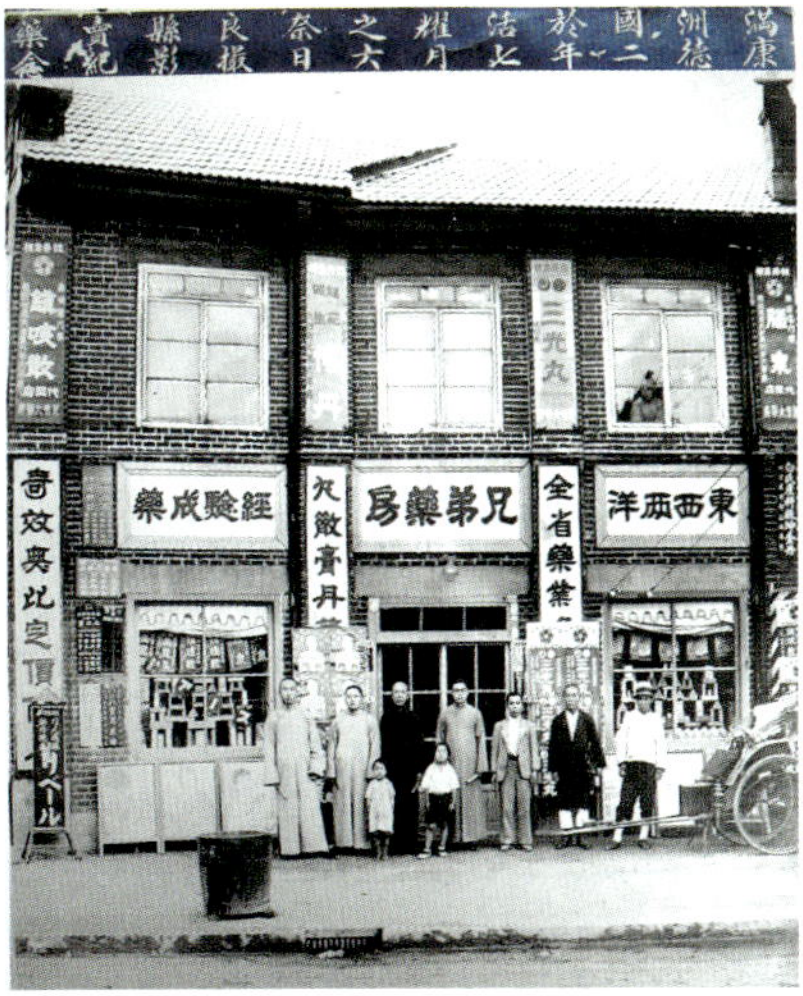

写真上部には「満州国にて活躍する奈良県売薬。康徳2年（昭和10［1935］年）7月6日に撮影」とあり、撮影された建物には三光丸の看板が見える

また、同社ではダイバーシティ時代を見越して、平成五（一九九三）年に女性だけのチーム「ça《サ》 va《ヴァ》」（フランス語で「元気ですか」の意味）を設け、好実績を上げました。こちらのチームは現在、本社営業部門の「配置部」に統合され、活躍を続けています。

同社では現在もスキルアップの講習が行われ、社員一丸となって専門知識と意識向上に取り組むなど、歴史ある大和売薬の名をさらに高める努力を続けています。

ライバル対決再び？ 富山vs奈良

奈良県では文化庁の二〇一七年度「日本遺産」に、奈良の薬文化をアピールする「薬草木の花咲く都 奈良～薬草木からの贈り物～」の認定申請を行いました。この年は「富山売薬」で名を馳せた富山県も佐賀県と合同で薬をテーマに申請したため、「富山売薬vs大和売薬」の対決が再び？ と話題になりました。残念ながらどちらも認定は叶いませんでしたが、大和売薬の歴史と名前を後世に伝える良い機会になったのではないでしょうか。

奈良
くすり
マップ

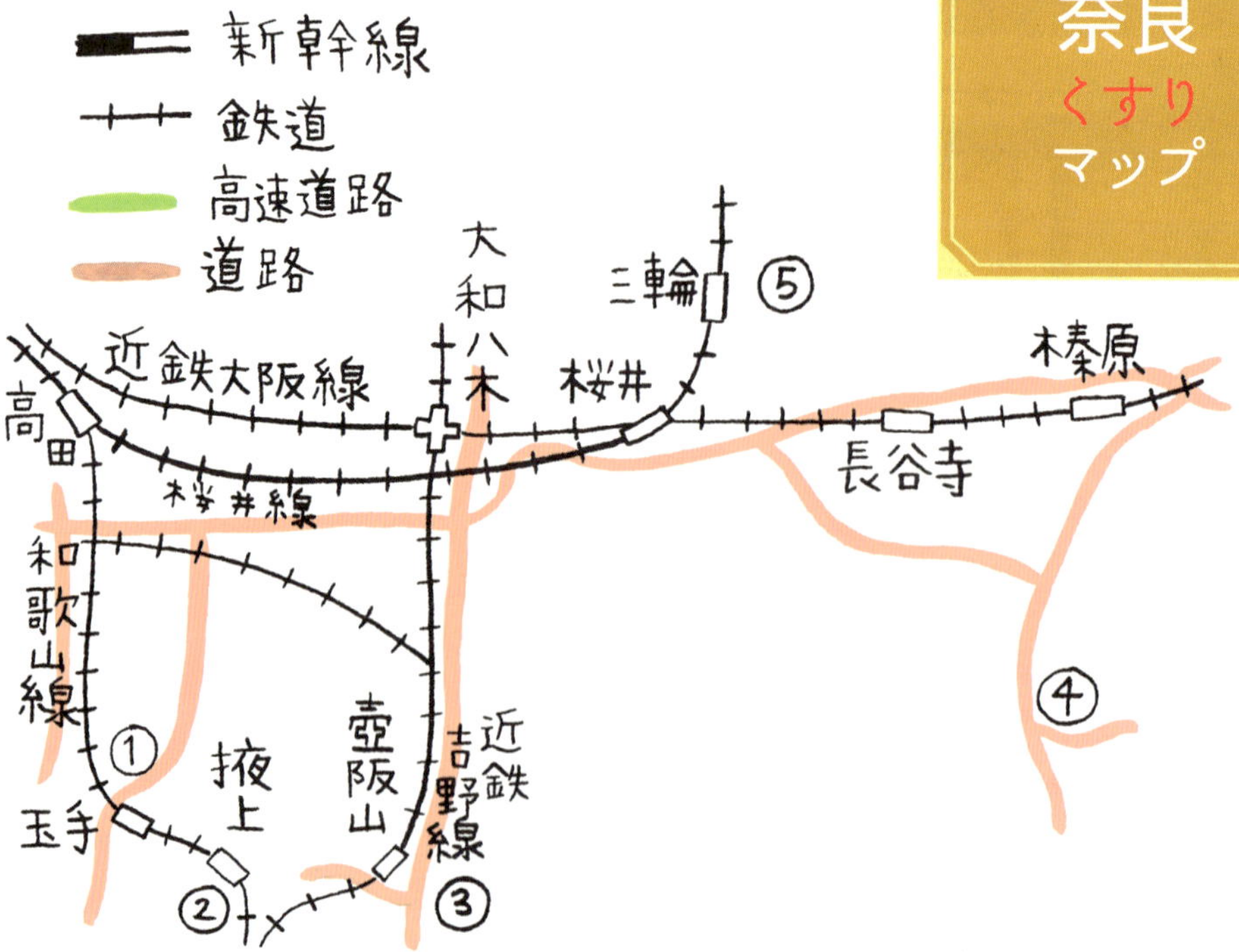

①吉祥草寺

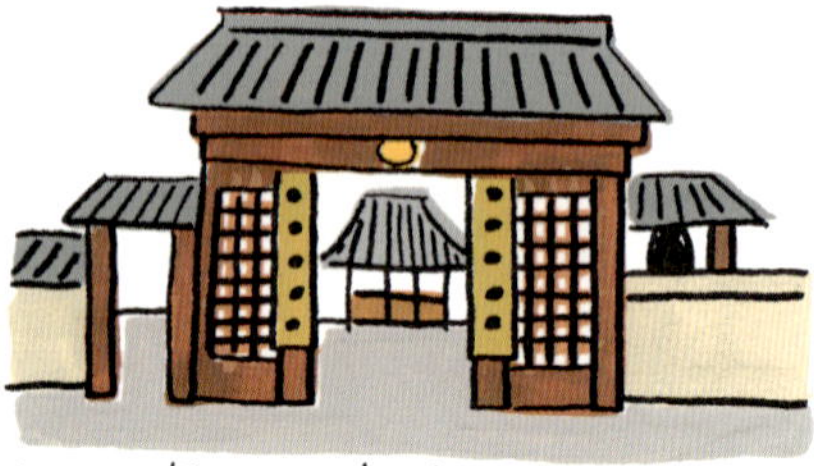

五感を使って薬草や配置薬の歴史に親しめる。四季折々の草花が咲く庭に心安らぐ。

役行者の生誕の地。公認キャラクター役小角奈・役追儺が神様として祀られている。

② 三光丸クスリ資料館

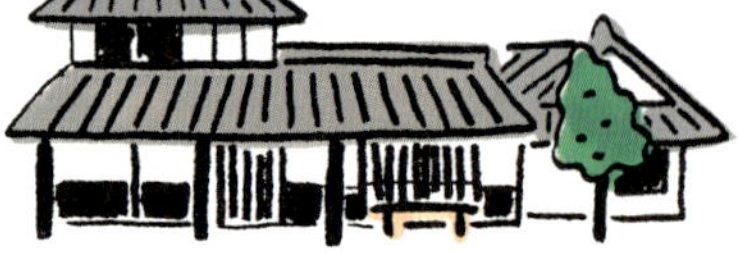

④大宇陀歴史文化館薬の館

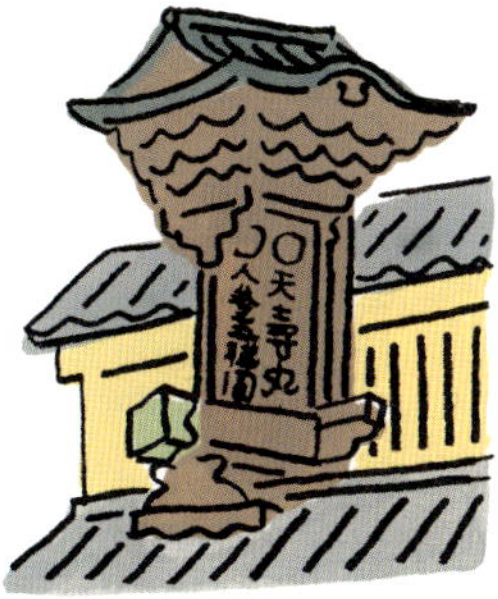

唐破風付きの看板が立派。薬問屋を営んだ旧細川家の住宅。藤沢薬品(現アステラス製薬)の創業者の生家でもある。

③高取町くすり資料館

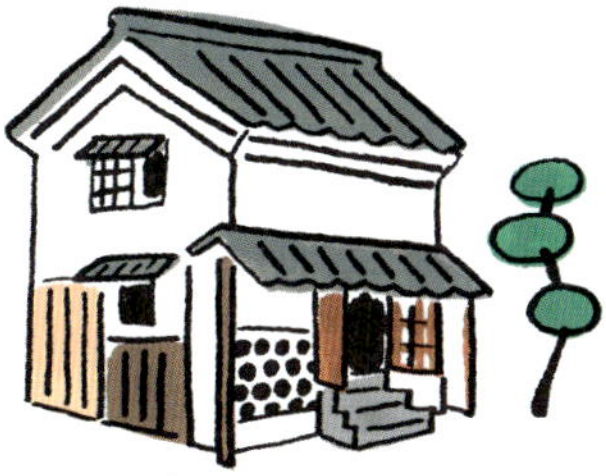

由来は飛鳥時代に遡るくすりの町。蔵を改装したスペースに、昔懐しい薬パッケージが並ぶ。

⑤狭井神社くすり道

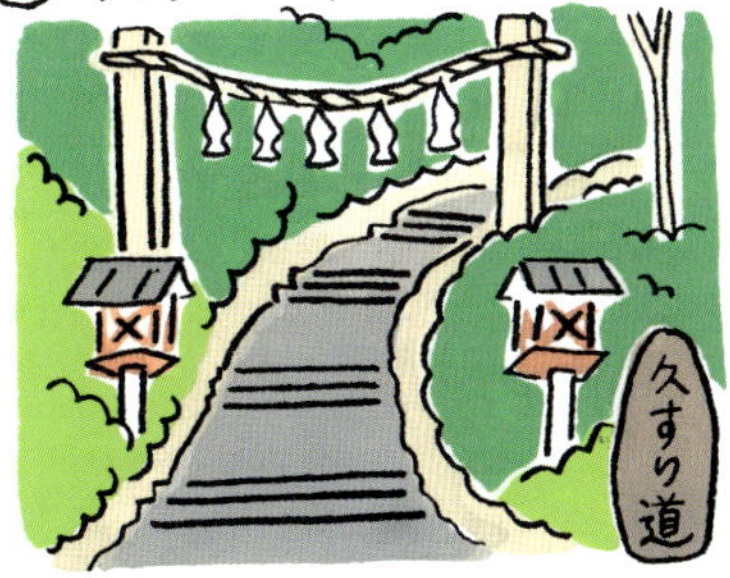

病気平癒の神様が祀られる。薬木、薬草が茂るくすり道、薬水が湧き出る井戸もあり。薬業関係者も多く参拝する。

①吉祥草寺
住：〒639-2241　御所市茅原279
電：0745-62-3472　営：9時～17時

②三光丸クスリ資料館
住：〒639-2245　御所市今住700-1
電：0745-67-0003　営：9時～16時半
休：土日祝日、年末年始（第2土曜日は開館）

③高取町くすり資料館
住：〒635-0152　高市郡高取町上土佐20-2
　高取町観光案内所夢創舘内
電：0744-52-1150　営：9時半～16時半
休：月曜日(祝日の場合は翌日)、年末年始

④大宇陀歴史文化館薬の館
住：〒633-2174　宇陀市大宇陀上2003
電：0745-83-3988　営：10時～16時
休：月･火曜日(月･火いずれかが祝日の場合は水曜日)、
　12月15日～翌年1月15日

⑤狭井神社くすり道
住：〒633-0001　桜井市三輪字狭井　大神神社の
　境内の内
電：0744-42-6633　営：9時～17時

9 飛鳥時代に始まる近江売薬【滋賀の売薬①】

近江地方の薬の歴史は、天智天皇の活躍した飛鳥時代に遡《さかのぼ》ります。かつて天皇が自ら薬草の採取に訪れたという薬種の産地では、どのように売薬業が成り立ち、発展していったのでしょう。また、三つの流れがある近江売薬は、それぞれどのような特徴を持っているのでしょうか。

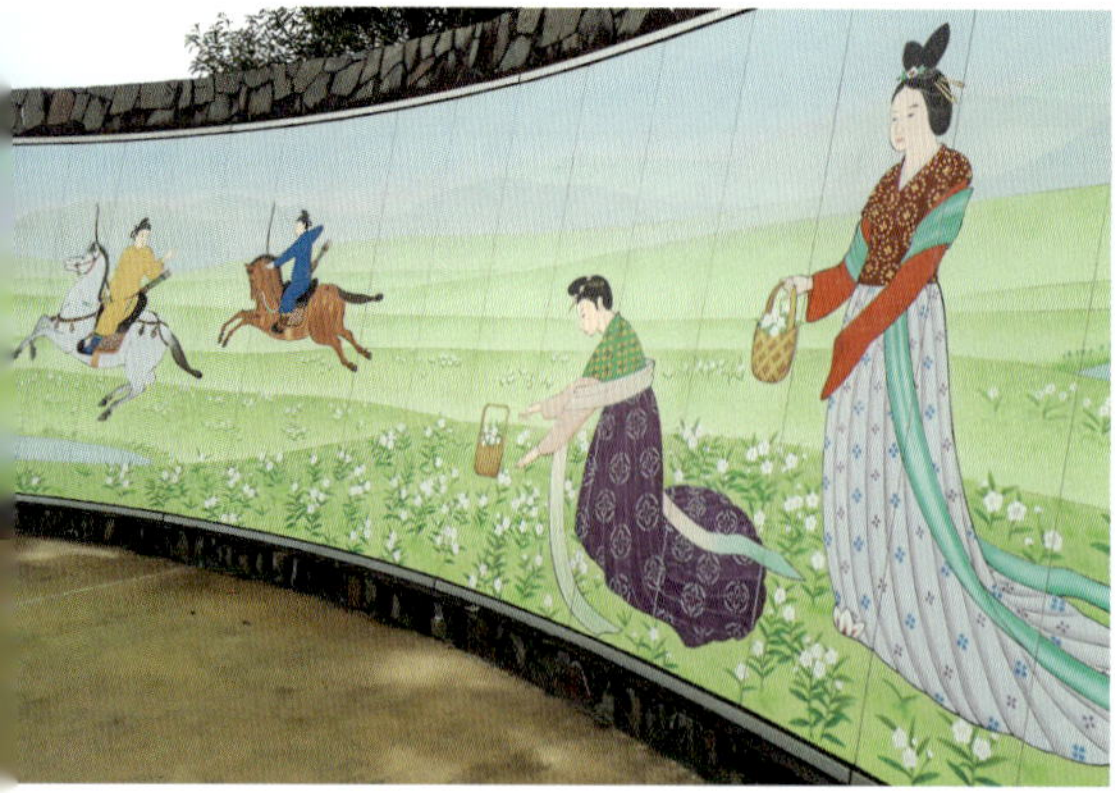

蒲生野の遊猟を描いたレリーフ（滋賀県東近江市「万葉の森船岡山」）

天智天皇と近江の薬

近江地方（滋賀県）は古来より薬草の採取や薬の製造が盛んに行われてきた地域です。史実には、近江に都を移した天智天皇（六二六～六七二）が蒲生《がもう》郡《ぐん》（日野町周辺）で薬猟《くすりがり》（陰暦五月五日に山野に出て鹿の若角や薬草を摘む行事）を行ったという記録も残されています。

中世になると、織田信長は伊吹山山麓に薬草園を開き、ポルトガルの宣教師らにヨーロッパの植物を移植させるなど、薬草栽培にも力を入れました。

この地域には多くの社寺があったため、通行手形を活用して比較的容易に国内諸国に販路を広げられたことも、薬業発展の一助になったと考えられています。

三つの流れがある近江売薬

近江売薬には、「甲賀売薬」「有川売薬」「日野売薬」の三つの流れがあります。

甲賀売薬は山伏や薬僧たちの配札土産に由来すると言われる説と、甲賀武士（忍者）を起源とする説の諸説があります。明治十七（一八八四）年の配札禁止令によって売薬業が信仰と切り離されると、甲賀の売薬業は配置行商へと切り換わり、大正時代には、富山売薬や大和売薬と肩を並べる規模に成長するなど、めざましい発展を見せました。代表的な売薬は「神教はら薬」「萬金丹《まんきんたん》」などで、「萬金丹」は現在でもそのままのネーミングで流通しています。

有川売薬は、行商は行わず、中山道鳥居本宿《とりいもとじゅく》で店舗販売され、旅人や参勤交代の諸大名らの道中薬として重宝されていました。現在も飲み続けられている健胃薬の「赤玉神教丸」は、有川家本舗（現在の有川製薬）で創薬されたものです。有川家は戦前までは拡張を続け、最盛期にはアメリカや中国にまで販路を広げていた時代もあったそうです。日野売薬については次項で紹介します。

近江売薬の販売スタイル

近江売薬は「のこぎり商い」を行うことで有名でした。

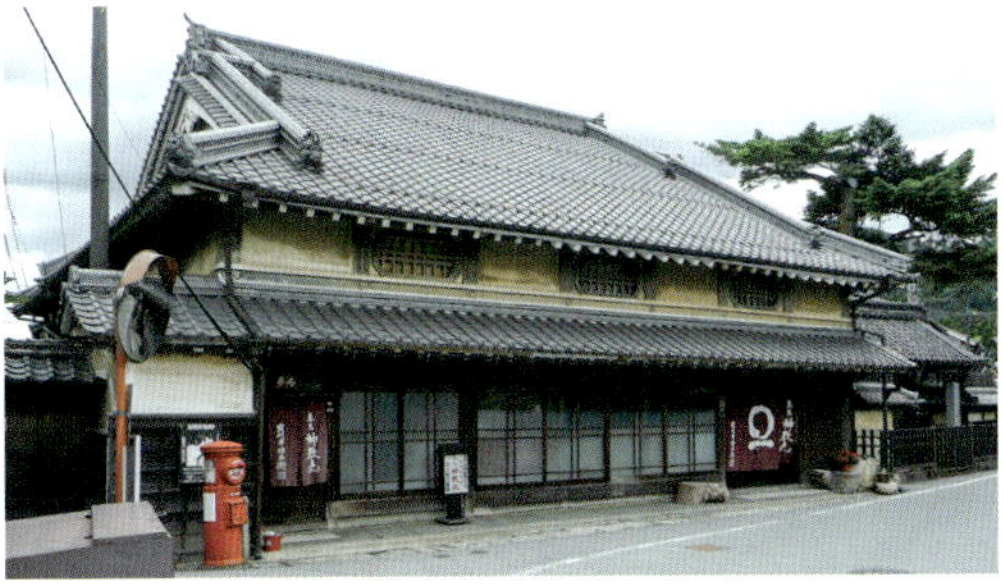

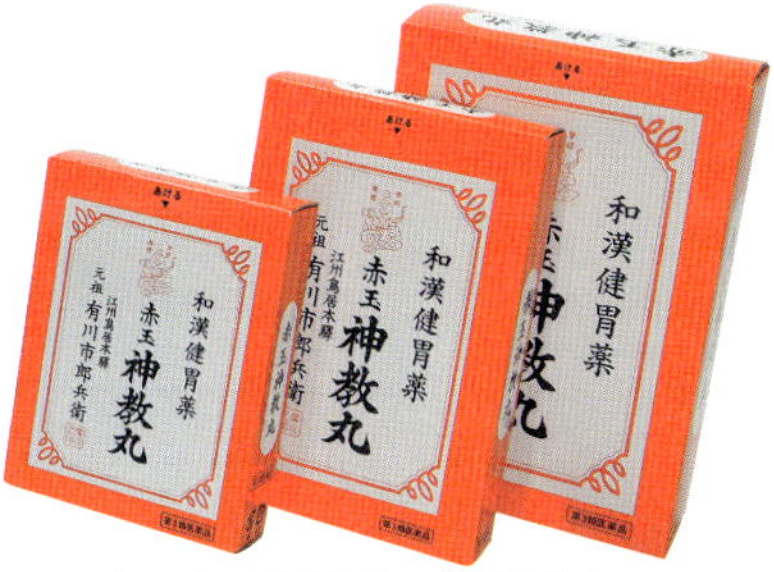

▲350年以上の歴史を持つ赤玉神教丸

◀ 宝暦年間（1751 ～ 64）に建てられた有川家

これは合薬や近江上布、日野椀などの地元の特産品を持って行商に行き、行商先で珍しい原料を仕入れて持ち帰り、商品を作ってまた売りに行く商法です。のこぎりは押しても引いても切れることからこう呼ばれていました。近江商人と言えば、天秤棒を担いで行商するイメージがありますが、中世から楽市・楽座が認められ比較的豊かな資本があったため、手間のかかる先用後利《せんようこうり》の個別訪問より、近江商人の本家や支店を「取次店」として、その流通網で周辺の「小売店」に卸す販売方法が好まれていたようです。

10 日野売薬独自の展開【滋賀の売薬②】

日野売薬行商人は独自の販売スタイルを持っていたと言われています。現在でも人気を博している「萬病感應丸《まんびょうかんのうがん》」を創薬し、日野売薬の祖と謳《うた》われている正野玄三《しょうのげんぞう》。彼が行った売薬業にはどのような特徴があったのでしょうか。

日野売薬と組合組織

日野売薬が興った日野町は古くから商人の町と呼ばれ、呉服や漆器の行商が盛んに行われていました。元禄年間（一六五九〜一七三五）、現在も「正野萬病感應丸」として販売されている「萬病感應丸」が創薬されました。日野売薬の始祖と言われる正野玄三（一六五九〜一七三三）は、母親の病気が京の名高い医師の診察で全快したことに感銘し、勉学を重ねて医師になった人物です。元禄十四（一七〇一）年、より多くの人々を救いたいという思いから、五種類の薬種を調合した「五《ご》色袖《しきしゅう》珍方《ちんぽう》」を創薬し、自ら全国で売り歩きました。正徳四（一七一四）年に五色袖珍方を改良して「神農《しんのう》感應丸」として売り出すと、「腹痛、息切れ、動悸に効果がある」と評判になり、一気にその名が広まりました。さまざまな病気に効くことから「萬病」と称《たた》えられ、次第に「萬病感應丸」と呼ばれるようになったと言います。正野家では、これを契機に製薬業を開業し、薬の製造と卸売りを本格化していきます。正野玄三は、薬種の安定供給を理由に、約半分をひとつの薬種問屋から購入するという方法を取っていました。また、仕入れた薬種をすべて製造に使わず、一部を販売に充てたり、仕入れ先の薬種問屋にも萬病感應丸を卸して販売委託を行ったり、さらにはその薬種問屋の流通網を通じて周辺の小売店に卸す「店持《たなも》ち行商」で萬病感應丸の販路を広げたりするなど、独特の商売を繰り広げました。

しかし、萬病感應丸の需要が伸び、日野売薬行商人が急増すると、偽薬が流出するなど問題も起こり始めました。そこで水口藩（大窪・村井の領主）は共同出資による同業組合を設けて規則を定め、組合員の証として鑑札を交付するよう厳しく言い渡しました。合薬商人たちはすでに仲間制度を組織化して活動していましたが、これにより法的に合薬仲間が定められることになったのです。

なお、正野玄三は日野だけでなく近江商人にとっても特別な存在だったので、この合薬仲間のなかには入っていませんでした。

いくたびの再編を経て日野商人組合へ

こうして合薬仲間が定められましたが、偽薬を作ったり、仲間を装って勝手に商売をしたりする者や、組合に参加しない者など、新たな問題も発生しました。そこで延享四（一七四七）年、合薬仲間は八百人以上の日野商人で組織された「日野大当番仲間」という商人組合に合流することになりました。これは民主的な商人組合で、現在の合資会社にあたる「乗合い商い」を行い、複式簿記を採用して出資額や利益に応じて利息や分配金が支払われていました。

大当番仲間には十二ヵ条に及ぶ「定」があり、売掛金の支払いの履行や行商中のルールやマナー、管理の厳格化などが定められていました。これは仲間の結束力を強化し、日野売薬行商の信用性を高めるのにも有効だったと考えられています。

この大当番仲間の活動は明治時代初期まで続き、明治十八（一八八五）年に発足した「日野商人組合」へとつながっていきました。

このように、日野売薬行商人は、全国各地に「取次店」を設けた委託販売方式という独自の販売スタイルを確立するとともに、大当番仲間による結束と規律で売薬行商人たちがお互いに助け合う相互扶助の関係を築くことで発展していきました。

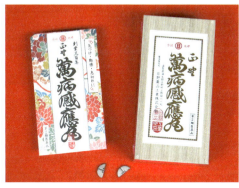

萬病感應丸は銀箔でコーティングされた半月形の薬

11 滋賀県の地場産業として【滋賀の売薬③】

「近江商人」の知恵と商才を活用して、国内にとどまらず、香港や東南アジア、中近東諸国にまで販路を広げた近江売薬。現在も数多くの製薬企業や薬に関連する企業が存在し、全国十位（平成二十七年時点）の医薬品生産金額を誇っています。薬は今なお滋賀県の地場産業として、さらなる発展を続けています。

薬は滋賀県の地場産業

設備の近代化に伴って、明治末期から昭和期にかけて販路をアジア諸国にまで広げるなど順調に発展を遂げてきた滋賀県の家庭薬工業。今や薬は滋賀県の重要な地場産業となりました。

近江売薬の中心地であった琵琶湖南部地域には、現在も外資系など多くの製薬工場があります。また、日野売薬発祥の地でもある日野町には、江戸時代から続く製薬会社が名前や企業形態を変えて残っています。全国へ薬を届けた江戸時代からの伝統薬の精神はそのままに、工場設備の増改築や設備機器等の充実により、時代のニーズに応じた製品を世の中に送り続けています。

近年では急増している大型ドラッグストアとの取引価格が厳しく、苦しい立場に置かれているものの、医薬品だけでなく化粧品の生産も盛んに行われています。

滋賀県の平成二十七（二〇一五）年の医薬品生産金額は二千億円を超え、そのうち、甲賀と日野地域を中心とした製薬企業の生産金額は約六百億円で、滋賀県の地場産業のなかで、ダントツのトップです。

なお、近江商人をルーツとする企業は、商社では伊藤忠商事や丸紅、百貨店では高島屋や大丸、西武、紡績では日清紡や東洋紡、その他日本生命や西武グループなど、日本を代表する企業として現在の日本経済に大きく貢献しています。

「くすりの滋賀」の知名度を上げる

滋賀県では「くすりの滋賀」の知名度アップにも力を入れています。甲賀市には、「人と薬の関わり、配置売薬などの歴史」を学ぶ施設として「くすり学習館」が設営されました。常設展示室をはじめ企画展示室、体験学習室なども設けられています。館内では薬の歴史紹介や資料の展示だけではなく、人と薬の関わりを体験できるイベントや、江戸時代の製薬方法で実際に薬を作る、丸薬つくり体験なども行われています。

日野売薬の創始者である正野家は、今なお店舗と作業場が当時のままに残されていて、「日野まちかど感応館（旧正野薬店）」として日野の観光案内の拠点・休憩スポットとなっています。ここには今もなお「萬病感應丸《まんびょうかんのうがん》」の大きな看板が掲げられ、日野の薬業や町並みのシンボルとして親しまれています。萬病感應丸は現在も購入することができます。

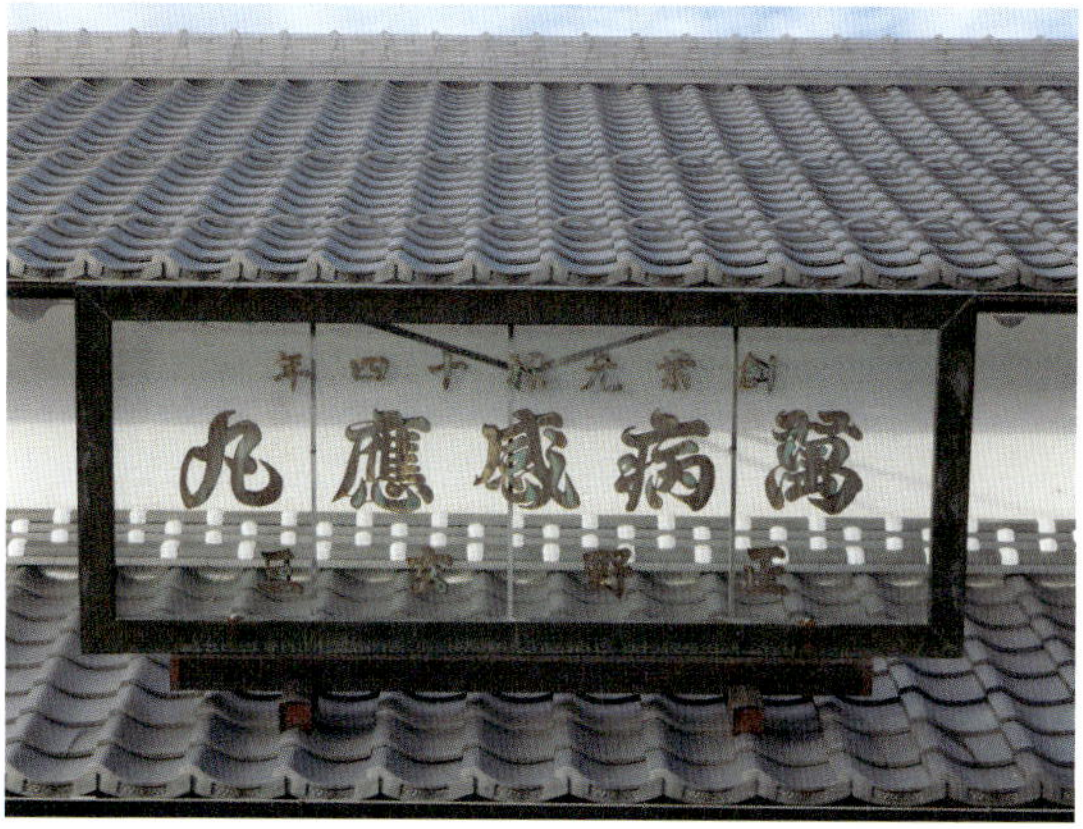

掲げられた看板には正野玄三の名前が見える

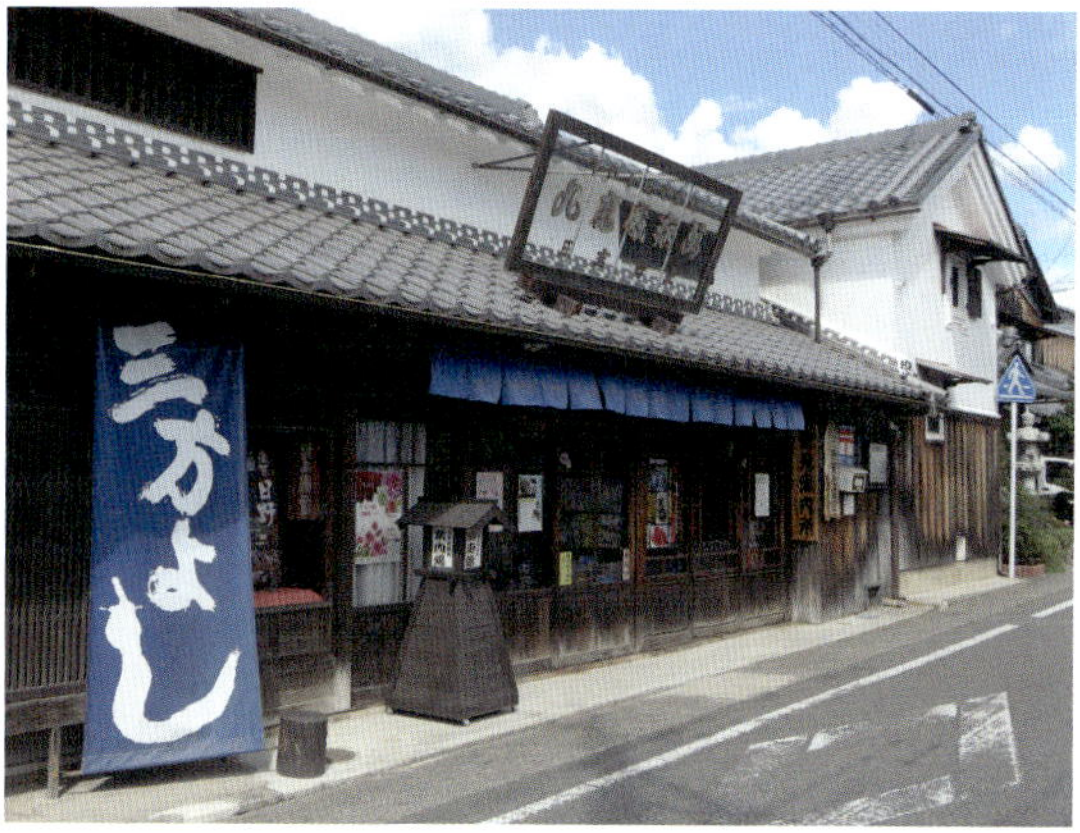

正野薬店は安政2（1855）年に建てられた後、移設・改修を経て「日野まちかど感応館」として今にいたる

滋賀
くすりマップ

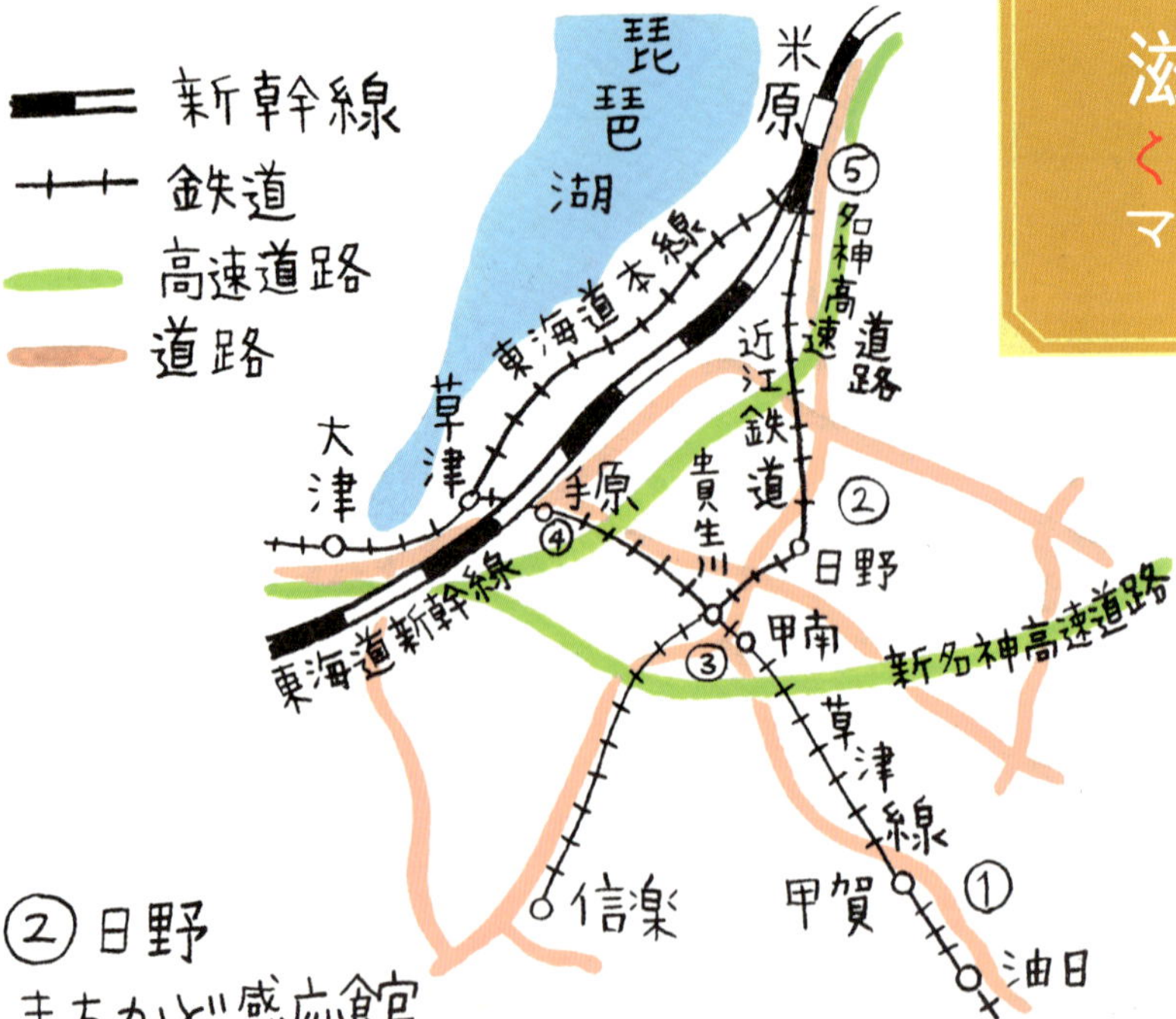

② 日野
まちかど感応館

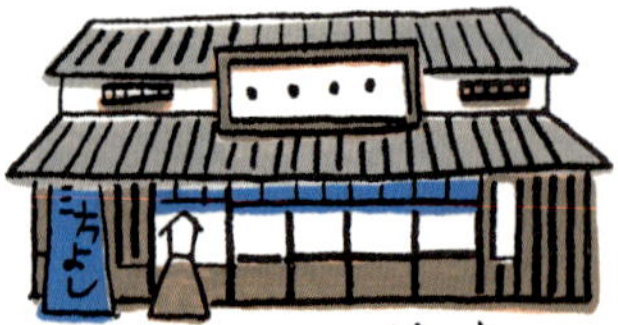

正野玄三の薬店を改修した観光案内所。薬箪笥のほか、当時の面影が残る資料を展示。情緒ある町並みの散策も楽しい。

① 甲賀市くすり学習館

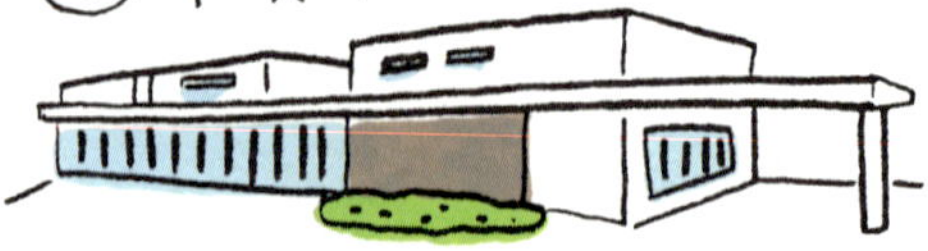

忍者が起源ともいわれる甲賀売薬の歴史を学べる。忍者の携帯食「兵糧丸づくり」が体験できる。

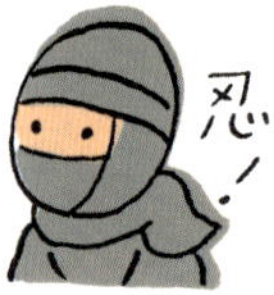

③甲賀流忍術屋敷

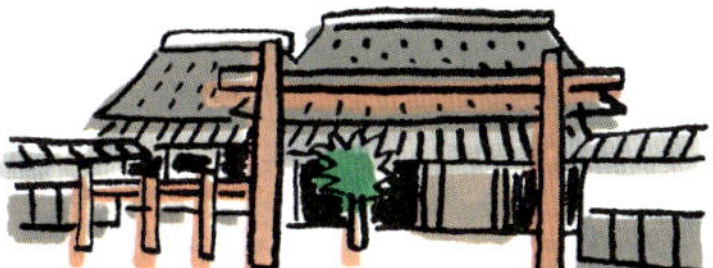

江戸時代元禄年間に建てられたからくり屋敷。どんでん返しやかくし梯子を忍者気分で体験。屋敷の主、望月家も「万金丹」を売り歩いた。

④旧和中散本舗

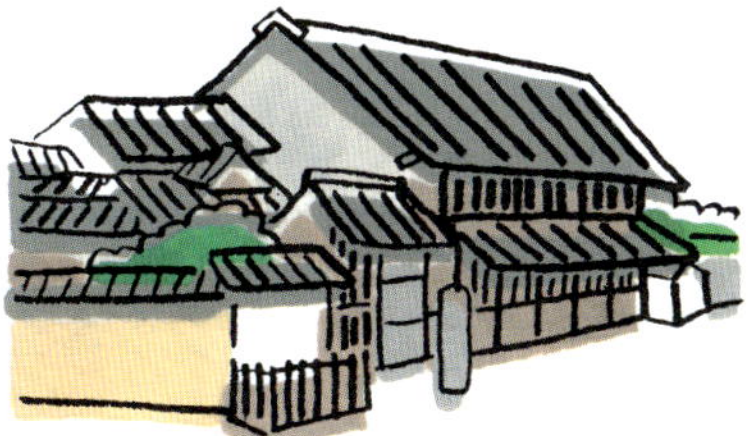

家康も飲んだ「和中散」を作っていた大角家の邸宅。国の重要文化財に指定。庭園も風情がある。

⑤有川家住宅

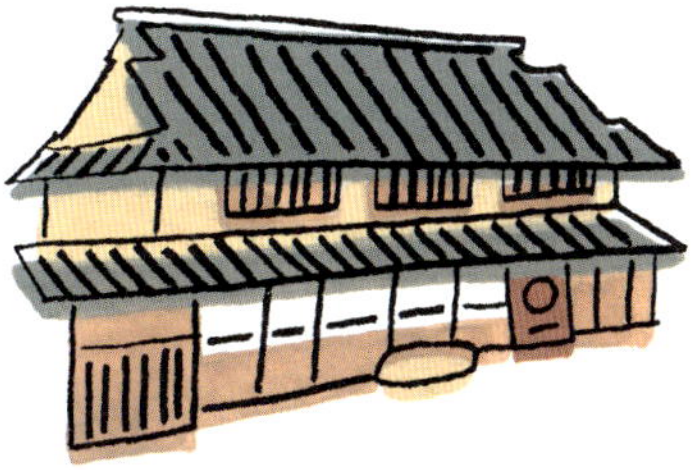

有川家の「赤玉神教丸」は腹痛に効く。明治天皇も巡幸の際、休憩されたという。年に一度、内部も限定公開。

①甲賀市くすり学習館
住：〒520-3431　甲賀市甲賀町大原中898-1
電：0748-88-8110　営：9時半〜17時
休：月曜日（祝日の場合は翌日）、年末年始

②日野まちかど感応館（旧正野薬店）
住：〒529-1604　蒲生郡日野町村井1284
電：0748-52-6577　営：9時〜17時
休：月曜日（祝日の場合は翌日）、年末年始

③甲賀流忍術屋敷
住：〒520-3311　甲賀市甲南町竜法師2331
電：0748-86-2179　営：9時〜17時
休：年末年始

④旧和中散本舗（大角家）
住：〒520-3017　栗東市六地蔵402
電：077-552-0971　営：事前に要電話予約

⑤有川家住宅（有川製薬株式会社）
住：〒522-0004　彦根市鳥居本425
電：0749-22-2201　営：10時〜17時
休：土日祝日

12 田代売薬の成立起源【佐賀の売薬①】

江戸時代に街道が整備され、人やモノの流通が活発になると、交通の要衝《ようしょう》だった田代《たじろ》地区を中心に、佐賀県でも売薬行商が行われるようになりました。田代地域の売薬業は「田代売薬」と呼ばれ、やがて富山や大和（奈良県）、近江（滋賀県）と並ぶ四大売薬にまで成長していきました。

佐賀県の売薬業の起こり

田代領（現在の鳥栖《とす》市と三養基《みやき》郡基山《きやま》町にまたがる旧対馬《つしま》藩の領地）はかつて、越中富山の薬売りと並ぶ売薬が盛んな所でした。鳥栖・田代地区を中心とした「田代売薬」と、鹿島地区を中心とした「鹿島売薬」があり、田代の売薬行商人は「田代の医者」と呼ばれて親しまれていました。

田代売薬は、享保期（一七一六～三六年）頃に起こったと言われ、宝暦期（一七五一～六四年）には行商が見られるようになったという説もあります。

田代売薬の発祥地・田代地区は、小倉から長崎に通じる長崎街道と鹿児島方面に分岐する交通の要衝で、「田代宿」が置かれていました。多くの人々が往来することでもたらされる情報や品物は、田代の人々にとって商売や生活の糧となりました。売薬行商人から薬作りの知識や原料を得た人々が薬作りを始め、自分たちでも売るようになったと言われ、領地内での行商を経て他領での行商へと発展していったと見られています。

一方、鹿島売薬については資料が少なく、その発祥はよくわかっていませんが、文政期（一八一八～三〇年）の初めに、長崎に在留していたオランダ人から膏薬（ぬり薬）製造の秘法を学んで創薬した「唐人膏《とうじんこう》」がその起こりと言われています。

対馬藩と田代売薬

田代町は対馬藩（現在の長崎県対馬市）の領地でした。海を隔てた飛び地だったため、田代には代官所（代官が政務を執り行う役所）が設置されていました。

　田代地区で売薬行商が盛んになったと言われる宝暦期、対馬藩では「偏農・勧農政策（農業を推奨する政策）」が行われており、それなりに厳しく管理されてはいましたが、隠れて売薬ができるぐらいには黙認されていたようです。

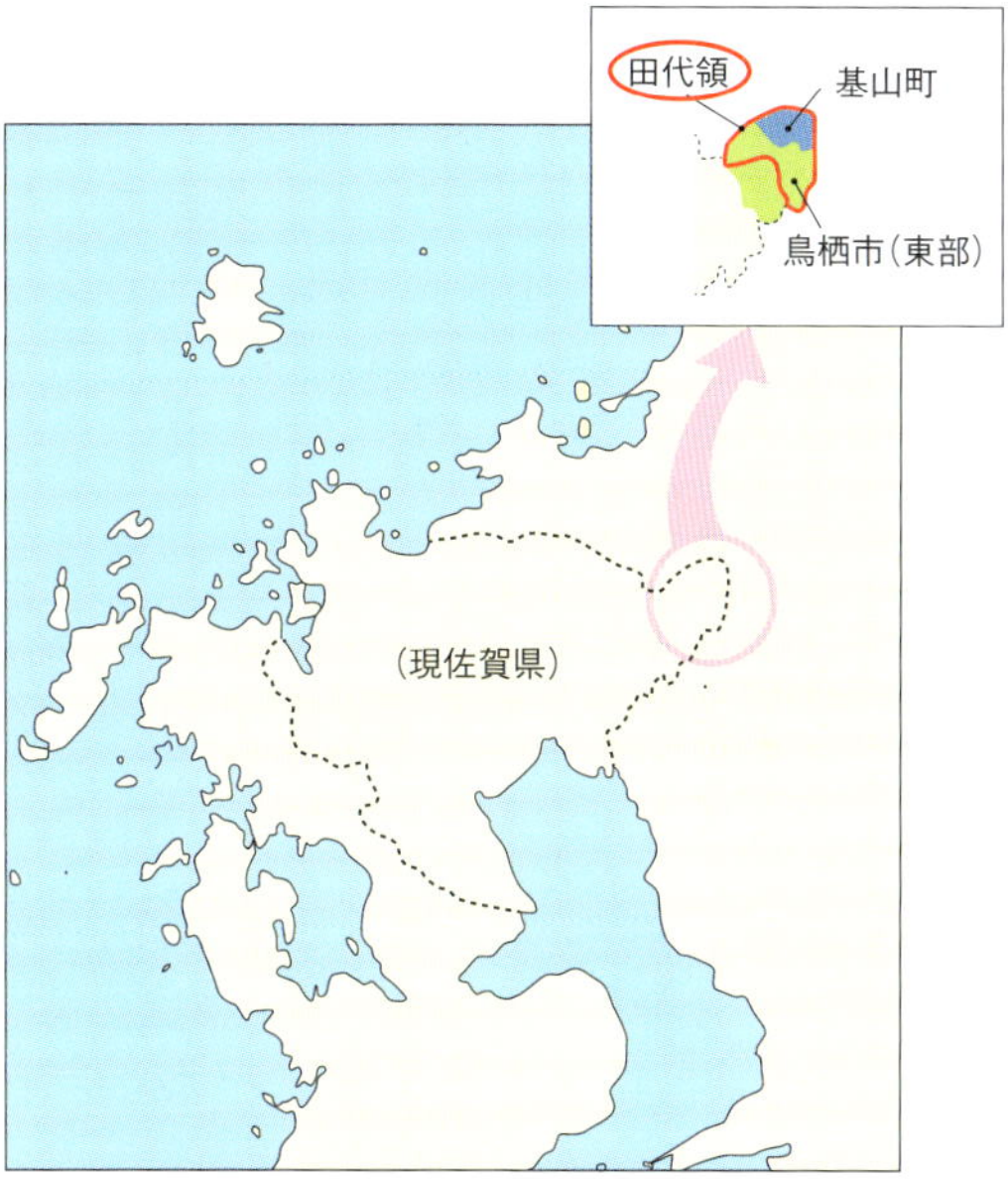

対馬藩田代領。田代には対馬藩の代官所も置かれていた

　ただし、売薬業に従事する者が増えると、代官所からは「売薬差し止め（営業停止）」が出されました。農民が売薬の行商にのめりこむことで田畑を手放し、売薬業に転身するのを嫌っていた藩の思惑がよくわかります。そのような思惑をよそに従わない者は後を絶ちませんでした。

　対馬藩では農村の商工業が制限されていたものの、対馬の城下町である厳原《いずはら》（現対馬市）では認められていました。やがて田代領の両町《りょうちょう》（田代・瓜生野）でも営業が認められるようになり、農村の者でも在町（農村における都市部）に移れば許可が得られたようです。

　こうしてこの地に広まっていった売薬業ですが、その発展の理由は、交通の要衝地にある宿場町であった点、代官による比較的緩やかな統治であった点が挙げられます。

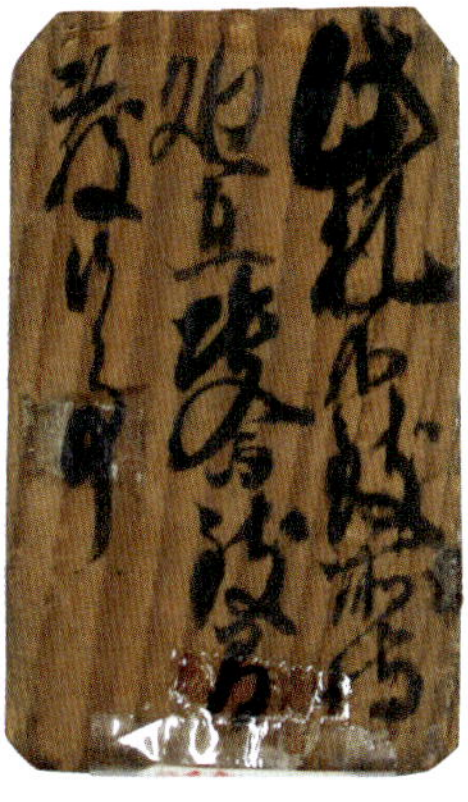
江戸時代の行商鑑札。配置行商するために所持した身分証明書

13 対馬藩と朝鮮【佐賀の売薬②】

「朝鮮」は当時、日本中の憧れの象徴でした。朝鮮貿易による恩恵とともに「朝鮮」というブランド名を上手に活用したマーケティング戦略の巧みさにより田《た》代《じろ》売薬の名を一気に世に知らしめました。

「朝鮮」というブランドを利用

田代売薬を代表する薬として知られる「奇應丸《きおうがん》」は、もともと全国各地で作られていた薬でした。元禄十三（一七〇〇）年には、京都太子山の奇應丸が販売されて全国で売られていたという記録が残っています。

田代売薬は既存の「奇應丸」に「朝鮮名法」というコピーを付けて売り出しました。朝鮮伝来と銘打つことで、当時、知識も商業も最先端だった中国などの大陸由来を連想させようとしたと言われています。各地で販売されていたものと差別化を図り、人々の関心を惹いて販売に結びつけようというねらいもありました。その目論見は見事にあたり、「朝鮮奇應丸」と呼ばれる大ヒット商品になりました。

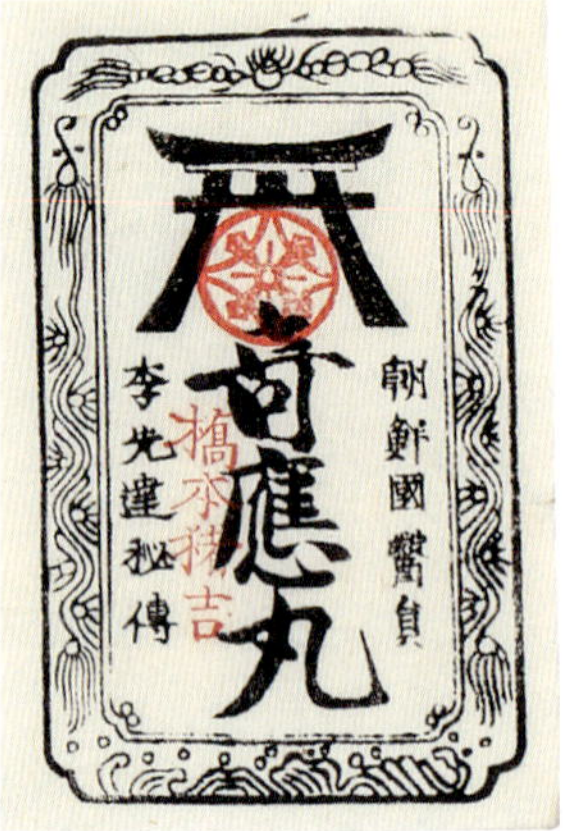

「奇應丸」の薬袋（江戸時代）

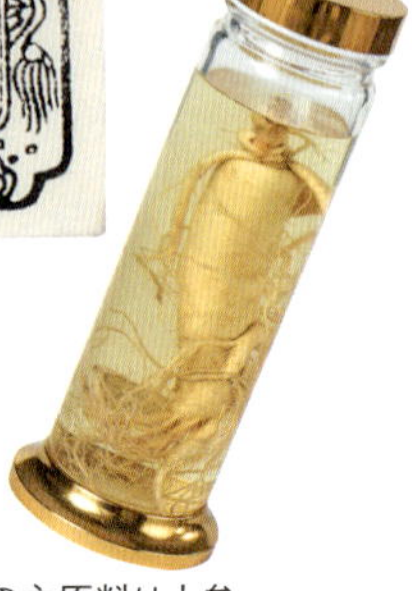
奇應丸の主原料は人参

実は江戸時代の初期から中期にかけて、幕府は御《お》種《たね》人参をはじめとする薬草の栽培を積極的に推進していました。そのため市場では国産の朝鮮人参が比較的安価に手に入り、わざわざ高価な輸入品を使う必要はなかったという見方もあります。しかし、本当に使っているかどうかよりも、朝鮮からの伝来の薬法と朝鮮人参という薬種を連想させようとしたところにプロモーションの巧みさを感じます。

田代売薬の広がり

先用後利《せんようこうり》のシステムで発展していった田代の売薬業。農業がおろそかになることを懸念して厳しく取り締まっていた藩にもその勢いは止められませんでした。天明八（一七八八）年、ついに対馬藩は正式に売薬を許可することになりました。売薬業者が田代代官所に「朝鮮名法奇應丸」の看板の使用許可を願い出たことをきっかけに、四名が「元締《もとじめ》」として認められ、その管理下で薬の行商をする「売子《うりこ》」が九州圏内へと行商に出ていったと言われています。

幕末には田代の「万能膏」「唐人膏」「無二膏」などが、明治期には「朝日万金膏《まんきんこう》」が発売され、「貼り薬」を主力商品とした「貼り薬のまち」として田代が発展する礎となります。明治末期には「内服薬は越中さん、外用薬は田代売薬」と言われるように、田代の貼り薬が知れ渡るようになりました。

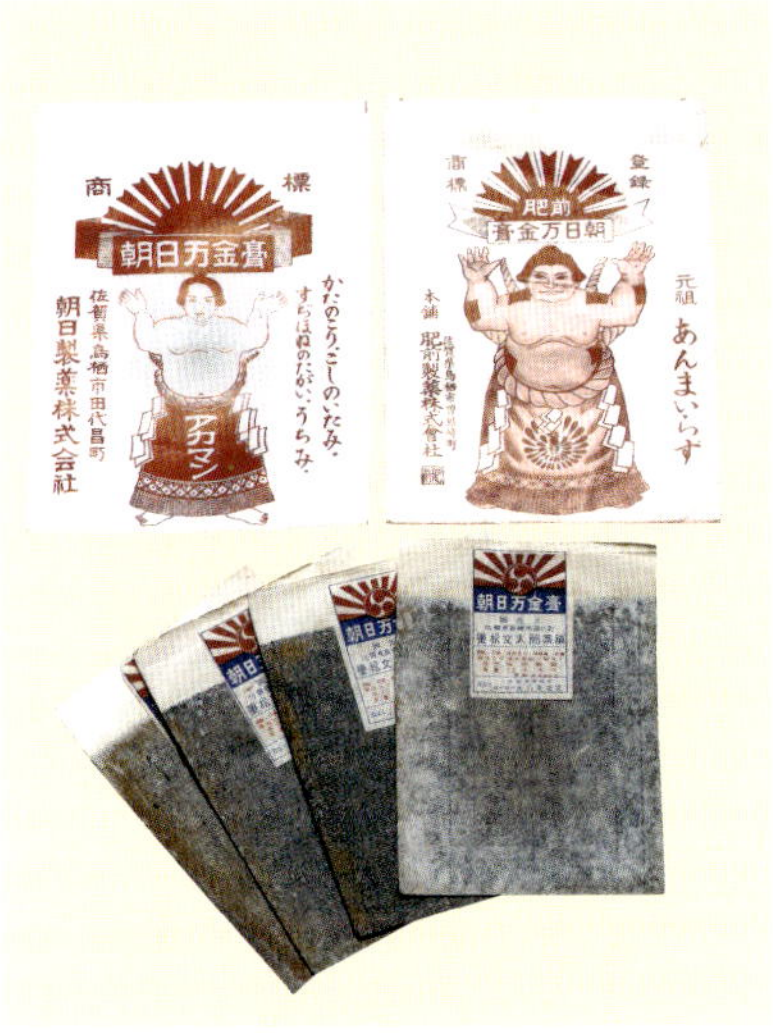

「万金膏」は貼付薬。和紙や布に膏薬が塗られたもので、肩こり、打ち身等に効いた

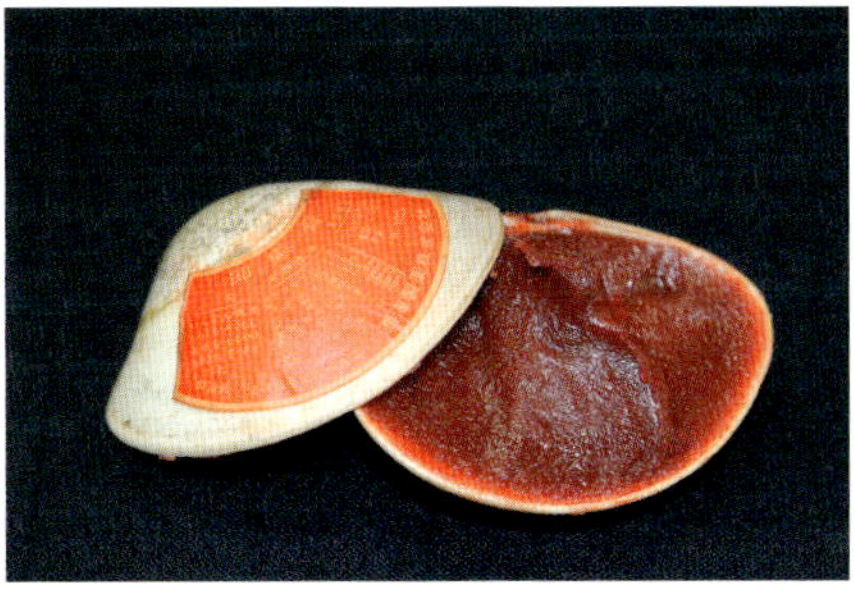

貝殻を容器にした皮膚病に効く赤膏

明治末期から大正期にかけて、日露戦争後の不況によって日本経済は低迷に陥りますが、大正五〜六（一九一六〜一七）年頃になると、田代売薬は延べ膏薬と貝殻入り赤膏を組み合わせ、膏薬専門の業者が新《しん》懸《が》け（新規顧客開拓）を盛んに行うことで膏薬得意を増やし、売上を伸ばしていきました。

14 現在は文化遺産に【佐賀の売薬③】

「内服薬は越中さん、外用薬は田代売薬《たじろ》」と言われ、一時代を築いた田代売薬。貴重な資料や存在は歴史的価値ある「資源」として、県から文化財の指定を受け、保護されています。かつて売薬業が栄えた地域は、今どのようになっているのでしょうか。

歴史的重要性を今に伝える

対馬藩の飛び地だった田代地域には、佐賀県の地場産業となっている製薬業を築いた売薬行商人の精神が受け継がれています。貼り薬の配置薬で一世を風靡《ふうび》し、今も湿布で有名な久光製薬（鳥栖市）、大石膏盛堂（鳥栖市）は、現在でも田代地域の重要な産業として地域を支えています。

鳥栖市には、全国的にも珍しい薬業史・医業史を専門に扱った薬の博物館「中冨記念くすり博物館」があります。売薬行商からスタートし、現在では日本を代表する大企業へと成長を遂げた久光製薬が、創業百四十五周年記念事業として設立しました。

近代化の流れのなかで、売薬行商の製造・販売に関わる伝統的な道具や貴重な資料が失われてしまうことを懸念した同社が、田代売薬の文化遺産を通して、薬に関する産業文化を後世の人々に伝えたいという思いから設立したものです。建物は「造形の詩人」と呼ばれる現代イタリアを代表する彫刻家チェッコ・ボナノッテの基本設計によるものです。

平成七（一九九五）年、「田代の売薬習俗」が「記録作成等の措置を講ずべき無形の民俗文化財」に選択され、平成二十二（二〇一〇）年、「平成二十二年度変容の危機にある無形の民俗文化財の記録作成の推進事業」として調査・報告が行われました。さらに平成二十八（二〇一六）年には中冨記念くすり博物館に所蔵されている「田

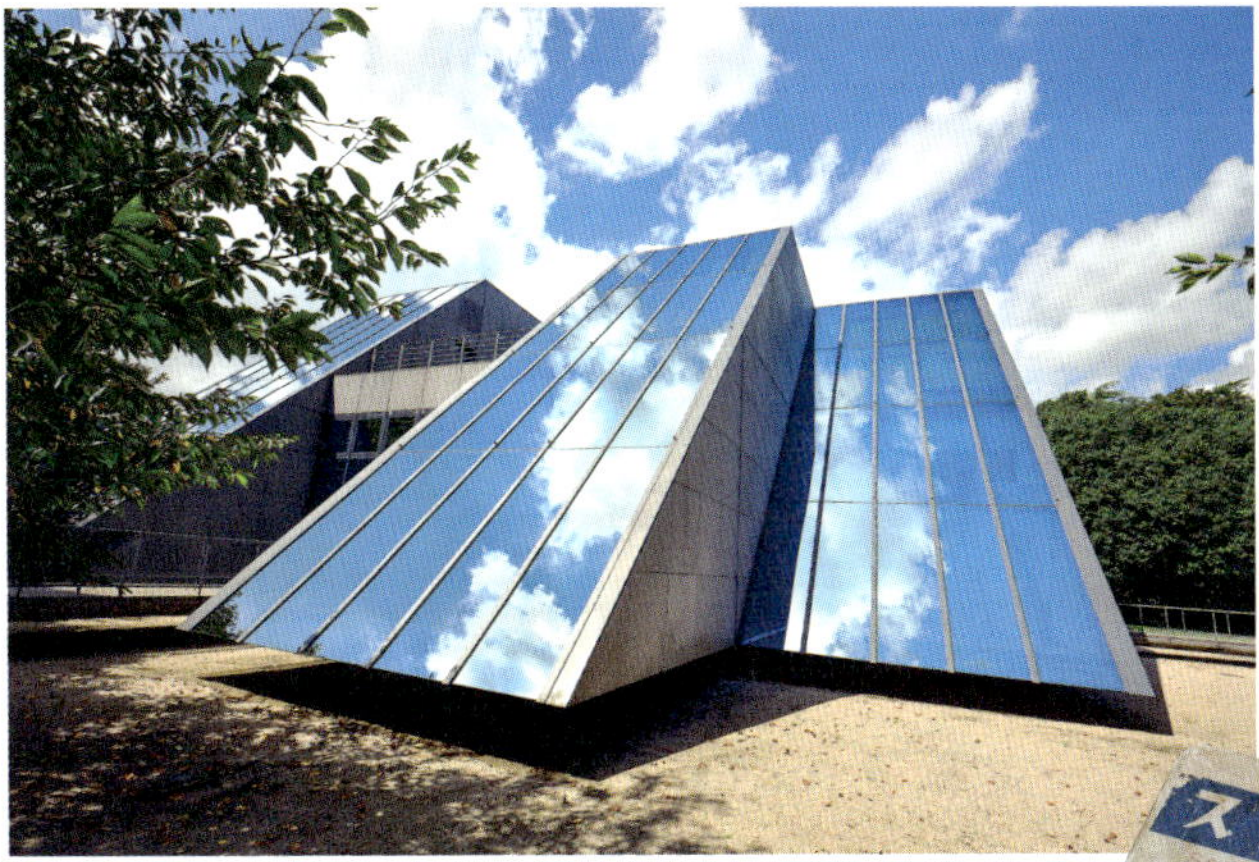

▲平成7（1995）年に開館した中冨記念くすり博物館。石とガラスで造られたモダンなデザイン

▼久光製薬を代表する商品サロンパスは昭和9（1934）年に発売された

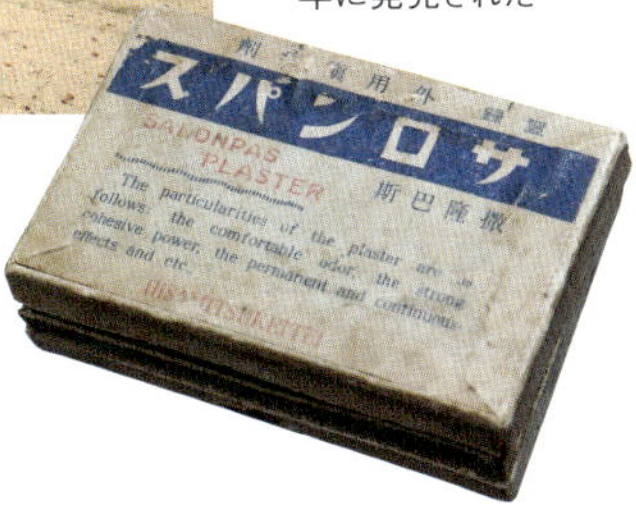

代売薬関連資料」が佐賀県重要有形民俗文化財に指定されました。

同館の敷地内には「薬木薬草園」もあります。八百坪の敷地にゲンノショウコやドクダミなど、民間療法も含め使用されている薬草が約三百五十～四百種植えられています。

ここでは散策しながら名称と薬効を知ることができるほか、薬草について詳しく知りたいという方に向けて「薬草見学会」が開催されています。

人気薬「奇《き》應丸《おうがん》」の現在

一方、田代売薬の代表的な薬として成長した「奇應丸」ですが、昭和五十年代（一九七五～八四年）以降は生産量は低下しました。食生活の改善に伴い、国民の栄養状態が好転して虚弱児が激減したことで、夜泣きや発熱、下痢に悩む小児がほとんど見られなくなって需要が減ったためです。また、麝香《じゃこう》や熊胆《ゆうたん》などの高貴な原料が入手困難になったことなどの要因が重なったことも低下の原因のひとつと言われています。

ですが、現在も「奇應丸」は全国で製造されていて、世代を超えて多くの人々に愛用されています。

佐賀 くすり マップ

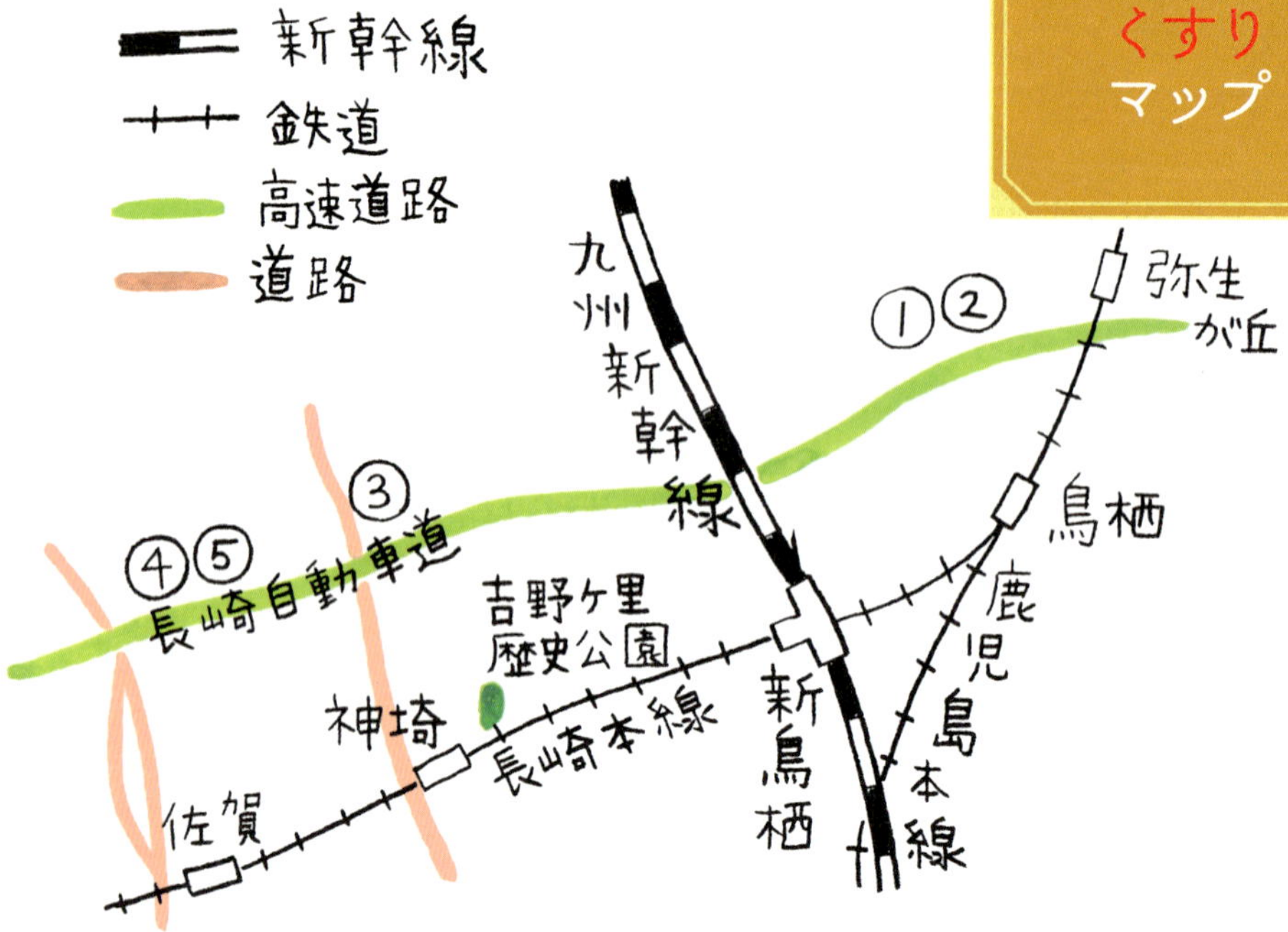

② 薬木薬草園

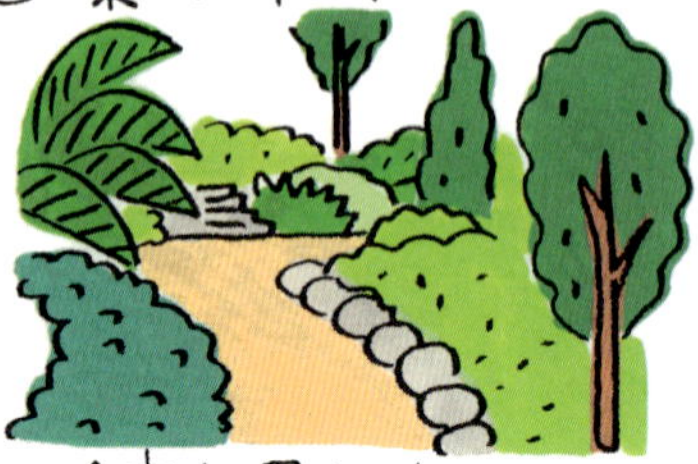

博物館を見たあとにのんびり散策。ハーブに触れたり、紅葉を楽しんだり。350種類もの薬用植物を栽培。

① 中冨記念くすり博物館

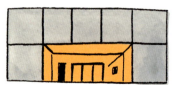

数多くの田代売薬関連資料を所蔵。イギリスから移設した19世紀末の薬局もあり、往時を偲ぶ展示は見ごたえ十分。

⑤薬用植物園

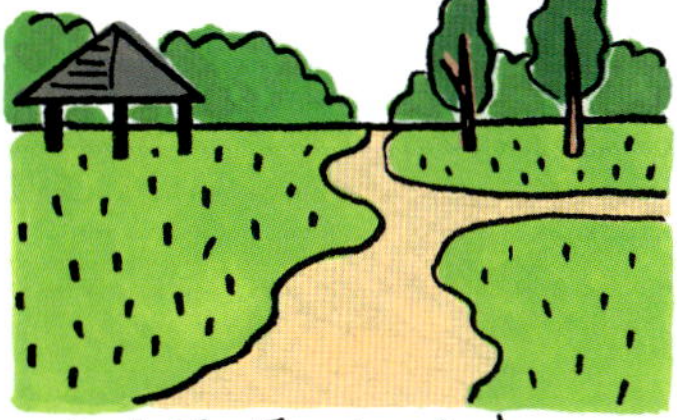

徐福長寿館に隣接。園内はゆっくり歩けば1時間。不老不死の薬草もあるかも。

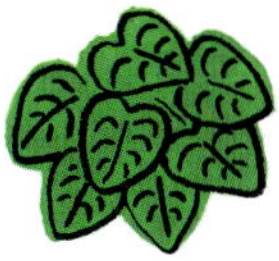

④徐福長寿館

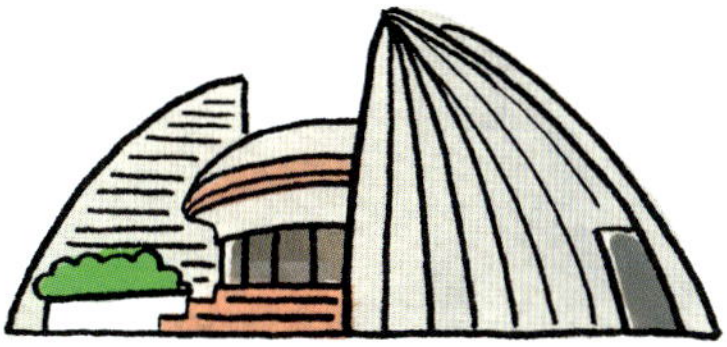

秦の始皇帝時代、不老不死の霊薬を求め東方に船出した徐福。ロマンあふれる伝説に触れる。

③伊東玄朴旧宅

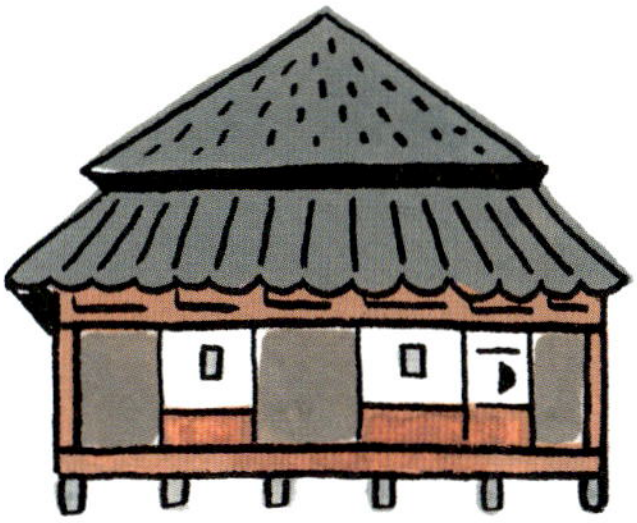

木々に囲まれた庭に素朴な佇まい。江戸末期に活躍した近代西洋医学の父と仰がれる医師の家。

①中冨記念くすり博物館　②薬木薬草園
住：〒841-0004　鳥栖市神辺町288-1
電：0942-84-3334　営：10時～17時
休：月曜日（祝日の場合は翌日）、年末年始

③伊東玄朴旧宅
住：〒842-0123　神埼市神埼町的1675
電：神埼市教育委員会0952-44-2731
営：9時～16時
休：月・水・金曜、年末年始

④徐福長寿館　⑤薬用植物園
住：〒849-0906　佐賀市金立町金立1197-166
電：0952-98-0696　営：9時～17時
休：月曜日（祝日の場合は翌日）、年末年始

近江日野売薬	田代売薬
近江地方・日野町地域	鳥栖地方・基肄郡と「基養父《きやぶ》」と呼ばれる地域
元禄14（1701）年、正野玄三が「五色袖珍方」という5種類の薬を創薬	享保期（1716～36）の後半、各地で売られていた奇応丸に「朝鮮名法」という名称を冠して販売
正徳4（1714）年、五色袖珍方を合薬に作り替え「神農感應丸」として販売。後に「萬病感應丸」と改名	宝暦期（1751～64）の後期に売薬行商が見られる
共同出資（乗合商合、組合商合）	持ち株（懸場帳）
売薬の生産・卸売商（全国の商店や宿屋などの取次販売店への卸）	小売行商（売薬の生産・卸・小売）
「売り手よし･買い手よし･世間よし」の「三方よし」の精神、「正直をもって商売・売薬業への精勤」の正野家訓など	先用後利
薬商人仲間法度、「一札之事」、「定」	「元締」による「売子」の管理
諸国産物廻し・物産廻し（販売特約店への卸し行商・掛け売り商い、各地の商人を取次とする店頭販売方式）	個別訪問による配置売薬
日野大当番仲間（株仲間ではない地縁的・民主的仲間）	「元締」の管理下での「売子」による売薬行商
宿場ごとに指定旅館（定宿）や指定茶店（定休所）の設置、商い･物流の拠点としてネットワーク化、商人組合が定期便を運営。天領や飛地で細分化され領主の支配が緩かった	対馬藩による保護と制約（対馬藩庁による支援・援助策はなく、農村での売薬を禁止）
商人仲間組織「大当番仲間」の内部規定	藩庁による課税と取締を目的とした売薬制度、売薬の登録制
萬病感應丸・萬応丸など	「朝鮮名法」奇應丸
地元、行商先、大坂、支那、南洋からオランダ商人の手を経て仕入れ	地元、行商先、朝鮮・大陸
日本全国（特に関東、信濃、越後、出羽、奥州、三河、遠州地方、北海道、九州）	田代領内、北九州ならびに中九州

出所：幸田浩文（東洋大学経営学部教授）「『日本四大売薬』における行商圏の構築過程とその後」

「日本四大売薬」に見る諸特徴の比較

	富山売薬	大和売薬
本拠(発祥)地	現在の富山市を中心とした港や街道沿いの農村地方	大和盆地南部、高市郡・南葛城郡、吉野郡北部
製薬・創業年	天和3（1683）年、万代常閑が前田正甫公に反魂丹を献上したのを契機に富山藩でも製薬を開始	正確な成立起源は不明 「三光丸」の創製は鎌倉末期の元応年間（1319～21）
売薬行商開始年	元禄3（1690）年、反魂丹行商を開始	延宝期（1673～81）に参詣客や旅人に販売。享保期（1716～36）より、本格的に展開
資本形態	持ち株（懸場帳）	株仲間（薬種屋合薬屋株）
経営形態	小売行商（売薬の生産・卸・小売）	小売行商（売薬の生産・卸・小売）
経営理念	先用後利	先用後利
家憲·家訓·規定など	仲間示談定法	国中組合取極連印帳（仲間規約）
商法	個別訪問による配置売薬、消費者組織化（顧客囲い込み）の先駆け	個別訪問による配置売薬
組織・体制	運命共同体意識をもつ株仲間	仲間規約を定めた本格的な仲間組
藩や仲間による支援・援助策	「他領商売勝手」の触れ、薬包紙や包装紙の藩紙会所による低廉な価格での配給、売薬行商人に対する往来や荷物運送の便宜、資金の無利息貸与による援助、差留に対する出先藩への支援など	藩による積極的な売薬業への振興・保護ならびに統制施策が取れなかった
統制機関・施策	仲間組·向寄（組織内規律の遵守）、反魂丹役所	議定取締書（仲間取締議定書連印帳）
代表的商品	反魂丹	三光丸、陀羅尼助など
原料の主な仕入先	中国·安南などの南方、大坂、信州、薩摩地方	地元の葛城金剛山脈の山麓ならびに吉野山地
江戸時代の行商圏	日本全国（特に東北·関東·甲信越·近畿地方に強い）	参詣客・旅人、畿内一円

コラム

四大売薬地として今に名をとどめられた理由

「日本四大売薬地」と言われる、富山、大和、近江日野、田代を比べてみると、同じ「売薬行商」でも少しずつその特徴が異なることがわかります。

　たとえば、薬種の栽培も盛んだった大和や田代では、今も薬草園があり、かつて売薬に使われていた生薬を今も見ることができます。

　また、薬種の栽培場所を持たず、北前船を原動力に商品流通を発展させた富山では、往時の繁栄を偲ばせる豪奢な廻船問屋が現在も堂々たる姿を見せています。

　「売薬行商」は経営史の概念で言うと、「商品経済が未発達な時代や場所で、比較的小資本で始められる」ビジネスで、旅先に店舗を置かずにできる行商という経営形態です。資本の蓄積ができないと言われる行商スタイルから始まったビジネスが、現在も代表的な地場産業として発展している理由のひとつには、時代を超えた「ロングセラー商品」を生み出せたからだと、東洋大学経営学部の幸田浩文教授は見ています。

　大和売薬の「三光丸《さんこうがん》」、日野売薬の「感應丸《かんのうがん》」は、現在も多くの人に愛されるヒット商品です。

　一方、富山売薬の「反魂丹《はんごんたん》」や田代売薬の「万金膏《まんきんこう》」については、「反魂丹」という名前と「富山のくすり」というブランド名や、田代売薬に端を発した「サロンパス」が国民の誰もが知る大ベストセラー商品として残るなど、名前や形を変えて現在に受け継がれています。

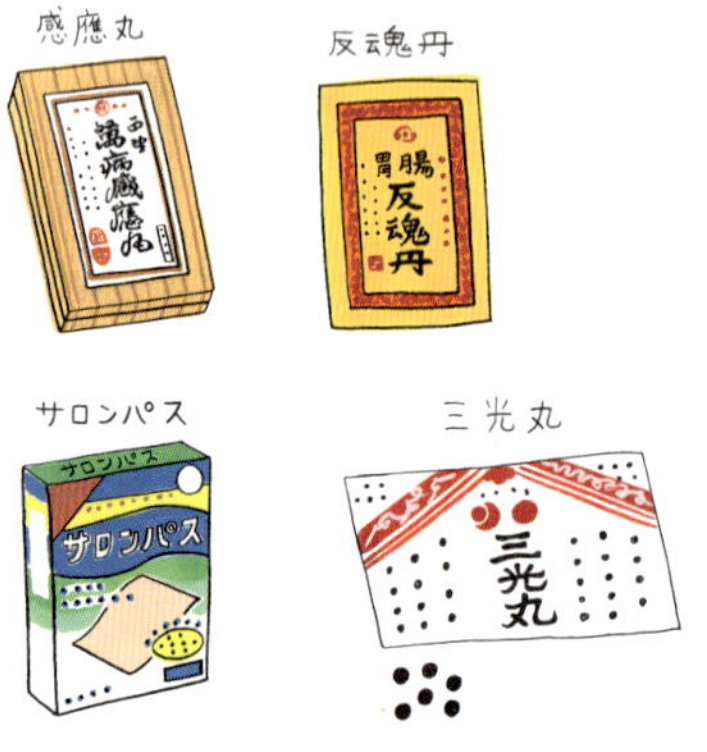

第3章

現役配置員　特別インタビュー

1 女性の資質が生かせる職業

地元・四万十が大好きという下村正江さん。「未経験でもOK」というフレーズに惹かれて、調剤事務の仕事から配置員に転職しました。「毎日いろいろなお客様とお会いできるのが楽しい」という下村さん。この仕事の魅力について、たっぷりとお話いただきました。

――お仕事内容を教えてください。

あらかじめ決まったお客様の事務所やご自宅におうかがいして、使っていただいたお薬の精算や点検・交換をしています。私が担当しているエリアは年齢層が高いお客様が多く、私がお邪魔するのを楽しみに待っていてくださるので、私もおうかがいするのがとても楽しいです。

――なぜ配置員に転職しようと思ったのですか?

私が子どもの頃、祖父母の家に配置薬が置いてあってなじみがあったというのが一番です。高校卒業後、八年間調剤事務の仕事をしておりましたので、同じ医療系の仕事という安心感もありました。

――外回りの営業に不安はありませんでしたか?

生命保険の外交員や、ヤクルトの販売員ってみんな女性ですよね。だからむしろ、なぜ「配置レディ」という言葉がないのか不思議でした。でもペーパードライバーだったので車の運転だけは正直不安でしたね。今ではおかげさまで、すっかりベテランドライバーです。

――実際に働いてみて、女性に向いている仕事だと思いますか。

おうかがいする前に電話でアポを取ってから行くのですが、最初の頃は、お訪ねすると「福祉事務所の方かと思った」と言われることが多くありました。スーツを着た男性には警戒心を抱く方でも、ネームプレートをつけた女性には安心していただけることが多いと感じています。

薬や健康食品はもちろんですが、積極的におすすめしやすいのが絆創膏なんです。当社取り扱いの絆創膏は、ウレタン素材なので伸縮性、通気性がよく、長時間貼っても痕が残りにくいんです。お客様にフィット感を実感していただきたくて、訪問時にサンプルとしてお渡ししています。お子さまには、ひと手間加えてシールを貼っているのですが、すごく喜んでもらえるので、こちらも嬉しくなります。こういう、ちょっとした気配りは、女性の方が向いている気がします。

ほかにも、お子さまには、ビニールの風船や紙風船、シールなどもお配りしています。紙風船は大人の方も懐かしいと喜んでくださる方が多くいます。

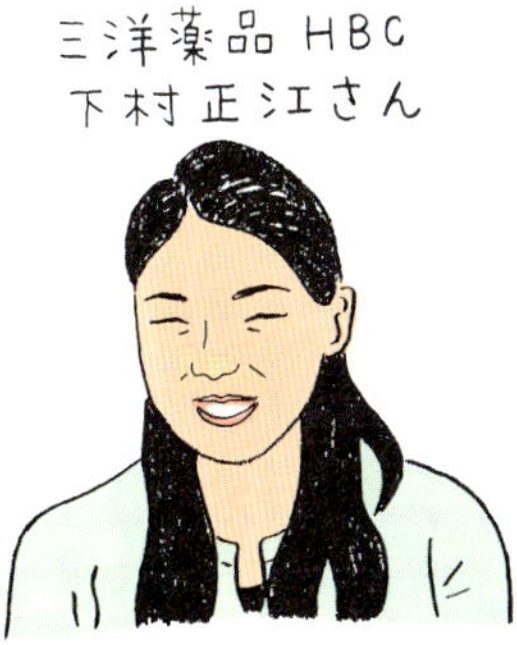

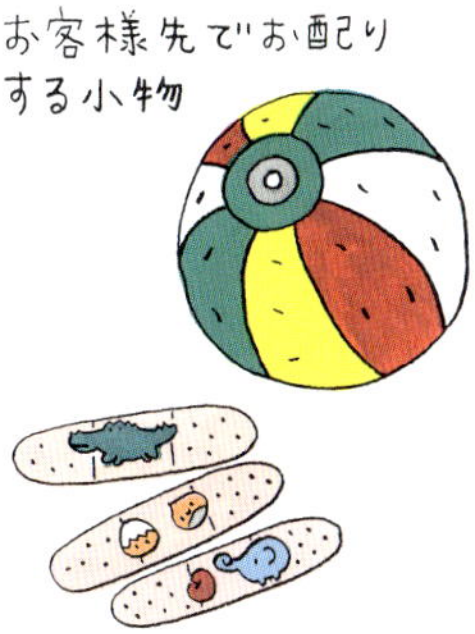

――お客様との印象に残っているエピソードを教えてください。

お客様から新鮮なお野菜などをいただくことが多いのですが、主婦にはこんないい仕事は、ほかにないと思います。狩猟をしているお客様からはハントしたばかりのイノシシやシカ、キジなどをいただくこともあるんですよ。おかげでジビエ料理が得意になりました。お休みの日は自宅でジビエの燻製を作ったりしています。おかげさまで、転職してからかなり太りました（笑）。

――配置販売業の仕事の魅力は何だと思いますか。

自分の得た知識と経験で、お客様が健康で元気になり、喜んでくださるところに仕事のやりがいがあると感じています。また、一度しかない人生で、たくさんの人と出会える職業というのも配置販売業の魅力だと思います。毎日本当に充実しています。ただ、体重の増量には要注意ですね。

2 若手女性配置員の活躍

中京医薬品で配置員として活躍する山口真由美さん。配置員になる前は美容師をしていたと言います。なぜ配置員になろうと思ったのでしょうか。転職の動機や、今の仕事のやりがいなどについて、さまざまなお話をお聞きしました。

――配置員という仕事についてご存知でしたか。どうして配置員になろうと思ったのですか。

実家に配置薬の箱があったので、存在は知っていました。おもに祖父母が使っていました。美容の専門学校に通い、卒業後五年間美容師として働いていましたが、さまざまなお客様と出会って接客業の楽しさを知り、もっと接客業を極めたいと配置員に転職しました。

――中京医薬品に入社を決めたのは、何か決め手があったのでしょうか。

実家では、配置員さんと一度もお会いしたことがありませんでした。ただ、いつも自宅に薬があった安心感と、テレビCMでもよく目にして馴染み深いという理由で、中京医薬品に決めました。

――仕事のやりがいについて教えてください。

薬を扱う以上、薬や健康に関する知識は必要です。入社当時は毎日「今日はこの薬について覚える」と決めて、薬の勉強をしていました。会社でも女性研修やステップアップのためのフォローなどを設けてくれるので、やりがいがあります。

美容師時代もたくさんのお客様とお話しさせていただきましたが、美容室での会話はどちらかというと、その時間を楽しむための会話でした。でも配置薬業界の仕事では、健康の話はもちろん、悩みごとや人生相談のような話もしてくださる方が多く、それだけ深いお付き合いができているんだなと責任を感じます。

　ただ私、ペーパードライバーだったんです。入社してから必要に迫られて運転し始めたのですが、何度か車をぶつけてしまって……。落ち込んでいた時に、上司が「車の運転ができると日常生活でも便利だから、お給料もらいながら車の運転練習ができると思えばいい」となぐさめてくれて気持ちが楽になりました。今ではいい笑い話です。

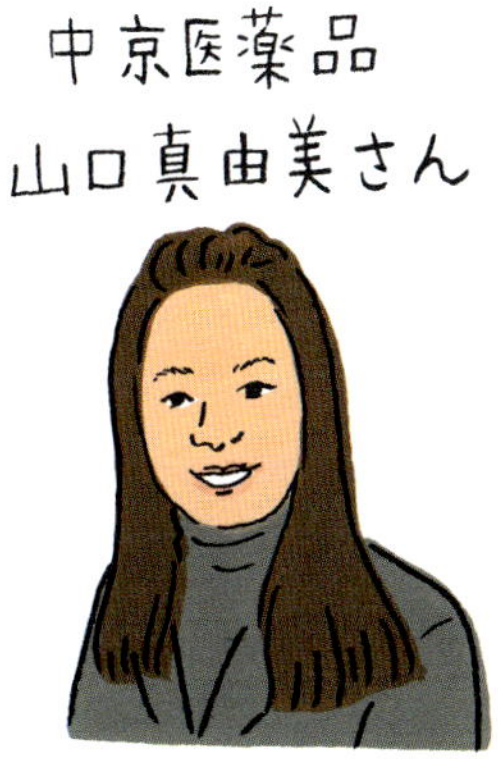
中京医薬品
山口真由美さん

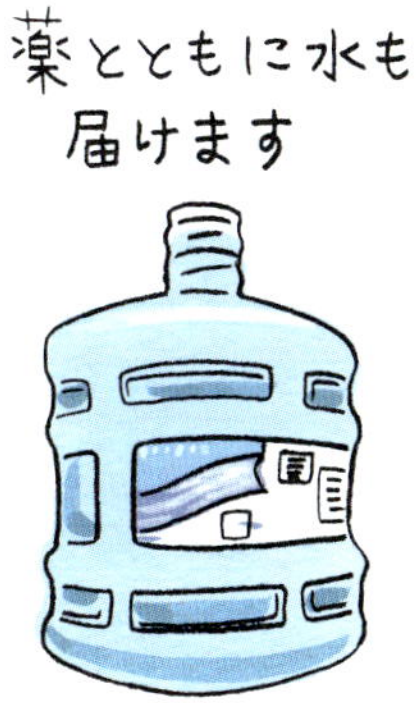
薬とともに水も
届けます

――女性の働きやすさについてはどう思いますか。

　配置薬業界は女性がまだまだ少ない業界ですよね。私が配属になった営業所は女性が多く、営業ルートをトイレに行きやすい営業所近辺にしてもらえたり、ノー残業の意識徹底が図られたりするなど、働きやすい環境です。今年も十五名の新卒採用のうち七名が女性だったので、女性社員のＬＩＮＥグループなどを作って、お互いに励まし合ったり、相談したりしています。


――仕事をする上で気をつけていることはありますか。

　玄関先に着いたら、まず、笑顔で元気に挨拶するよう心がけています。薬屋さんの元気がなかったら、ダメだと思うんですよ。だから、どんなことがあっても、すぐに気持ちを切り替えて笑顔で接することができるよう意識しています。


――今後、どのような配置員をめざしていますか。

　お客様の中には、私の訪問を心待ちにしてくださり、お茶菓子などを用意して待っていてくださる方もいます。そういう方たちに少しでもお役にたてる情報をお届けしたいと思っています。そのために日々勉強して、新しい情報を取り入れる努力をしています。これからも、笑顔を忘れずに、頑張っていこうと思います。

3 個人女性配置員の新たな決意

個人の配置販売員の中には、仕事の信用と顔の広さから、地域貢献においても大きな役割を果たしている人もいます。今も一般社団法人東京都医薬品配置協会の理事も務める髙見由紀子さんは、現在地域でもなくてはならない存在として重要な役割を果たしています。これからの配置員に期待することや、課題についてお話をお聞きしました。

――髙見さんが配置薬業界に入った理由を教えてください。

夫の両親が配置販売業をしていたんです。結婚当初は家事や従業員の皆様のお世話をしていましたが、ベテランの配置員が二人同時に引退してしまったので、私が引き継ぎすることになりました。

――当時はどのような従業員構成だったのですか。

私が嫁いだ時は、富山から我が家に寄宿している配置員が十人弱、通いの配置員が三、四名いて、関東一円や神戸にも支社がありました。戦後まもなくは、薬の製造許可を受けていたこともあり、戦後の混乱期にはたくさんの方から大変感謝されたと聞いてます。

――配置薬は結婚前からご存知でしたか。

はい、実家でも愛用していました。私の実家は埼玉の農家で、繁忙期は忙しくて医者に行く時間も余裕もなく、配置薬でずいぶん助かった記憶があります。

――配置販売の仕事で、一番やりがいを感じるのはどんな時ですか。

お客様に喜んでいただけることです。お薬だけでなく、配置員の訪問を楽しみにしてくださっているお客様が大勢いらっしゃるので、とても励みになります。

特に独居の高齢者の方などは、行くと大変喜ばれるので、時間のある時はお顔だけでものぞかせていただくようにしています。

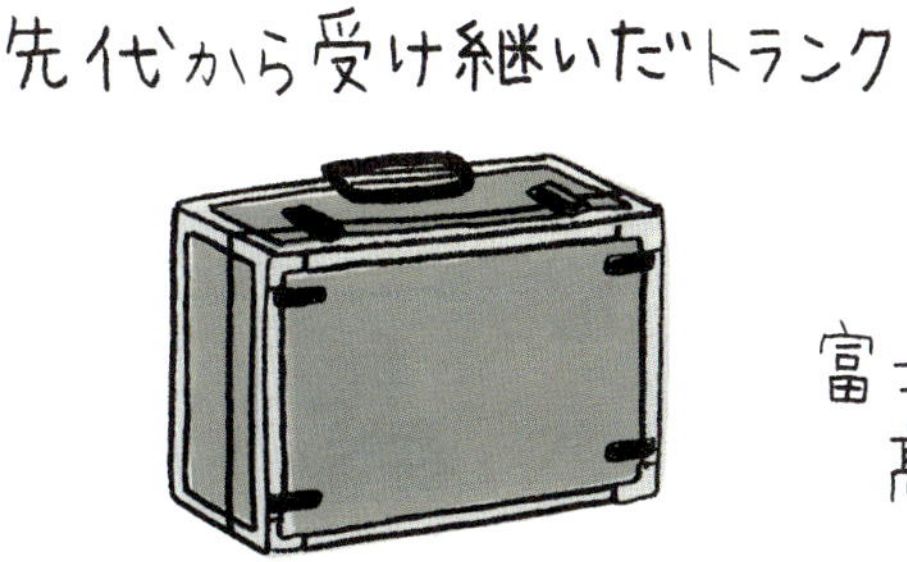
先代から受け継いだトランク

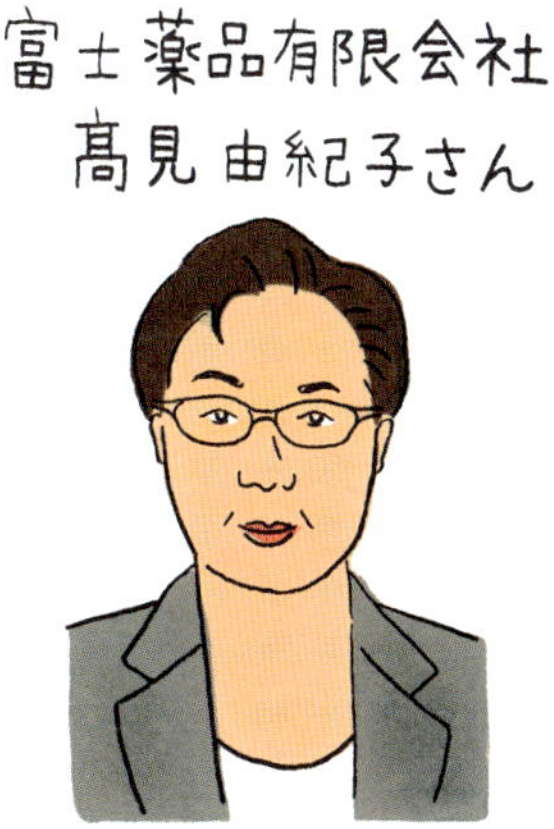
富士薬品有限会社
高見由紀子さん

――仕事で心がけていることを教えてください。

まずは笑顔と声かけ。これは徹底しています。お薬と健康に係わる以上、常にお客様のために最新の情報を把握する努力もしています。現在は帝都医薬品配置協同組合に加入し、勉強会や情報交換などに留意しています。

――昔と比べて変わったと感じるところはありますか。

お客様も配置販売員も高齢化していると思います。また、核家族化で日中家に誰もいない家庭が増えたと感じています。以前は電話などせず順番に訪問していたのですが、最近は必ず事前に電話でアポを取ってから行くようにしています。

――ドラッグストアやコンビニでも薬が買えるようになったことについて、どのようにお考えですか。

ドラッグストアやコンビニだけでなく、医者、薬剤師、配置員それぞれに役割があると思っています。地域を廻ってお客様の健康に貢献してきた配置員は、今の時代、見守りボランティアの役目も兼ねた地域に必要な存在だと思います。私も地域で民生委員を務めていますが、配置員の「先用後利」の精神や経験がすべて生かせると実感しています。

4 配置薬にかける熱い思い

配置薬業界には現在、約六千六百の配置販売業者がありますが、そのうち六割は個人で配置販売業を営んでいます。近年では法人販社が組織的に水や健康食品、化粧品、トイレタリーなど配置薬以外の商品配置にも意欲的ですが、個人配置販売員も全国津々浦々で活躍しています。個人で配置販売業を営む帝都医薬品配置協同組合員の皆さんに、配置薬業界の魅力やお客様との交流について、お話をお聞きしました。

――なぜ配置販売業をやろうと思われたのですか。

◆もともと、医療に興味があり、医薬関係の仕事がしたいと思っていました。配置薬は、三百年以上の伝統があるというところにも興味がありました。

◆AI化、IoT化が進む世の中で、人とのコミュニケーションが図れる仕事だからです。

――配置販売業の最大の魅力は何だと思いますか。

◆まず何と言っても、人の健康に役立つ、やりがいのある仕事だということです。私は四十年以上この仕事をしていますが、お金をいただきながら人様のお役に立て、感謝もされる仕事というのは、ほかにはあまりないと思います。法人の会社に二十五年勤めたのち、独立して今十八年目になります。

◆私の家は、母方の親の代から配置販売業をしていて、私自身も親の跡を継いで、この仕事に就きました。私で三代目になります。十八歳でこの仕事を始めて以来五十五年配置販売一筋です。過疎地の山間部を廻っていた時代は、「こんな山奥には郵便屋と薬屋しかきてくれない」とありがたがられました。人に喜んでもらえる仕事だから長年続けてこられたのだと思います。

◆私も五十年以上この業界で働いてきましたが、いまだに冠婚葬祭などにも呼んでいただけるのが嬉しいです。ただの商品売買だけではない、人間同士の深いつながりができるのが、この仕事の魅力です。

◆信頼関係が財産になるところです。配置薬は、置かせてもらうだけではなく使っていただかないと商売になりません。きちんと説明して納得して使っていただくことが大事だと思ってお客様に接しています。

――ご自身の仕事の中で、印象に残っているエピソードがあれば教えてください。

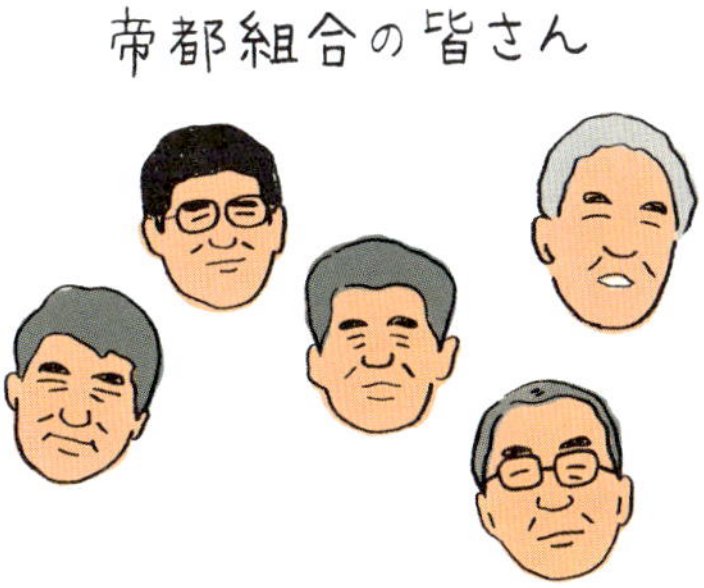

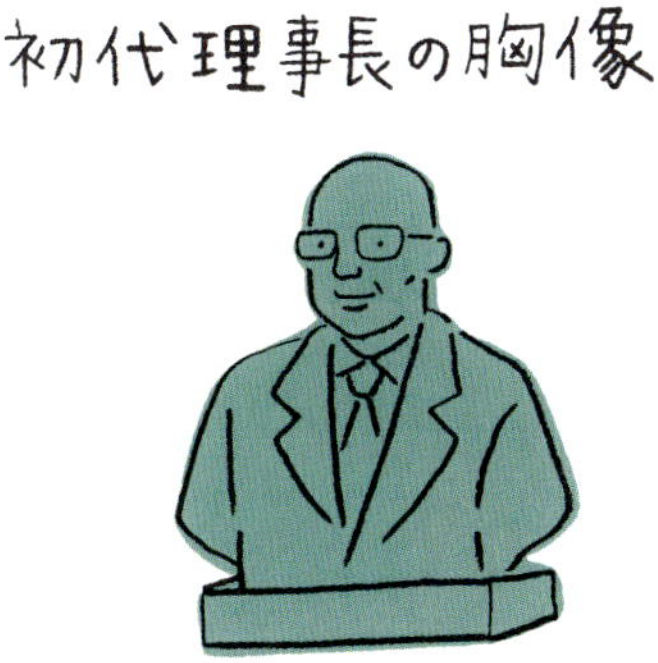

◆営業で廻っている時に、あるお得意様が、庭の木から落下して、庭木と建物の間で動けなくなっていた場面にたまたま遭遇したことがありました。ご自分で庭木の剪定をしていた時に、足を滑らせて木から落下したとのことでした。すぐに救急車を呼んだのですが、お客様のお名前や住所はもちろん、既往症や最近の体調などもすべて把握していたので、苦しんでおられるお客様に代わって私が救急隊員の方に情報をお伝えしたことで、適切な処置を施していただけました。お客様はもちろん、病院からも大変感謝され、今でも忘れられません。

◆昔は、柳行李の置き方やお客様宅でどう過ごすか、たとえば玄関では正座する、誘われても夜遊びには行かないなど、マナーや作法なども先輩や上司から徹底して教え込まれました。柳行李を置く時は、お客様の家の床に傷が付かないよう、持参した風呂敷を敷いてから置かせてもらっていました。商売を通して、人間として大切なことをたくさん教わりました。

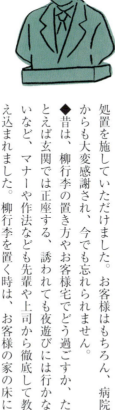

――配置員さんは、薬を届けるだけではなく、さまざまな情報の伝達者としても待ち望まれていたそうですね。

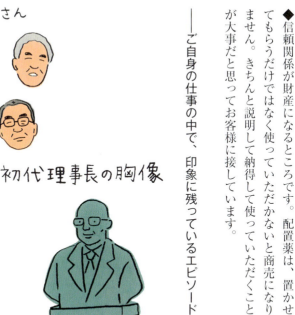

◆昔はテレビもインターネットもなかったので、配置員が届ける情報はありがたがられました。特に健康に関す

る話は、皆さん熱心に聞いてくださいました。

◆今のようにドラッグストアやコンビニもなかった時代には、配置薬はすごく重宝されていたように思います。いつもより顔色が悪いと私たち配置員は正直に「薬を飲むよりも医者に行った方がいい」とアドバイスするので、それが逆に信頼性を高め、「あなたがすすめてくれる薬なら飲んでみる」と言われたりもしました。

――「配置薬は儲かるから」とこの商売を始めた人も少なくなかったと聞きます。

◆戦後の焼け野原からの復興時には、薬を売ると感謝されてお金ももらえるという時代があったそうです。

◆月に一千万円稼ぐ配置員がいたと聞いたことはあります。新懸けも今より盛んに行っていましたし、とにかく熱心に働く方が多い時代だったのではないでしょうか。

◆今は薬の補充にうかがって野菜をいただいて帰ってきたりすることがあります。お金というよりも、人とのご縁を大事にする方が多いと思いますよ。

――お客様との交流について教えてください。

◆長くお付き合いさせていただいている高齢者の一人暮しのお客様のなかには、薬の集金と補充をしたあと、一緒に夕飯の買い物に行くこともあります。「一人で食べてもおいしくないから」と夕食をご馳走になることもあるんですよ。最近は少なくなりましたが、以前は遠い親戚のような親しいおつきあいができるお得意様がたくさんありました。

◆以前、お客様がわざわざ私の訪問に合わせて、食べきれないほどの食事を用意して待っていてくださったことがありました。嬉しくてすごく感動しました。

◆最近は事前に電話をしてもご不在のことも多いという問題もありますが、三十年くらいのお付き合いになるお客様で、訪問当初幼稚園児だったお子様がご結婚するとお聞きした時は、自分のことのように嬉しかったですね。ご家族の入学や結婚なども一緒にお祝いさせていただけるのは、この仕事の醍醐《だいご》味《み》だと思います。

――これから配置薬が発展していくために、何が必要だと思いますか。

◆コミュニケーションの取り方が変わってきた今、若い世代にどうつなげていくかが課題だと思います。

◆お客様は家庭の主婦が多いので、話を聞いたり生活の知恵をシェアできるという点では、配置販売は女性向きの仕事だとも言えます。女性配置員の活躍が、配置薬業発展の追い風になるのではないかと思います。

5 配置薬で「元気で長生き」のお手伝い

配置薬業界には、百人以上の社員を抱える法人企業もあります。しかし、規模は大きくなっても、江戸時代から続く「先用後利《せんようこうり》」で「対面販売」というやり方は少しも変わっていません。AIや交通機関の発達などの恩恵をうまく取り入れながら、現代の配置員はどのようなコミュニケーションをとっているのでしょうか。創業八十九年の配置薬老舗企業・三洋薬品HBCの配置員さんにお聞きしました。

――配置薬業界に入ったいきさつを教えてください。

大和田さん　この会社に入る前は自分で店舗を経営しており、各店舗に三洋薬品の配置薬を置いていました。隣にドラッグストアがあるのに「この薬の方が効く」と、社員たちが配置薬を利用しているのを見て、「同じ薬なのに何が違うんだろう」と気になっていました。

大山さん　私は以前、住宅メーカーに勤務していたのですが、家と同様、自分の健康も「一生の買い物」ではないかと興味を持ち始め、個人の健康に深く関われる仕事がしたいと配置薬業界への転職を考えました。

Tさん　配置薬業は、お客様の反応を直接お聞きしながら、そのお客様の健康全般をお手伝いできるところが面白そうだと思いました。

――どのようなお仕事をされていますか。

大山さん　私はおもに事業所を回っています。社員数四、五人の事業所から、百人以上の企業まで規模はさまざまで、一日平均十五社程度を訪問しています。

Tさん　私は法人と個人宅と半々くらいです。事業所の場合は、担当の方だけでなく、調子の悪そうな方や配置薬に関心のありそうな方にもサンプルをお渡しするなど、きっかけを作るよう心がけています。個人宅では薬のご説明や商品の紹介をiPadなどですることも増えました。画面を拡大してご覧いただけるので、高齢の方からは「見やすい」と喜ばれています。

大和田さん　iPadは動画もお見せできますし、毎回違う情報をご案内できるので、お客様を飽きさせないアイテムとして欠かせないものになりました。

――お客様の信頼を得るために、どんな工夫をしていますか。

大山さん　事業所でも基本は「対人」です。「会社相手」とは思わず、一人ひとりにあった「ひと言声かけ」をするようにしています。皆様お仕事中なので、「風邪はひき始めと治りかけが一番大事なので、治ったと思っても、一日三回必ず飲んでくださいね」と、ひと言添えて風邪薬を渡すなどしています。

Tさん　私も、お客様が役に立つと思うような小ネタをひとつでも提供するようにしています。たとえば、風邪のひき始めのお客様には、「一対一でお湯で割って飲むと早く効きますよ」と言って葛根湯のドリンクをお渡ししています。葛根湯はもともと身体を温める効果がありますが、お湯で割ることで体温に近い温度になり、即効性が高まるんです。

大和田さん　いつも元気な笑顔でお訪ねしています。自分が元気じゃないとお客様にも元気をお届けできませんから。商品の良さもありますが、「あなたから買いたい」と言われると、個人の信頼関係ができているんだなと嬉しくなります。

――薬や健康に関する知識はどのように学んでいるのですか。

Tさん　当社の社長が薬剤師の有資格者で、薬やサプリメントの知識と経験を豊富に持っています。普通はお金を払って勉強するような最新で的確な情報を常に社員に共有してくれるので、すごくありがたいですし、勉強になります。

大山さん　登録販売者制度の資格取得も、会社がサポートしてくれます。資格取得後は「資格手当」があり、知識のアップデートを積極的に行う土台ができています。こういう環境が配置員の質向上につながっていると感じています。

大和田さん　薬や健康の知識ではないですが、行儀作法や人の心については、お客様から教えていただくことが多くありました。「私はあなたより年上で人生経験も豊富なんだから」と言って、本当にいろいろなことを教わりました。ありがたいことです。

三洋薬品HBC

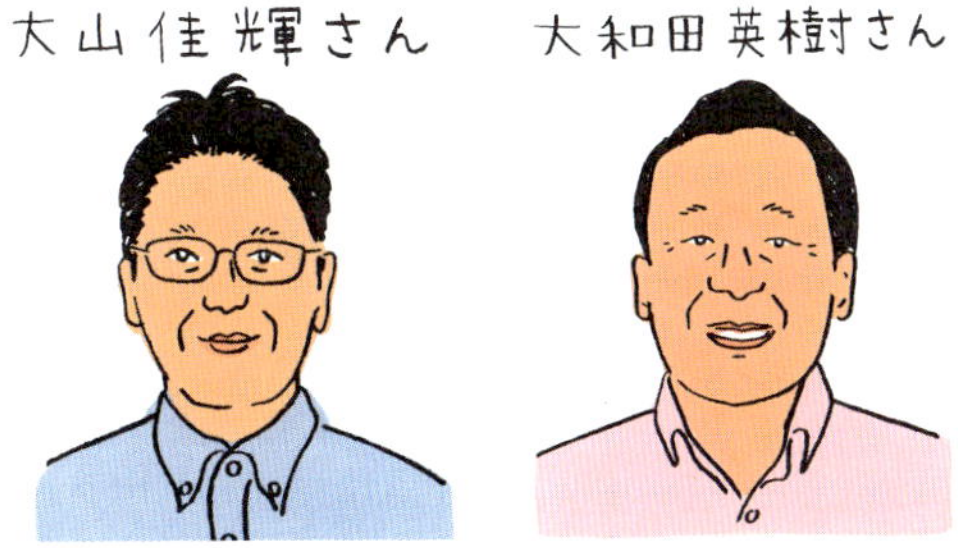
大山佳輝さん
大和田英樹さん

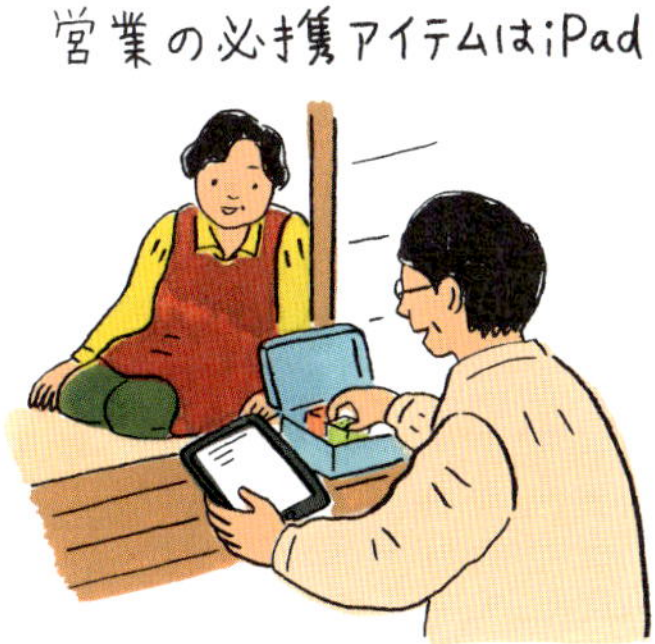
営業の必携アイテムはiPad

――配置薬業界の仕事で印象に残っているエピソードを教えてください。

Tさん　担当が変わって十年以上経つのに、今でも時々「Tさんに会いたいから来てよ」と電話をくださるお客様がいて、とても嬉しいです。

大和田さん　私も現場を離れてもう四、五年経ちますが、いまだに「新米できたから取りにおいで」とお電話をいただくことがあります。こういう仕事は他にはないですよね。私は個人のお宅を訪問する時、いつも名前ではなく「お父さん」「お母さん」と言ってお訪ねしていたのですが、長く通ううちに、本当に親と子のように感じることがありました。逆につらいのは、訪問時にご家族の方から「線香あげてください」と言われることです。だからご高齢の方を訪問した時は、いつも「次回も元気でいてね」と思いながら帰りました。

Tさん　今盛んに「健康寿命」と言われていますが、「あなたのおかげで元気で長生きできているよ」と言われた時は嬉しかったです。

大山さん　当社の薬を気に入ってくださり、お友だちやご家族にご紹介していただけるのが嬉しいです。病は気からと言いますが、笑顔で元気をお届けして、一人でも多くの方が元気で長生きできる輪を広げていきたいです。

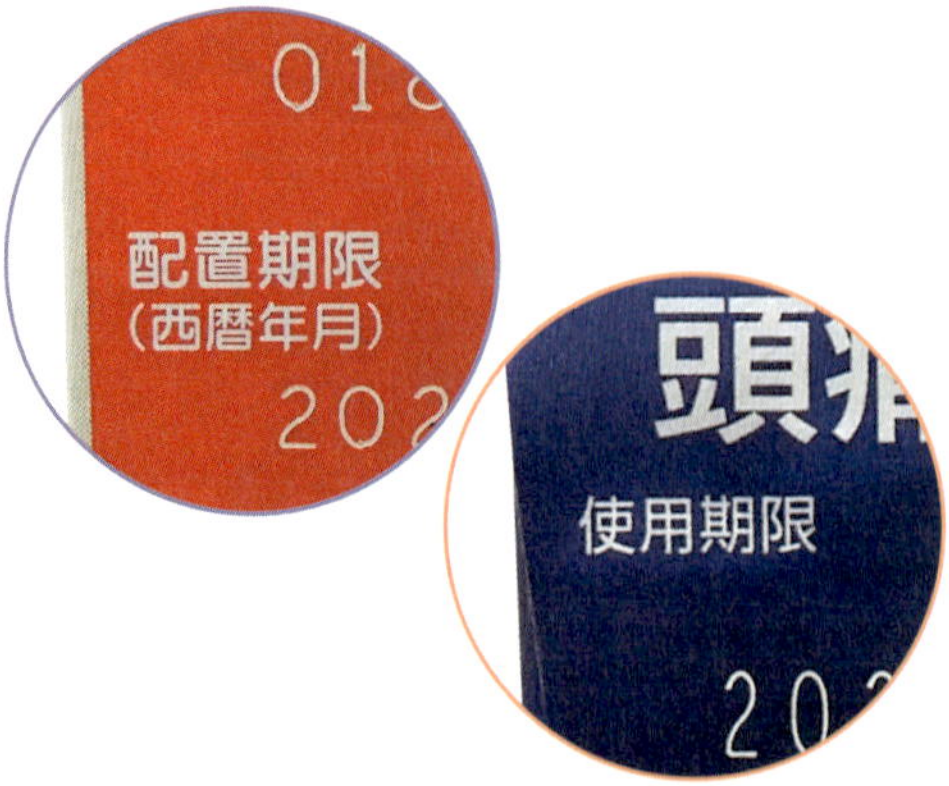

コラム

「使用期限」と「配置期限」

配置薬には、「使用期限」ではなく、「配置期限」が表記されています。薬の品質、安全性、有効性を実証するため、昭和五十一（一九七六）年から業界として自主的に表示しています。

薬は未開封の状態で製造後三～五年程度効き目が変わらないよう品質を確認する試験を行っています。そのため、ＯＴＣ薬は三年間の使用期限を設けているものが多いようです。これに対し、配置販売業者が扱う配置薬は長いもので七年間のものもあります。

これは、配置薬という商売の性質によるものです。あらかじめ薬の入った箱を家庭や企業に預ける配置薬は、その薬がいつ使われるかわかりません。そこで配置薬メーカーは、品質保持期限の長い薬を製造しています。

配置薬の中には生薬を配合しているものも多くあります。生薬を入れると不安定化しやすくなるため、安定性を保ちながら品質保持期限を長期化させるのは難しいそうですが、配置薬メーカーも日々企業努力を続けていると富山めぐみ製薬の笹山敬輔社長は言います。

配置薬の期限については、配置員が訪問時にも必ず確認をしています。配置期限のせまったものは新しい薬に交換してもらえますので、いつでも安心して使うことができます。

ただし、一度開封した薬は、効き目が弱くなってしまうので期限内であっても早めに使用してください。

第4章

配置薬業界の明治・大正・昭和

1

明治維新——進む西洋化と試練の始まり

明治維新による幕藩体制の崩壊で、売薬業は大きく変わりました。富山のように、藩の保護や支援により発展してきた売薬行商人たちは巨大なバックボーンを失い、方針の転換を迫られることになりました。時代の流れは、売薬業にどのような影響を与えたのでしょうか。

西洋化による和漢薬の冷遇

慶応三（一八六七）年、江戸幕府第十五代将軍徳川慶喜が朝廷に政権を返還する「大政奉還《たいせいほうかん》」が行われました。二百六十年余り続いた幕藩体制は終わりを告げ、江戸は東京と改称されました。

明治維新によって誕生した新政府は、あらゆる生活の場面で西洋化を推奨しました。もちろん、医薬・医療分野も例外ではありませんでした。国民の間で和薬や漢方薬は根強い人気があったのですが、西洋化を推し進めたい政府は洋薬の消費を伸ばすために、厳しい施策や税制を次々と打ち出しました。これにより、ドイツ医学が認めていない和漢薬を配合する売薬（行商に限らず店舗売りの薬も含む）は冷遇されるようになったのです。

明治初期、洋薬が特定の疾病に効果を表す性質だったのに対し、生薬などを配合した売薬は「万病に効く」と謳《うた》ったものが多かったことも、政府が「厳重に取り締まる必要がある」と考えた原因のひとつでした。明治三（一八七〇）年、政府は「売薬取締規則」を公布して売薬の取り締まりを行います。これは、「衛生上、危害を生ずる恐れのある薬の販売を禁止し、有効な薬の製造を奨励する」ことを目的としたものでした。

当時は売薬の宣伝も盛んに行われていて、現在でいうキャッチコピーに商品イラストなどを組み合わせたポスターやチラシなどが市場に出回っていました。売薬のなかには「神仏」の名を借りるものや、「家伝」「秘薬」などのフレーズを使い「万病に効く妙薬」などと謳ったものもありましたが、売薬取締規則によりこれらのフレーズの使用は禁じられました。その代わりに新政府の審査を通ったものには「官許《かんきょ》」の文字を使うことが認められました。以降、多くの薬袋などに「官許」の文字が見られるようになります。

売薬取締規則は公布からわずか二年で廃止されましたが、西洋医学を重視する政府関係者や有識者から漢方薬も和漢生薬を使った売薬も、巷《ちまた》に出まわるまがいものの薬同様に効果のない偽物薬と偏見の目で見られたことで、売薬人気は一気に低迷してしまいました。

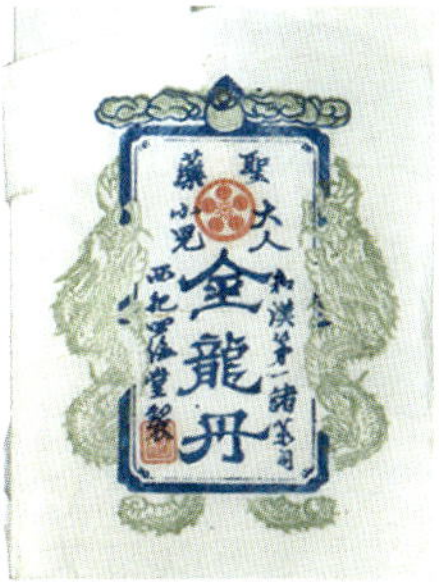

江戸時代の薬袋「金龍丹」には「聖薬」の文字が見える

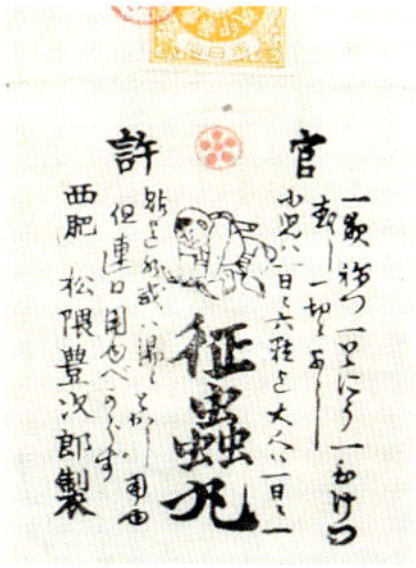

明治以降の薬袋では、「官許」であることが売りとなった

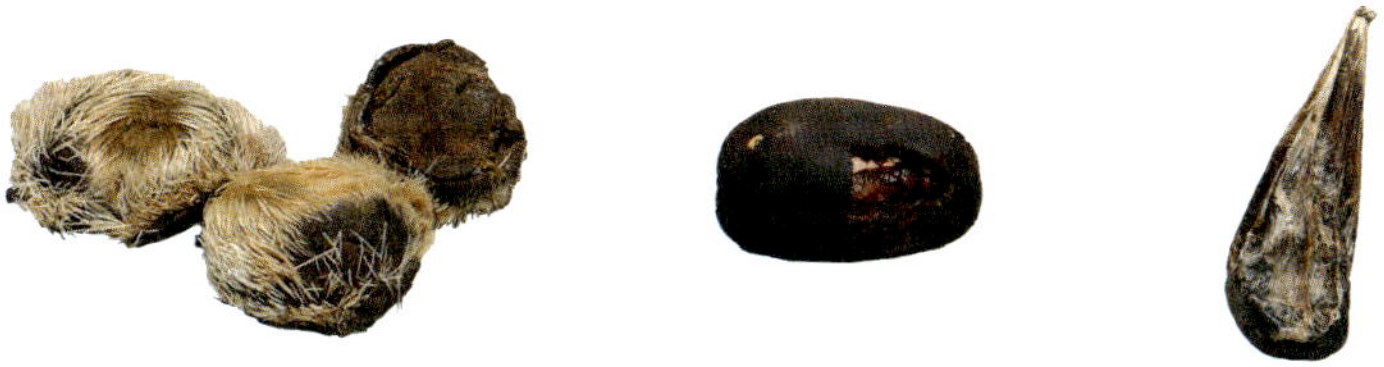
いずれも売薬の原料として用いられる生薬。左より麝香はジャコウジカの香嚢。牛黄はウシの胆石。熊胆はクマの胆のう（胆汁を使用するため採取）

「無効無害」と遇された売薬

明治十（一八七七）年、政府は売薬業者が「免許鑑札《めんきょかんさつ》」（官公庁が公に発行する免許証）を受けなければならないとする売薬規則を公布し、売薬のさらなる規制に乗り出しました。売薬の製薬や販売に関わるものは免許の取得と営業税、鑑札料という税金の納付が義務づけられました。さらに翌十一（一八七八）年に公布された「売薬検査心得書」では、全国統一の売薬審査基準が制定されました。より安全性が優先され、伝統的売薬の主な原料であった生薬のなかでも、エビデンスのないものの配合は禁じらました。これにより、安全性は高まりましたが、医師の調薬より薬効が低く抑えられ、売薬の薬能は低下しました。

2 明治政府による重税と福沢諭吉

「天は人の上に人を造らず」のフレーズが有名な大ベストセラー『学問のすすめ』の著者・福沢諭吉は、売薬の効能効果に懐疑的でした。売薬業界を長く苦しめることになる「売薬印紙税」が課されると、福沢諭吉はメディアを使って反売薬論を展開し、さらなる論争を繰り広げました。

追い込まれる売薬業界

明治政府がどんなに「無効無害」の見解を示しても、家法により作られ、売られた薬、いわゆる「売薬（店売り、行商のどちらも含む）」は国民の間で広く使われ続けていました。そこで政府は、明治十五（一八八二）年十月から、売薬の定価の十パーセントもの税金を徴収する「売薬印紙税規則」を実施しました。

これは、売薬の製造や営業に関わる者が売薬印紙を事前に購入し、出荷の際に薬品の包装紙や容器に貼付して消印することを義務づけたものでした。定価一銭から十銭までは一割、それ以上は五銭増すごとに一銭の印紙を製品に貼付しなければなりませんでした。この法律では、売薬行商は商品を「預けた」時点で「出荷」とみなされました。使ってもらうまで商売にならず、しかも代金回収は半年から一年先という売薬行商にとって税金負担

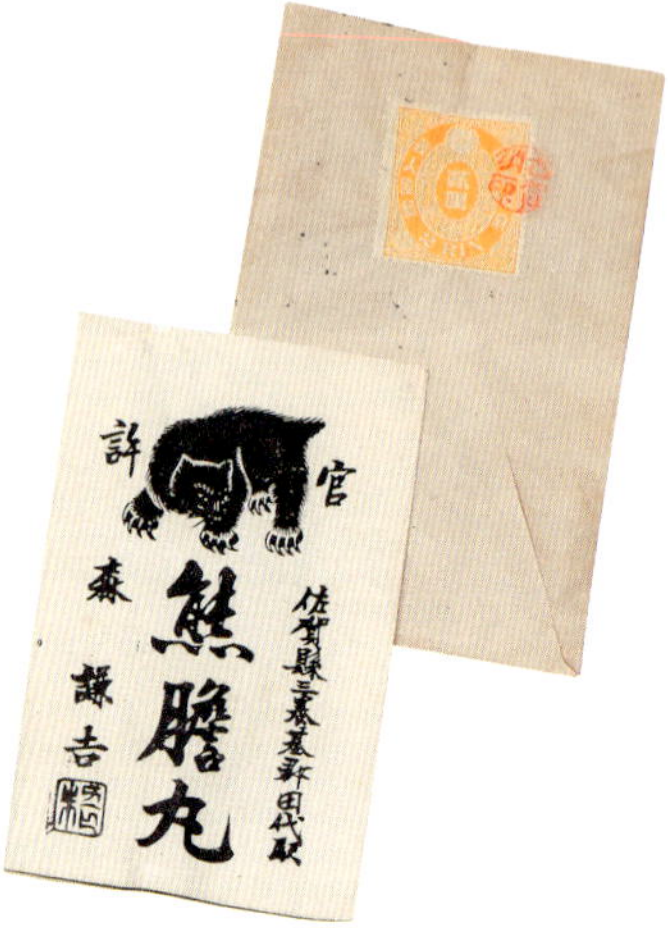

印紙が貼られた薬袋

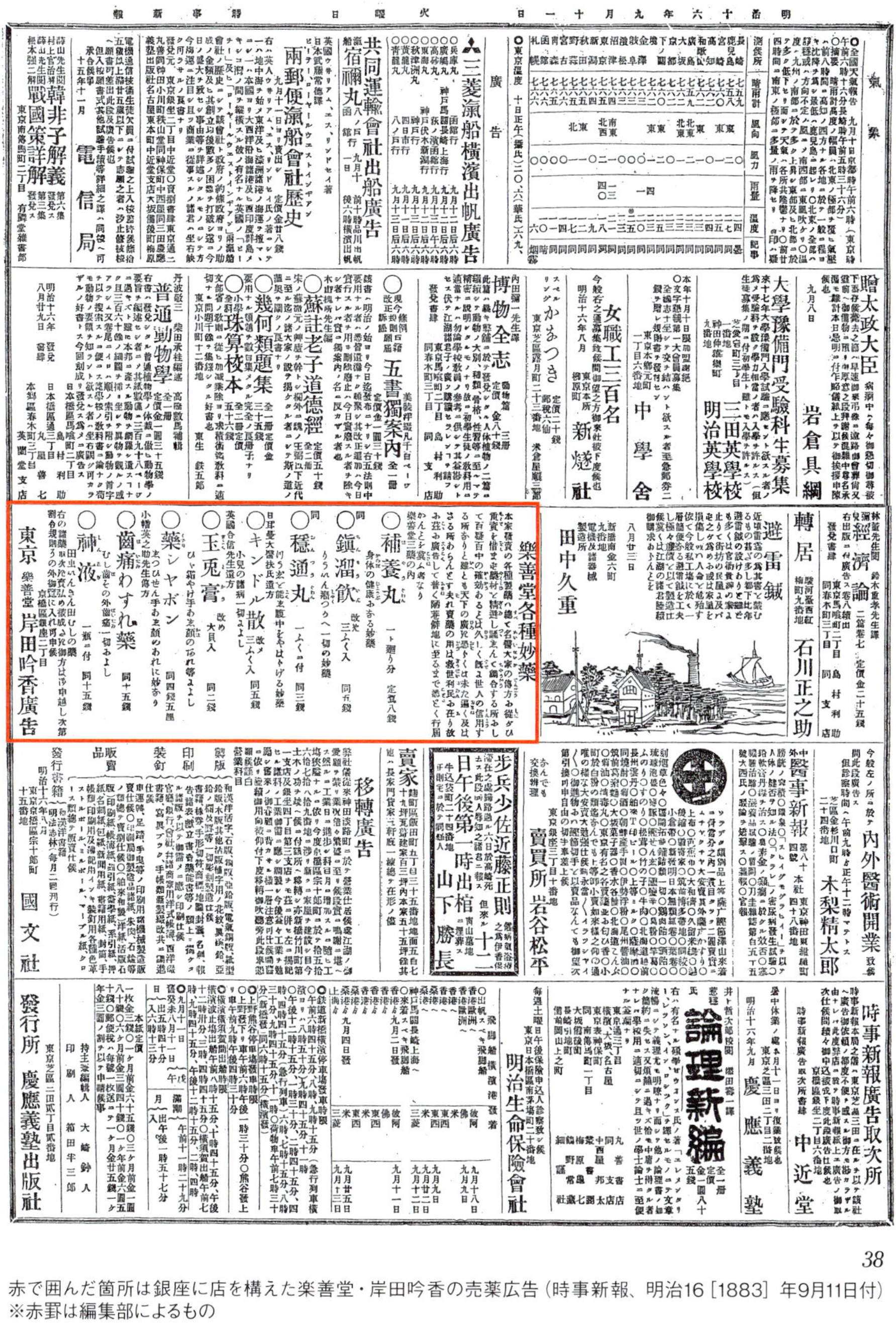

赤で囲んだ箇所は銀座に店を構えた楽善堂・岸田吟香の売薬広告（時事新報、明治16［1883］年9月11日付）
※赤罫は編集部によるもの

は、店売り以上に過酷なものでした。さらに当時は値引き販売が慣例化していたこともあり、実質的には定価の四割以上の重税だったと言われています。また、預けた薬が売れ残ったり破棄したりして、代金が未回収（未収入）の場合でも印紙の払い戻しは行われず、全額売薬業者の負担となりました。こうした重税の背景には、明治十年（一八七七）の西南の役以降の国費増大の打開と、その後の伝染病対策費を捻出したい新政府の意向がありました。

この法律は当時、日本の売薬業界のトップに君臨していた富山の売薬業界にも大打撃を与えました。明治十五（一八八二）年の売薬生産額が六百七十二万円、売薬行商人九千七百人だったのに対し、「売薬印紙税」導入後には年々減り続け、明治十八（一八八五）年には生産額はおよそ十三分の一の五十万円、行商人は五千人にまで規模が縮小しています。廃業に追い込まれた売薬業者も多くいたなか、彼らを支えたのは、変わらずに売薬を求める人々のニーズでした。

福沢諭吉の反売薬論

一方、チフスに罹《かか》った際に西洋医学によって命を救われた経験を持つ福沢諭吉は、蘭学医の緒方洪庵《おがたこうあん》に学んだことも影響して、以前から売薬の効果に懐疑的でした。

「売薬印紙税規則」が公布されると、福沢は明治十五年に創刊した時事新報の社説で「売薬は誤用して害をなすこともないが、人の病のためにも効果がない『無効無害』なものだ。『薬』という名前はついているけれど、水やお茶を飲むのと同じようなもの。病気に関係ないので税金を課しても問題ない」という一説を掲載しました。さらに、「山間地など医療の未整備な土地では、売薬は気分的な慰めになる」と擁護する一方で、「効果がないので量の多少は関係がなく、課税によって値上げされれば、かえって同じ量のありがたさが増す」と主張。さらに課税による値上げは「国家の歳入を増やす良法だ」という持論まで述べました。

この社説は大きな反響を呼び、「売薬は無効無害」という時事新報の主張を営業毀損《きそん》とした東京の売薬業者たちによって、裁判に持ち込まれました。この裁判は明治十六（一八八三）年に時事新報社側の敗訴となりましたが、これを不服として控訴。明治十八年に社説は具体的な薬、業者について言及しているわけではなく、営業毀損にはあたらないとし、最終的には時事新報社側の勝訴に終わっています。

裁判開始以降、時事新報には一切広告を出さないと売薬商組合は抗議。創刊間もない同社は売薬に関わる「スポンサー」すべてを敵に回し大きな痛手を負いました。

3 アイデアと努力で乗り越える売薬業者

西洋化を進めるために、和漢薬が配合されている売薬を冷遇した新政府の諸政策に対し、売薬業界はどのように対応してきたのでしょうか。また、西欧にならった薬事関係法の制定は、近代国家建設にどのような影響を与えたのでしょうか。

売薬業界もだまっていない

明治政府が行った医薬・医療の西洋化と薬事関係法の制定は、売薬業界には大変厳しいものでしたが、近代国家の建設という面では重要な側面を持っていました。

明治七（一八七四）年、政府は西洋諸国を参考として日本初の医療・薬事法規となる「医制」を公布しました。これは、医師が自分で行っていた調剤を、ドイツ医学にならって、医薬分業を推進することが目的でした。

さらに明治十（一八七七）年に公布された「売薬規則」では、製薬を行う者と、製薬の販売を行う者との区別を明確にしました。

一方、製薬を行う者たちも、黙って見ていたわけではありません。さらなる品質向上と売薬仲間の生き残りをかけて、さまざまな展開が繰り広げられました。

売薬業が盛んだった富山では、廃藩置県により反魂丹役所が廃止された後、売薬業者を株主とした富山廣貫堂が明治九（一八七六）年に設立されました。

廣貫堂は、同業者を集めて一人を名目上の「主人」とし、ほかの同業者を「使用人」として売薬免許を受けることで、売薬業を営む個人よりもはるかに安い税金ですませるアイデアを思いつきました。名目上、主人と使用人という形態をとることで、個人名義の産業的組合という組織形態を編み出したのです。

この廣貫堂のアイデアをほかの多くの売薬業者がこぞって真似し、次々と共同で会社を設立して「堂」という名前をつけたため、こうした営業組織は「堂號（号）組織」と呼ばれました。

また、大和では三光丸本店の米田徳七郎（虎義）が三光丸の配置販売をより強固にすることを目的として「三光丸同盟」を結成。販路拡張と売上増加に寄与しました。

田代売薬では、廃藩置県によって藩体制が崩壊し、藩の規制や制限がなくなったことで自由に売薬業が行えるようになり、行商圏を九州全域から四国、中国地方にまで広げていきました。

売薬養成機関の設立

存続を図るため、薬学教育に目を向ける売薬業者も現れ始めました。富山では明治五（一八七二）年に「洋薬授与願」、翌六（一八七三）年に「舎密《せいみ》学校建設願」を、教育行政の府として設立されたばかりの文部省へ提出。明治二十六（一八九三）年に薬学校設置の許可が下りると、多くの売薬業者に寄付を募り、「共立富山薬学校」を設立しました。

当時すでに「薬品営業並薬品取扱規則（薬律）」が成立（明治二十二［一八八九］年）し、薬剤師制度や薬局制度が規定されていました。しかし、古くから医師の調剤が慣例となっていたことに加え、急激な西洋薬の推進で薬局・薬剤師の数が需要に追いつかない現状をうまく利用し、表向きは薬剤師の養成を行うことを目的に掲げて学校設立を果たしたのです。そして、別途に設けた「速成科」で売薬行商人の育成を行いました。

このように、より良質な医薬品製造に努めた売薬業者の努力もあって、政府の売薬業に対する考えは「無効無害主義」から「有効無害主義」へと転換していくことになりました。

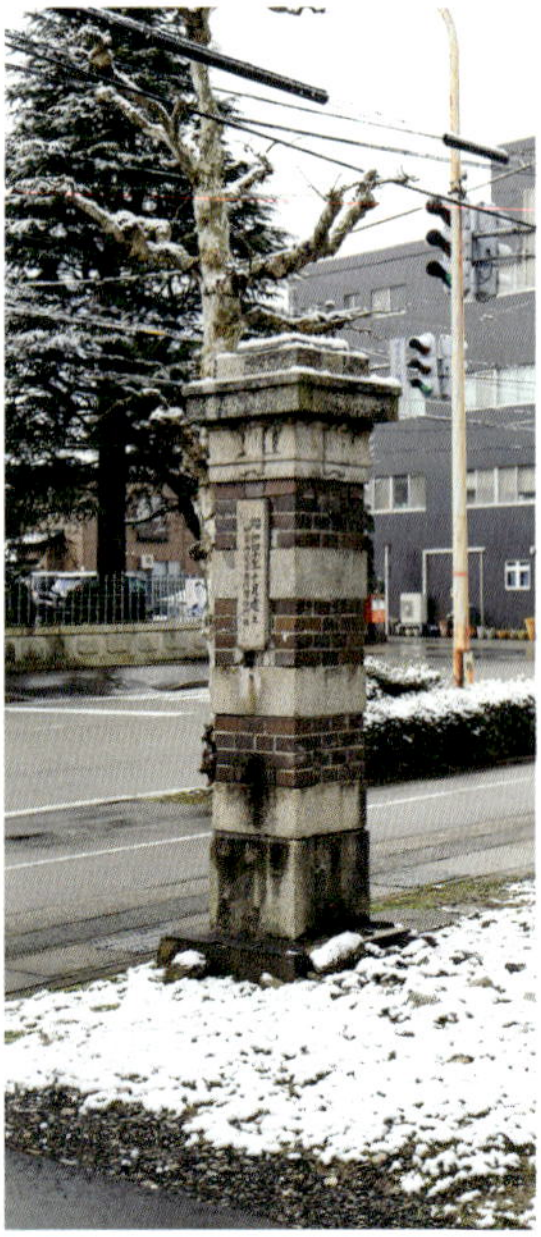

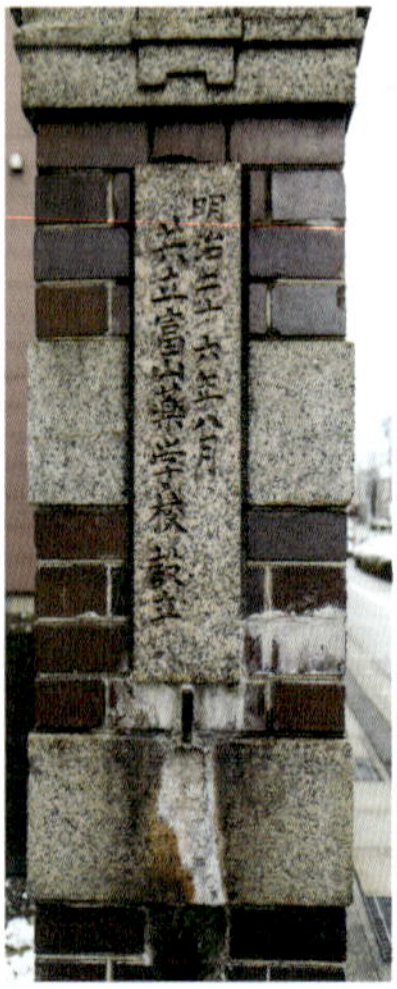

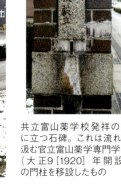

共立富山薬学校発祥の地に立つ石碑。これは流れを汲む官立富山薬学専門学校（大正9［1920］年開設）の門柱を移設したもの

4 戦争需要で復活に兆しが見えた明治・大正期

第一次世界大戦により洋薬の輸入が途絶えると、和漢薬は再び信頼を取り戻すことになります。長年売薬業界を苦しめてきた売薬印紙税がようやく廃止されると、印刷技術の発展にも伴い、当時流行のアール・デコ調デザインが取り入れられるなど、パッケージデザインも多彩なものが見られるようになりました。

和漢薬の信頼回復と需要増

大正三（一九一四）年、「売薬法」が制定され、薬を調製して販売することは薬剤師、それを使用する者、医師のみに限定されました。既存の売薬業者は一代に限りそのまま営業を継続することが許されましたが、新規開業には薬剤師の免許が必要になりました。これにより、それまで行商に出ない季節などに自らが家内で作った薬を持って出かけていた売薬行商人は、薬剤師を雇うか、薬剤師のいる会社（組織）に所属しなければならなくなりました。また、配合成分の開示が義務づけられ、それまでのように「家伝」「秘法」という作り方はできなくなりました。

これは売薬業者にとっては試練でしたが、一方で配合成分が明瞭化されたことは、和漢薬に対する信頼を取り戻すという点で重要な意味を持っていました。

輸入依存度はあいかわらず高かったものの、大正期になると少しずつ洋薬の国産化も浸透してきました。この洋薬の国産化と和漢薬の復権を一気に高めたのが、第一次世界大戦でした。

開戦と同時に、当時洋薬の最大の輸入国だったドイツから輸入が途絶えると、政府は、国産薬で国内需要をまかなうことを考えました。開戦の翌年にあたる大正四（一九一五）年には「染料医薬品製造奨励法」を公布して、薬の国内生産を奨励しました。このような時代背景から、大正時代前半の医薬品業界は活況を呈しました。

売薬印紙税の廃止

和漢薬を配合した売薬の信頼が回復し「有効無害」が謳《うた》われるようになると、不合理な「売薬印紙税」の撤廃運動が高まりました。

大正十五（一九二六）年、ついに「売薬印紙税」が廃止されると、多くの売薬業者はそれまでの印紙税相当額を内容の増量や値引きで市民に還元したと言います。これにより、売薬のイメージは一段と向上しました。

廃藩置県や日露戦争があった明治期と、第二次世界大戦へ突入していく昭和期のはざまにある大正期は、文化や芸術などが花開いた時期でもありました。

売薬が「おみやげ」で配っていた売薬版画や引札《ひきふだ》（現在のポスターやチラシのようなもの）、カレンダーは、戦時下には、時代を反映して、軍人や軍艦などのデザインが多く見られましたが、色彩鮮やかなデザイン画も多く見られるようになりました。

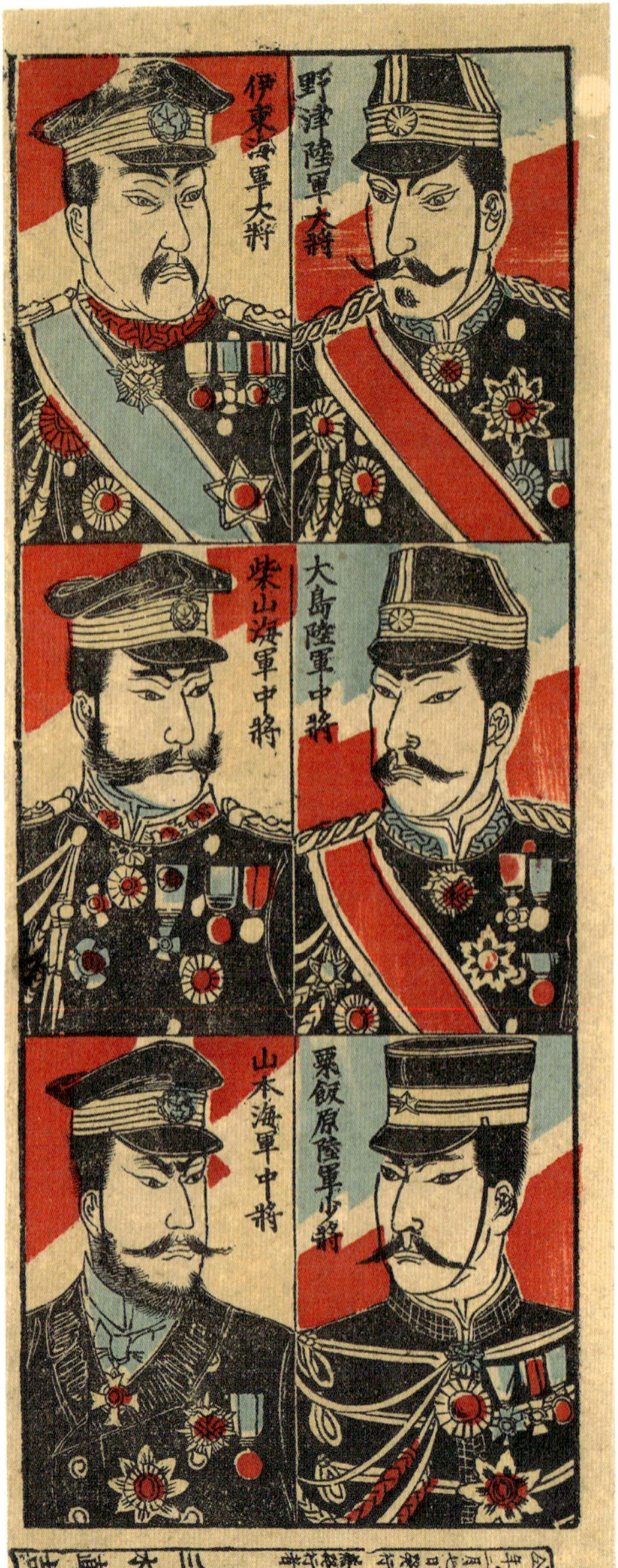

日露戦争当時の軍人が描かれた売薬版画
（明治39［1906］年印刷）

5 大正から昭和へ

束の間の平和な時を経て再び戦争への道を歩み出す日本で、軍用薬や感染症の流行などが追い風となり、売薬業界は勢いを取り戻します。一体、どのように時代に対応していったのでしょうか。そして「売薬」という呼び名は、なぜ消えてしまったのでしょうか。

売薬から配置薬へ

明治末期から大正のはじめにかけて、大戦特需で景気が盛り上がると、軍用薬に指定されることで売上を伸ばす者が現れるなど、特需の恩恵を受けた売薬業は盛況を呈するようになりました。

さらに、大正七〜八（一九一八〜一九）年の「スペイン風邪」の流行や、大正十五（一九二六）年の「売薬印紙税」の廃止などが追い風となり、売薬は全国へと販売網を広げていきました。

しかし、昭和に入ると、昭和二（一九二七）年の金融恐慌を引き金に昭和四（一九二九）年には世界恐慌と経済不況が発生。相次ぐ国内外の経済不況に日本経済は厳しい環境におかれ、売薬業も落ち込み始めました。

さらに昭和六（一九三一）年の満州事変、昭和十二

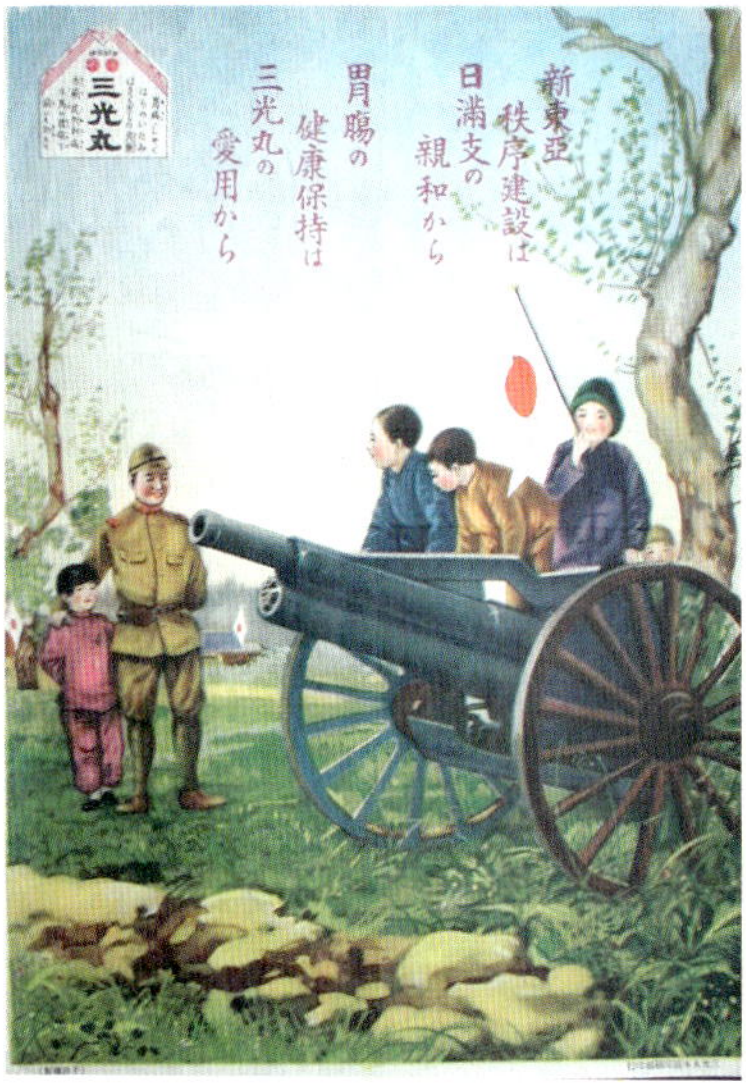
三光丸
新東亞
秩序建設は
日滿支の
親和から
胃腸の
健康保持は
三光丸の
愛用から

満州事変（昭和6［1931］年）の頃に製作された三光丸の引札

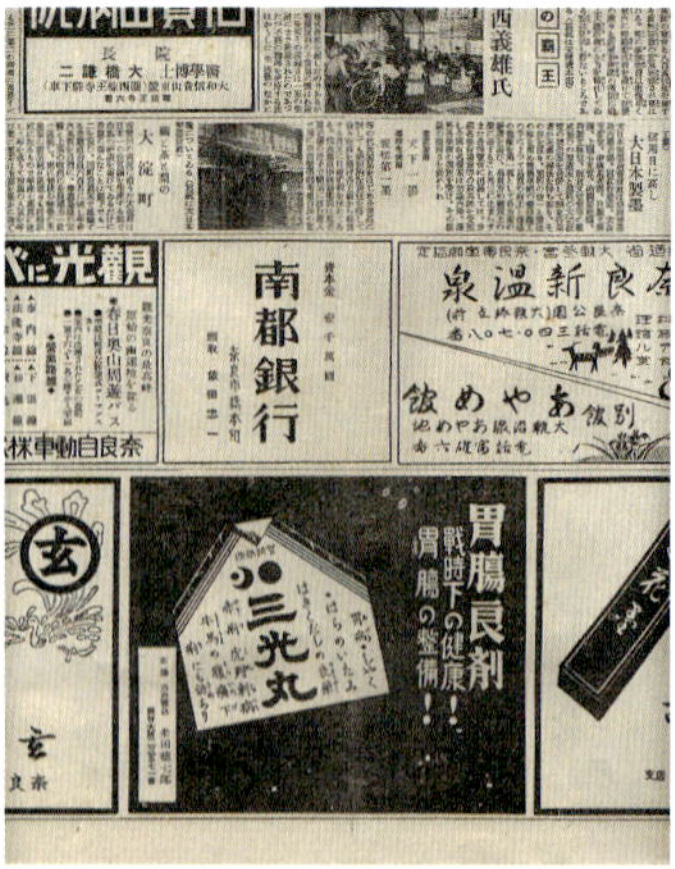

三光丸の新聞広告（大阪時事新報、昭和14［1939］年）。ノモンハン事件が起きた年

（一九三七）年の日中戦争、昭和十六（一九四一）年の太平洋戦争開戦と戦争一色になっていくなか、軍事産業に偏った産業支援が行われると、売薬業は原料や施設不足に追い込まれ、生産が低下していきました。

昭和十八（一九四三）年には「薬事法」が制定され、「売薬」という言葉が廃止されました。売薬は「置き薬」「配置家庭薬」、売薬業者は「配置員」「配置従事者」などと呼ばれるようになりました。

それまで、「売薬」は、現在の市販薬という意味でも広く使われていましたが、この法律により薬は「日本薬局方収載医薬品」と「日本薬局方外医薬品」に分類されることになり、かつての売薬は日本薬局方外医薬品のひとつとして扱われることになりました。

配置薬業界のV字回復

昭和十八年に成立した薬事法で薬品営業取扱や売薬に関する規則が一元化されました。翌十九年（一九四四）には全国の廻商地域を一度白紙に戻し、奈良・富山・滋賀の各県などの配置販売業者に新しく割り当てる一戸一袋制がすすめられていましたが、昭和二十三（一九四八）年に統制が解除されると、各地の配置販売員が新たな顧客を求めて新懸《しんが》けを行うなど、積極的な営業活動も見られるようになりました。

また、預金封鎖や新円切り替え、インフレに見舞われた戦後の混乱期には、一時的に現金廻商をしてしのぐなど、配置薬業界は機転を利かせて苦境を乗り切りました。

昭和二十二（一九四七）年には、富山県・滋賀県・奈良県の薬業関係者有志によって「全国配置家庭薬製造業者懇談会」が設立されました。物資も資金も不足している情勢のなか、配置薬業界での協力は何よりも重要だと考えられ、一致団結して業界のピンチに立ち向かったのです。

こうして終戦直後の不景気を乗り越え、高度経済成長へ向かうなかで、配置薬業界は著しい復活を見せていくことになります。

6 配置薬業界を揺るがした国民皆保険

昭和三十六（一九六一）年に制定された「国民皆保険」制度は、配置薬業界に大きなショックを与えました。売薬印紙税という重税から逃れ、ようやく平安が訪れた矢先の大危機はどのようなものだったのでしょうか。

大凶作が変えた医療制度

医療機関が未整備だった時代、配置薬は多くの人々に頼りにされていました。診療所まで丸一日かかる無医村地域などでは、遠い町まで薬を買いに行かずとも、必要な時に手元にある配置薬で赤ちゃんの命が救われたこともあったと言います。

開拓初期の北海道では、配置薬が人だけでなく馬にとっても「命綱」だったと言い、「北海道開拓の陰の功労者は配置員」と言う人もいます。

昭和四（一九二九）年の世界恐慌や、続く昭和六（一九三一）年の東北・北海道地方の冷害による大凶作は、日本経済に深刻な影響を与えました。

特に東北地方の農村は極度に疲弊《ひへい》し、大凶作のために娘の身売りを行う農家が次々と出てくるほど深刻でした。十分な食事がとれない農村では栄養不足が相次ぎ、病人も続出。治療費が払えないため病院に行けない人が多く、かといって家でも十分な栄養や休養がとれずに、結核や寄生虫などの病気が蔓延《まんえん》していきました。

第二次大戦中、日本では農村は「兵隊の供給源」と言われていました。日本政府は農村の貧困と病気の連鎖を断ち切って「供給地」を守るべく、農山漁村の住民などを対象にした医療保険制度の創設を検討し始めました。

富国強兵策が謳《うた》われた戦時中は、もっとも重要な国策として「健兵健民政策」が強く要請されていました。こうした経緯から、医療の普及と国民生活の安定が重要な課題とされ、昭和十三（一九三八）年に国民健康保険法が公布されたのです。

この制度は、市町村の区域ごとに設立される組合（国民健康保険組合）が運営を行いました。組合の設立や住民の加入は義務ではなく任意で行われ、それぞれの組合が自由に給付の種類や保険額などを定めるものでした。

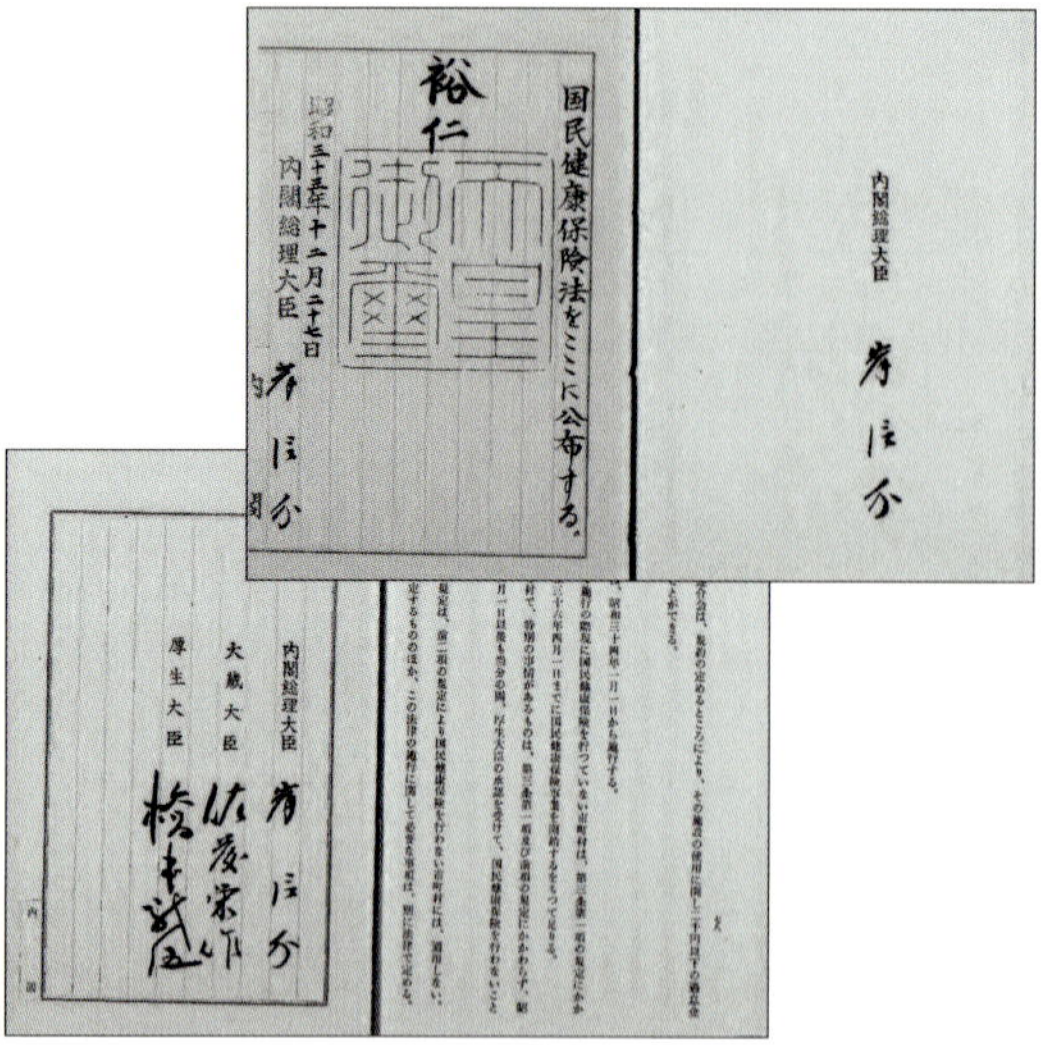
国民健康保険法をここに公布する。
裕仁
昭和三十三年十二月二十七日
内閣総理大臣 岸信介
内閣総理大臣 岸信介
大蔵大臣 佐藤栄作
厚生大臣 橋本龍伍

昭和33（1958）年に公布された国民健康保険法の御署名原本の巻頭と巻末。昭和天皇の御署名のほか、当時の各大臣（岸信介、佐藤栄作、橋本龍伍）の署名がある

国民皆保険制度と配置薬の苦難

終戦後、日本経済の復興とともに医療制度体制の立て直しも行われました。昭和三十三（一九五八）年に新国民健康保険法が公布され、三十六（一九六一）年には国民皆保険制度が実施されました。

新国民健康保険法で大きく変わった点は、それまで任意だった国民健康保険の運営が市町村に義務化されたことでした。これにより、被用者保険に加入していない住民は、すべて国民健康保険に強制加入することになり、各地の医療給付の内容も同一の水準に定められました。

この国民皆保険制度の実現で、国民の医薬品に関する意識は百八十度変わりました。

それまで医療用医薬品の需要はごく限られたもので、ほとんどは配置薬を含む市販の医薬品（かつての売薬）を使用していました。しかし、国民皆保険制度の確立で「市販の薬は高い」「医者の薬は保険が効くから安い」というイメージが定着してしまったのです。

こうした時代の流れで、配置薬の需要は急速に落ち込みました。配置薬業界では自殺者も出るほどだったと言い、打撃の大きさがうかがい知れます。

しかし、国民皆保険制度の登場は、安心から逆に健康に留意しなくなる人や、安易に医療機関を受診する人を増やす結果となりました。そして、それはやがて、医療費増大による国家財政の逼迫《ひっぱく》につながっていくのです。

7 窮地を救ったドリンク剤

国民皆保険制度により窮地に追い込まれた配置薬業界を救ったのは、交通手段の発達と、今でも人気の高い栄養ドリンク剤でした。「肉体疲労時の栄養補給、滋養強壮」などと表記された栄養補給ドリンクが発売されると、飲みやすさと手軽さが受け、健康意識の高まりとともに市場は急拡大していきました。

栄養ドリンクの誕生

昭和三十年代までは、柳行李《やなぎごうり》を背負い夜行列車に乗って行商に行く配置員の姿をよく見かけました。しかし交通手段の発達にともない、配置員は次第にバイクや車で営業に廻るようになっていきました。

ちょうどこの頃、日本で初めてのドリンク剤「リポビタンD」が発売されます。「リポビタンD」は当時国民的人気を誇った巨人軍の王貞治選手をテレビCMに起用し、栄養ドリンクの知名度を一気に向上させました。ドリンク剤は新しい疲労回復・栄養補給の手段として、注目されるようになったのです。

昭和四十（一九六五）年、「おいしいドリンク剤」というコンセプトのもと、医薬品ではなく食品としての革新的な炭酸ドリンク「オロナミンC」が発売されると、サンプリング販促やテレビCMなどのメーカー努力と全国にわたるプロモーション活動によって、一億本を超える大ヒット商品となりました。これにより、第一次栄養ドリンクブームが発生。配置薬業界はここに目をつけました。

ドリンク剤がもたらしたV字回復

栄養ドリンク剤は使用期限が長く、病気になる前の「未病対策」として健康増進にも活用してもらえることから、配置員たちは積極的にドリンク剤の販売を行うようになりました。交通手段がバイクや車になったことで、重いドリンク剤を何ケースも同時に運搬できるようになったことも、ドリンク剤の市場拡張を大きく助成しました。

業界紙などでもこぞってドリンク剤の特集記事が組まれました。

家庭薬新聞社では昭和六十三(一九八八)年五月に「今、ドリンク剤市場に熱い視線」という見出しで、翌年五月にも「ドリンク剤　配置市場最前線」という見出しで特集が組まれています。

昭和六十三年からドリンク剤に力を入れ始めたという宮島薬品の宮島社長。当初は、配置薬メーカーから仕入れた商品をそのまま販売していたと言います。しかし、定価百円の「リポックD」という商品が、年間五十万本も売れ、前年比売上金額二十パーセント増という驚異的な数字を叩き出すと、自社でもオリジナルブランドの栄養ドリンク剤製造ができないかと考えるようになったそうです。

配置薬業界オリジナルのドリンク剤も数多く発売され、なかでも、百ミリドリンク剤（百ミリリットル）に比べて値段も高価ながらミニドリンク剤（二十～五十ミリリットル）は、爆発的なヒット商品となりました。

大衆薬市場におけるドリンク剤の売上が一千億円台を突破すると、配置薬業界も「新規需要のチャンス到来」と活況を呈するようになりました。平成元（一九八九）年頃には、配置戸数の約三十五パーセント以上にドリンク剤が置かれていたというデータもあります。

平成十一（一九九九）年、前出の宮島薬品はメーカーとの共同開発で、それまでの常識を覆すタウリン三千ミリグラム配合の「トリウス三〇〇〇」の製造・販売を実現。業績を盤石にし、さらなるオリジナルPB商品の開発・製造に力を入れるようになっていきました。

こうして、配置薬業界はドリンク剤の販売により、再び市場を賑わすようになりました。なかには、事業所に冷蔵庫ごと栄養ドリンクを置いてくれる企業もあったといい、業界の底上げにどれほど貢献したかが想像できます。

また、このドリンク剤を皮切りに、蚊取り線香や麦茶、入浴剤や洗剤などの日用雑貨の販売を増やしていった配置薬業者も出始めました。こうして、交通手段の進化と取扱品目の多様化によって、配置薬業界は再び市場拡大に向けて進み始めたのです。

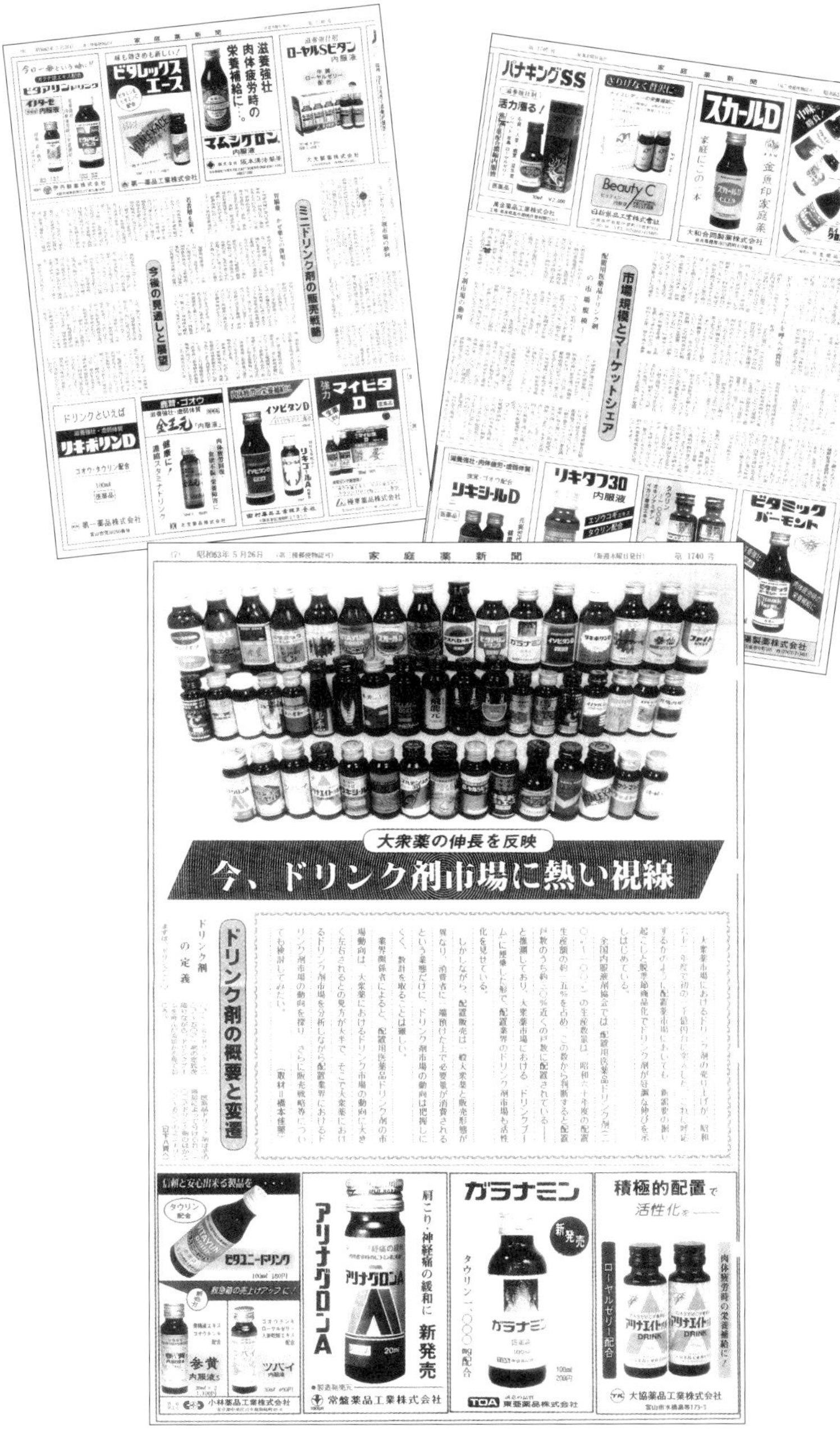

家庭薬新聞第1740号（昭和63［1988］年5月26日付）のドリンク剤特集。ドリンク剤の概要と変遷を紹介しつつ、「若者層を狙え」などの販売戦略や今後の見通しについて分析している

8 健康食品が登場した高度経済成長期

今や配置薬業界のもう一本の柱として重要な位置づけとなっている健康食品。日本で広まったのは、東京オリンピックがきっかけでした。栄養ドリンクを皮切りに薬以外の商品を扱う配置員が徐々に広がり始めるなかで、健康食品はどのように配置薬業界に浸透していったのでしょうか。

健康食品の台頭

昭和五十年代後半、『ビタミンCと風邪』という本を発刊したノーベル賞（ノーベル化学賞、ノーベル平和賞）受賞者のライナス・ポーリング博士が来日したことや、アメリカで当時ベストセラーとなった『ビタミン・バイブル』の日本語版が出版されたことが契機となって、日本でも「ビタミンブーム」が起こりました。

ポーリング博士は当時「ビタミンの父」とも呼ばれ、著書で一日に五〜十グラムのビタミンCを摂取すれば風邪が予防でき、罹《かか》っても軽くすむと主張していました。

また、昭和六十（一九八五）年に厚生省（当時）が「健康づくりのための食生活指針」のなかで「一日三十食品

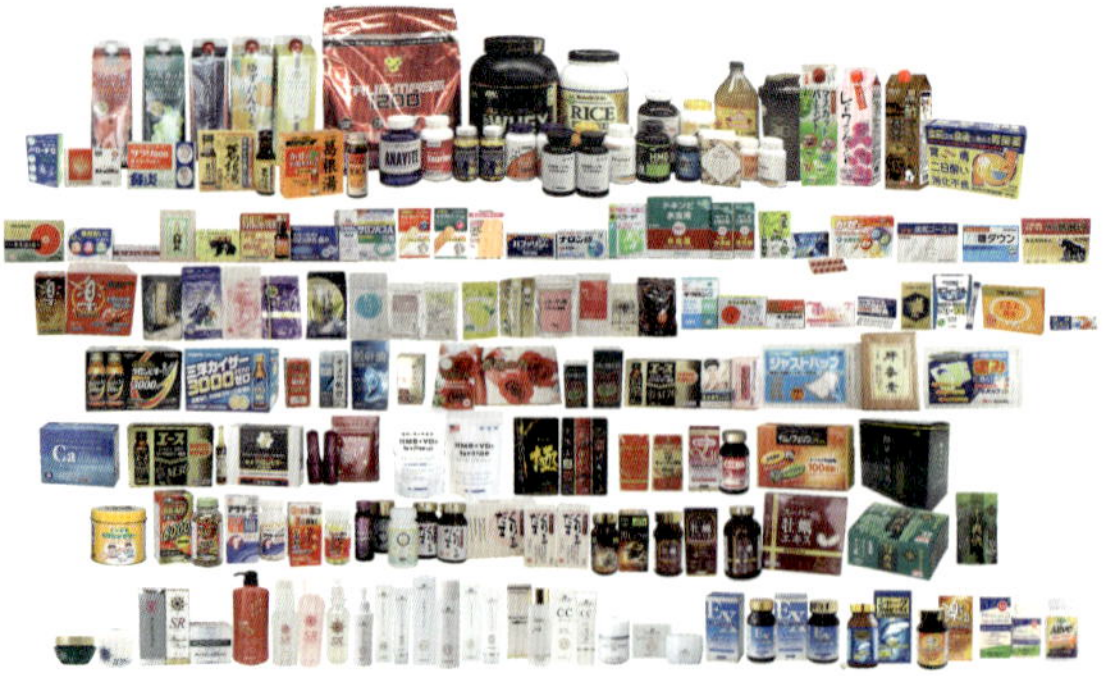

三洋薬品HBCが取り扱う商品ラインナップ。医薬品のほかにサプリメント、化粧品とバラエティ豊か

を目標に」と呼びかけたことも、必要な栄養素をビタミン剤や健康食品などに求める人を増やすきっかけとなりました。

しかし実は今日に至るまで、「健康食品」という法律的分類はありません。現在、健康食品と呼ばれるものについても法律上の定義はなく、広く健康の保持増進に資する食品として販売・利用されるもの全般が「健康食品」と呼ばれているのが現状です。私たちが通常健康食品と呼んでいる商品の多くは、行政上「いわゆる健康食品」というジャンルに分類されています。

健康食品の分類

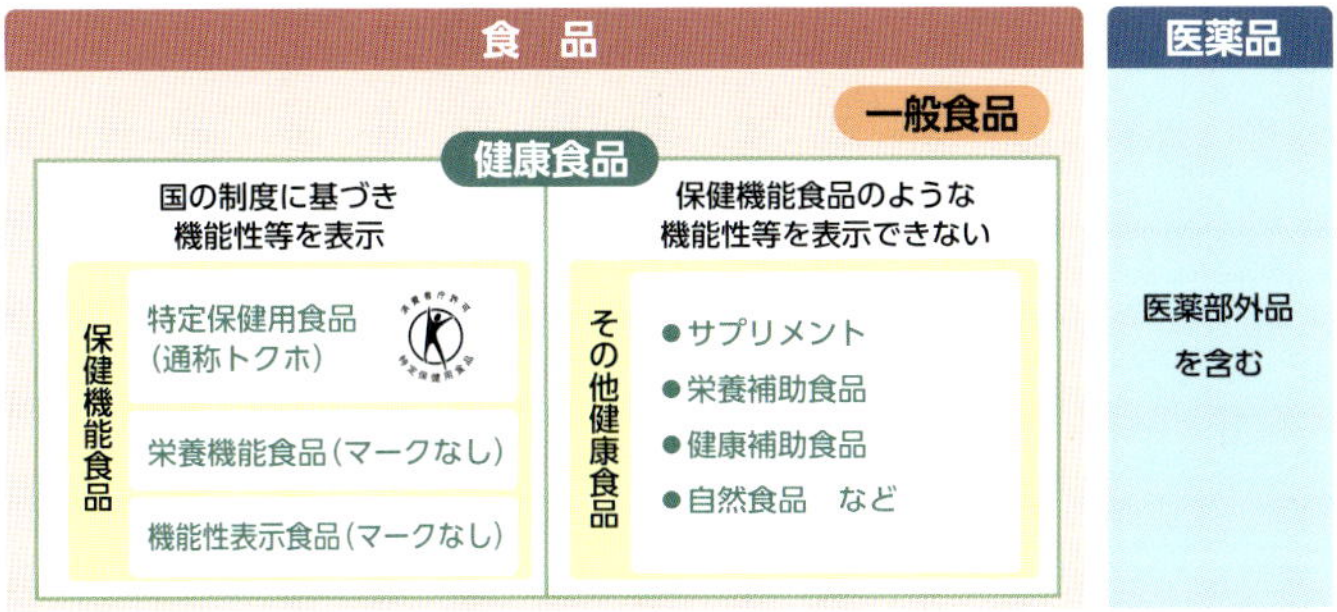

出所：消費者庁「健康食品Q&A」2017年10月

配置薬業界と健康食品

ドリンク剤を皮切りに、日用雑貨などの取り扱いを増やしていった配置薬業界ですが、国を挙げて健康が推進されるようになると、配置薬業界でも積極的に健康食品の販売を行うようになっていきました。

今日の健康食品流通の一端は「置き薬屋です」といって玄関のドアをあけてもらえる信用を築いてきた配置薬業界の歴史にあると、日本配置販売業協会の右近保会長は指摘します。商売を通じてお客様との間に信頼関係を築いてきた配置員だからこそ、法的分類のない「いわゆる健康食品」というジャンルの商品でも「配置員さんがすすめてくれる商品なら安心だ」と信用してもらえた部分は、確かに大きかったのではないかと想像できます。

現在、健康食品が配置薬業界の中で約半数にせまる売上を占めるようになっている裏には、このような歴史があったのです。

9 業界を支える専門紙と記憶に残るトピックス

業界には専門紙がつきものですが、配置薬業界にもやはり「業界専門紙」は存在しています。二社ある配置薬業界の専門紙は、どちらも配置薬行商で栄えた富山県に本社を構え、全国へ情報を発信しています。それぞれの業界紙の特徴や、記憶に残る記事などをご紹介します。

薬日新聞と家庭薬新聞

配置薬業界には、専門紙「薬日新聞」と「家庭薬新聞」があります。どちらも配置販売業界をはじめ、配置薬製造企業、卸関係者などをターゲットとしています。

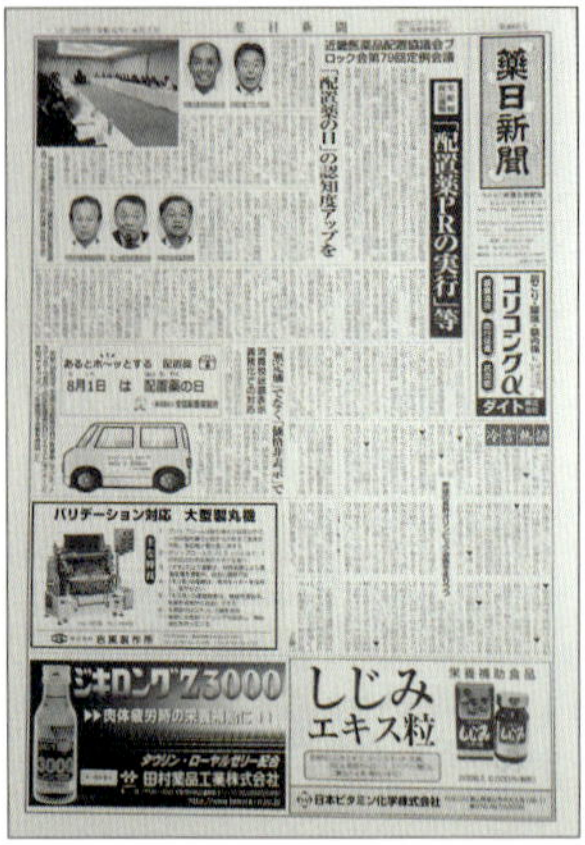
薬日新聞
「配置薬PRの実行」等
「配置薬の日」の認知度アップを
バリデーション対応 大型製丸機
しじみ エキス粒

薬日新聞4005号（令和元年6月7日号）1面

「薬日新聞」（毎月七日、十七日、二十七日発行）は昭和二十二（一九四七）年に創刊された業界専門紙です。富山に本社があり、以前は、奈良に支社、東京に支局も開設していました。配置薬に関する法令や薬務行政当局の動き、業界団体の動向、製薬企業・配置販売企業の動向、新商品情報、マーケティング関連情報など幅広いテーマを扱っています。

「家庭薬新聞」（毎月五日、十五日、二十五日発行）は、薬日新聞の創刊から約十年後の昭和三十一（一九五六）年に創刊されました。すでに薬日新聞があることから、「業界紙なんて一社あれば十分」という声もあったようですが、創業者の谷岡利雄氏が「一社では独占、独断に陥りやすく、マンネリズムになりがちで刺激、競争が少ないから進歩もない」と考え、創刊に踏み切ったと言います。

家庭薬新聞も薬日新聞同様、富山に社屋を構え、業界関係の最新情報はもちろん、各企業の動向や新製品、統計情報、製品市場動向など幅広いテーマを扱って、配置販売業者の資質向上をサポートしています。

配置薬業界はそれほど大きい業界ではありません。しかし、業界専門紙が二紙もあり、かつ、そのどちらもが富山県から全国へ発信していることは、注目に値します。かつて売薬行商人は、薬とともに情報や流行を伝えるのも仕事だったと言われています。富山から全国に向けて配置薬業界情報が発信されているのは、かつての売薬行商人のスピリットが確かに受け継がれている証なのかもしれません。

思い出の記事

業界紙ではこれまでさまざまなトピックを届けてきました。業界を揺るがす大きな話題も数多くあったなかで、記憶に残っているのはどんなニュースでしょうか。

「家庭薬新聞」を発行している家庭薬新聞社の村岸治幸代表取締役は、配置薬業界の印象的なできごととして、昭和三十八（一九六三）年に端を発した「配置薬の事業

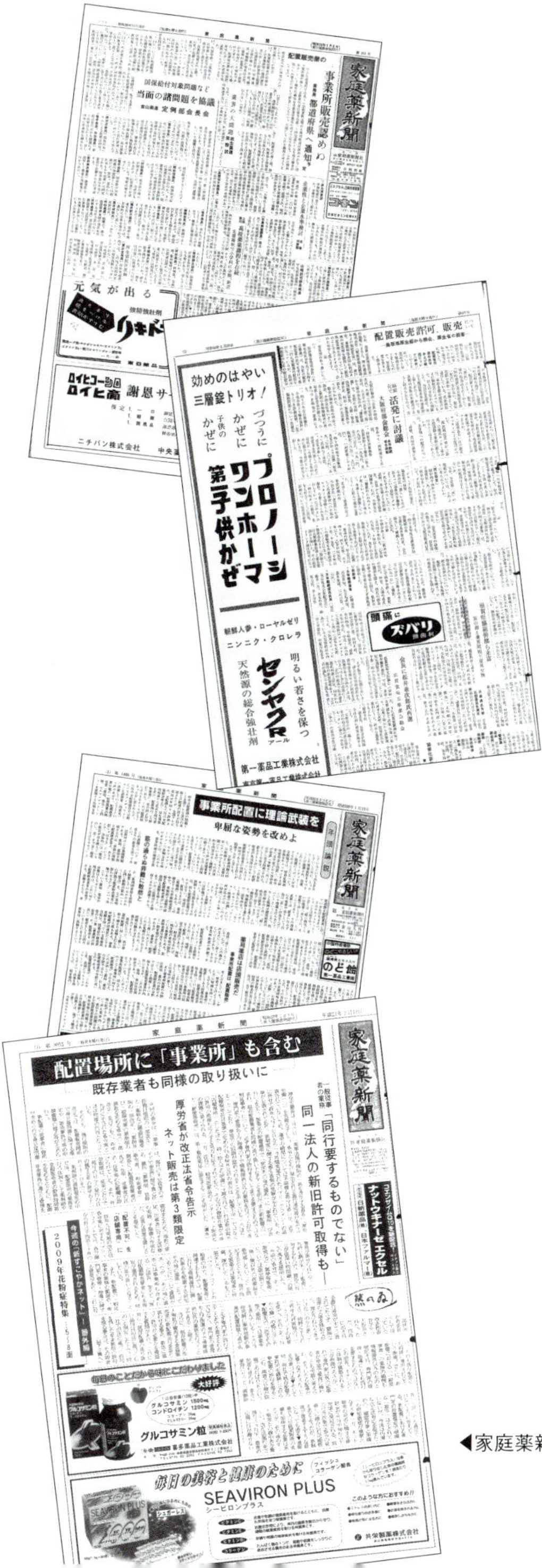

家庭薬新聞
事業所販売認めぬ
都道府県へ通知
国保給付対象問題など
当面の諸問題を協議
元気が出る
配置販売許可、販売
効めのはやい
三層錠トリオ！
プロノーシ
ワンホーマ
第一子供かぜ
センヤク2R
事業所配置に理論武装を
卑屈な姿勢を改めよ
配置場所に「事業所」も含む
既存業者も同様の取り扱いに
「同行要するものでない」
同一法人の新旧許可取得も
厚労省が改正法省令告示
ネット販売は第3類限定
グルコサミン粒
毎日の美容と健康のために
SEAVIRON PLUS
シーピロンプラス

◀家庭薬新聞「事業所配置」問題関連記事

所配置」問題と、平成元（一九八九）年の消費税導入問題を挙げています。

学校への配置販売と同様、中小事業所についても配置販売の対象として認められないと厚生省（当時）が指導していた「配置薬の事業所配置」問題は、配置薬業界で大きな議論を呼びました。昭和五十八（一九八三）年一月、家庭薬新聞は年頭論説で「事業所配置への理論武装」を提唱し、業界世論を喚起すると、これが起爆剤となり業界を二分しての大論争にも発展しました。

こうした事業所配置容認に向けた業界世論の高まりとともに業界首脳部の粘り強い働きかけもあり、ついに平成二十一（二〇〇九）年、「配置場所に『事業所』も含む」という厚生労働省の改正省令を勝ち取りました。

また、消費税導入時にも、業界紙は率先して現場の混乱や課題を報道し続けました。導入当初、年間の売上額が三千万円以下の業者は免税対象となっていたことで、配置販売業者のなかには消費者から消費税をもらうことができるかどうか疑問視する声も多かったと言います。しかし、仕入れや必要経費には消費税がかかるため、業界紙では三千万円以下の業者にも消費税の徴収を呼びかける記事をたびたび掲載し、啓蒙を図りました。

業界に勇気を与え、時に行政をも動かす業界紙は、今も配置販売業界をリードしています。

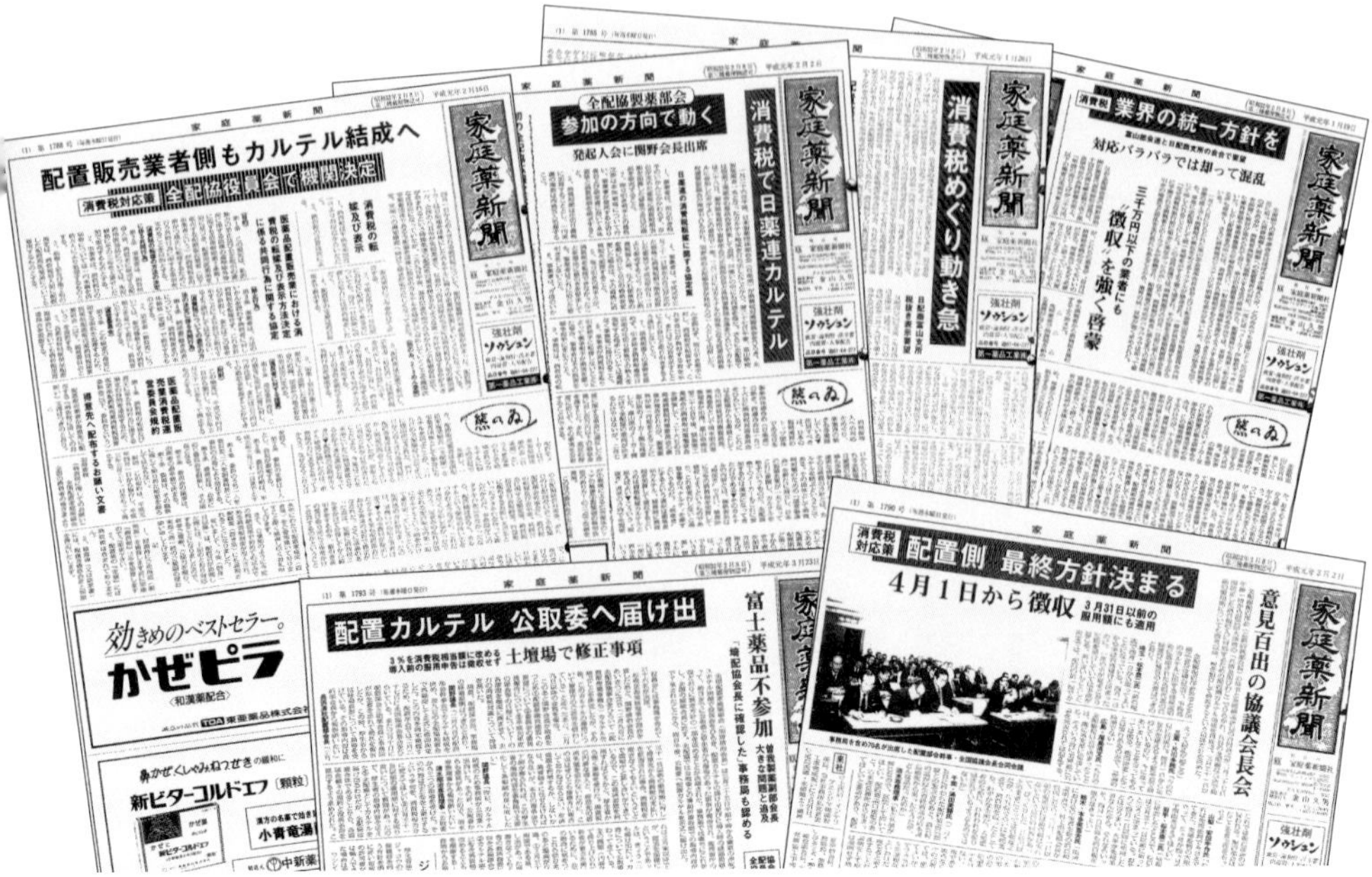
家庭薬新聞
配置販売業者側もカルテル結成へ
消費税対応策 全配協役員会で機関決定
全配協製薬部会 参加の方向で動く
発起人会に関野会長出席
消費税で日薬連カルテル
消費税めぐり動き急
業界の統一方針を
対応バラバラでは却って混乱
三千万円以下の業者にも"徴収"を強く啓蒙
配置カルテル 公取委へ届け出
土壇場で修正事項
富士薬品不参加
配置側 最終方針決まる
4月1日から徴収
3月31日以前の服用額にも適用
意見百出の協議会長会

家庭薬新聞「消費税」関連記事

第5章

配置薬の今昔

鎮痛剤のパッケージには、男女のイラストをモチーフにしたデザインが多く見られました。頭痛・歯痛薬で人気の高かった「ケロリン」に似たものや、「ピタリン」「ズバリ」など、効果的な効き目を連想させるネーミングも多くありました。

歯がイタイ男性と……

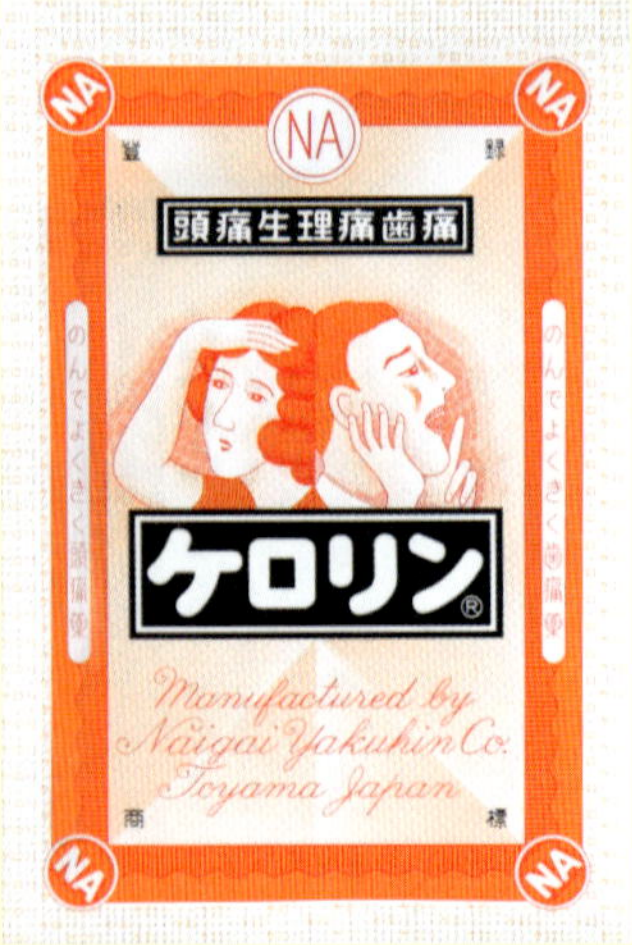

1

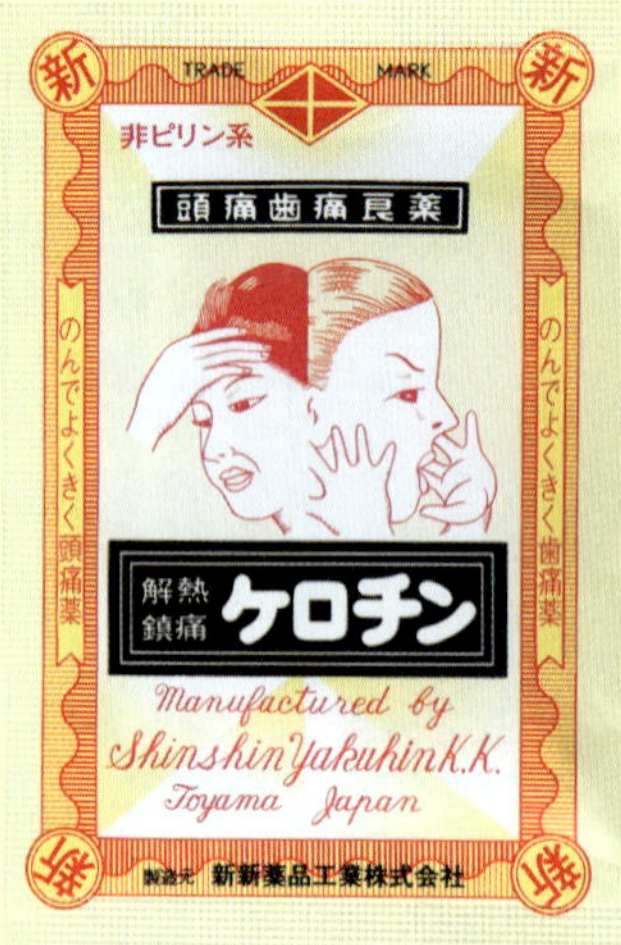

3

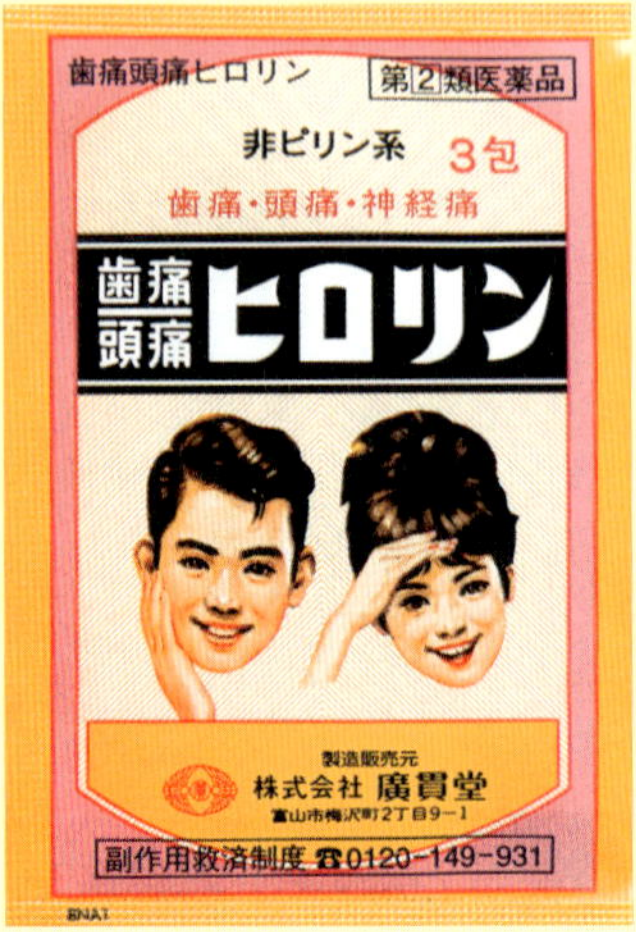

2

……頭がイタイ女性

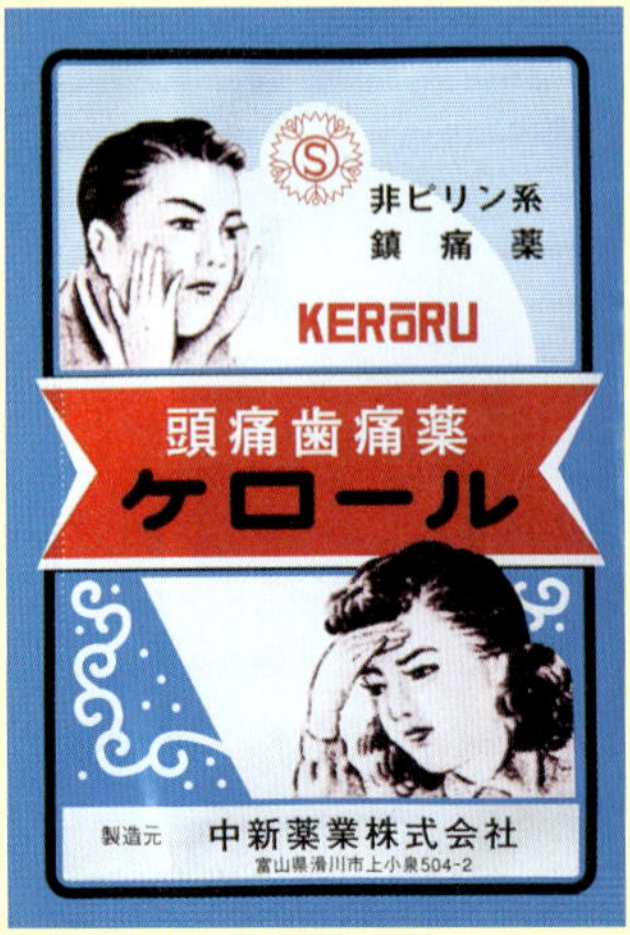

4

1　薬のパッケージ　頭痛・歯痛

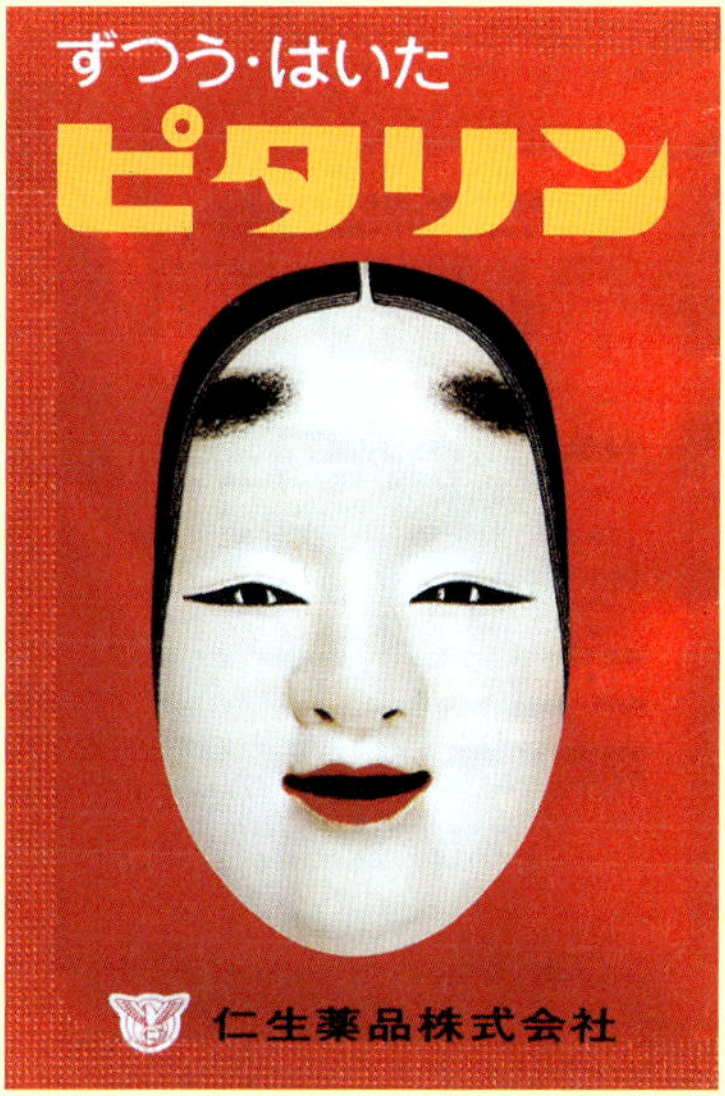

7

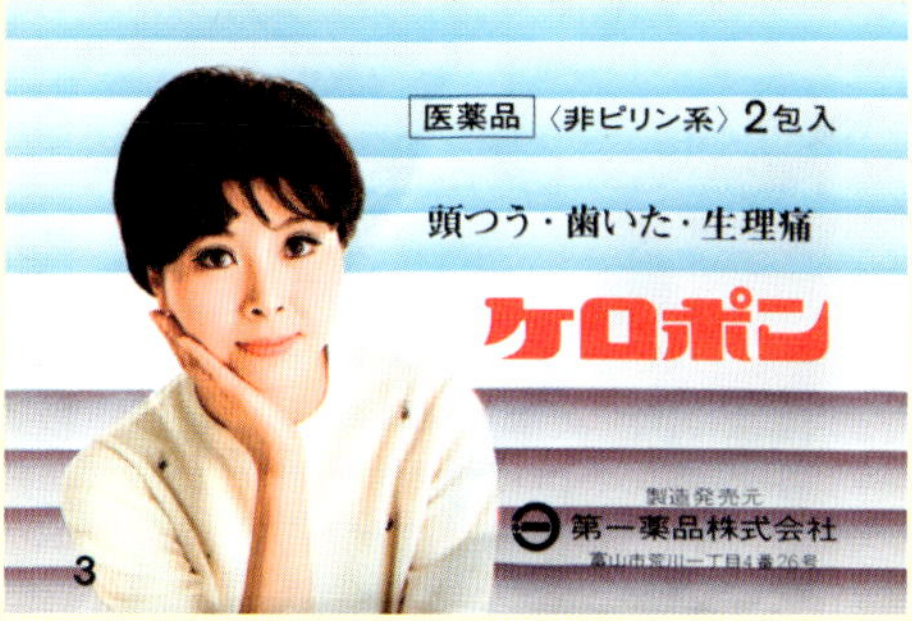

5

「ズバリ」効いて、
痛みが「ピタリ」ンと止まり、
「ケロ」りと治る!

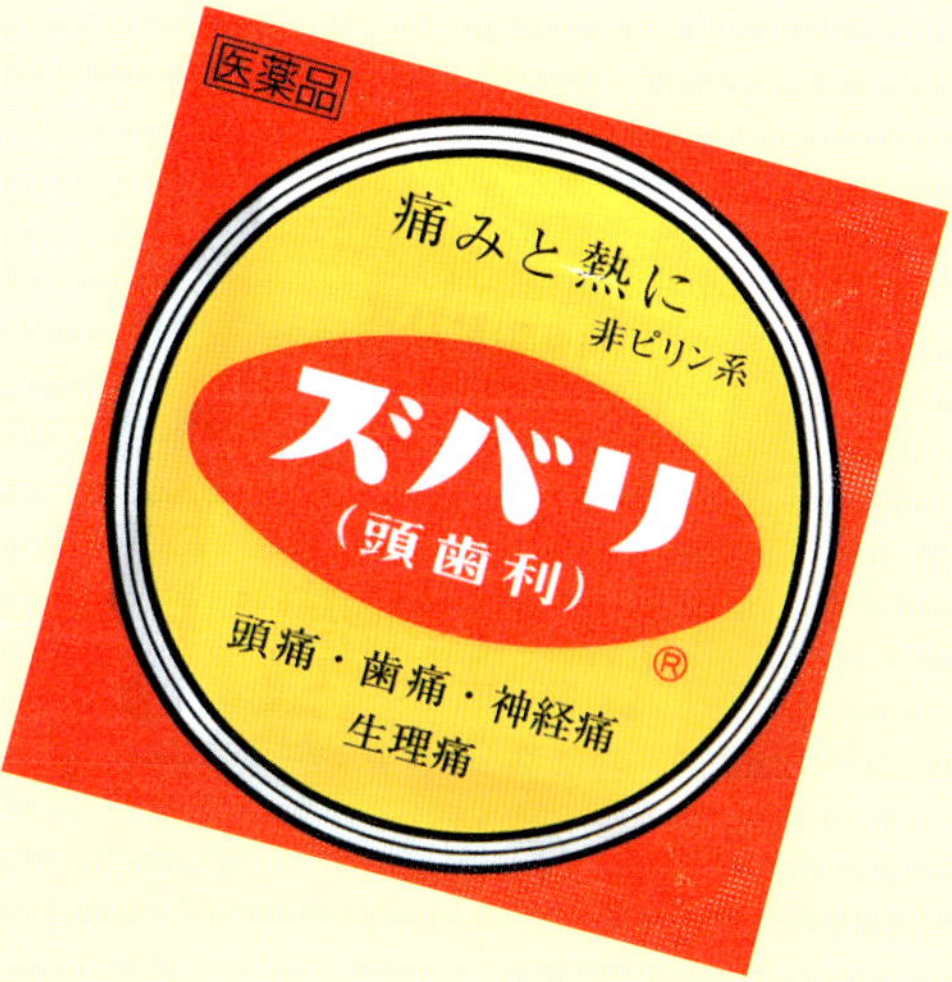

6

※薬のパッケージ（5章1～7）については、巻末に商品名、製造・発売元を記した一覧を掲載しています

風邪のパッケージで多かったのは「だるま」をモチーフにしたものです。転んでもすぐに起き上がる「だるま」は、まさに病気から回復するイメージにぴったり。早さを表す「乗り物」や、強さを表す「鬼」なども人気でした。

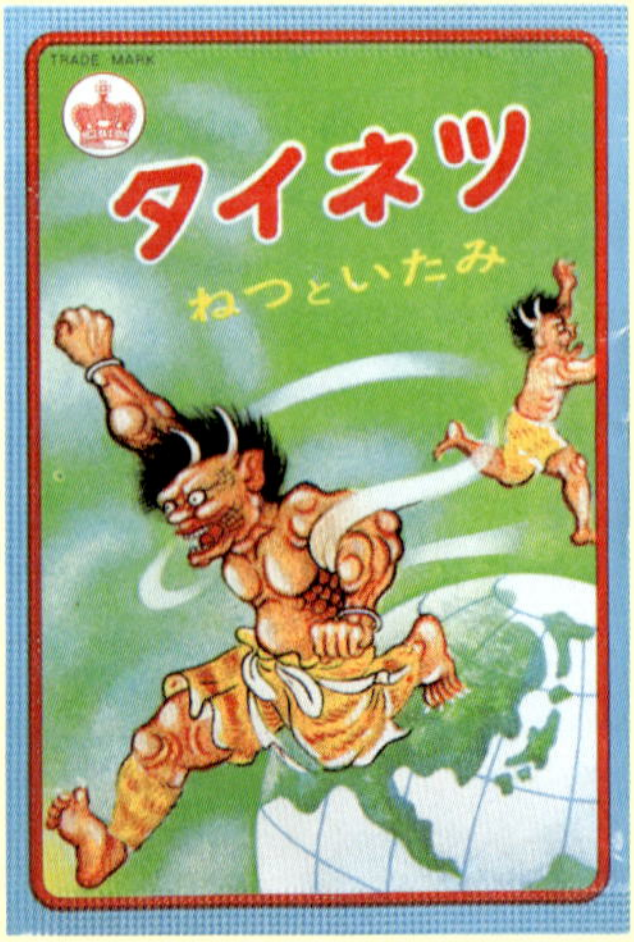

3

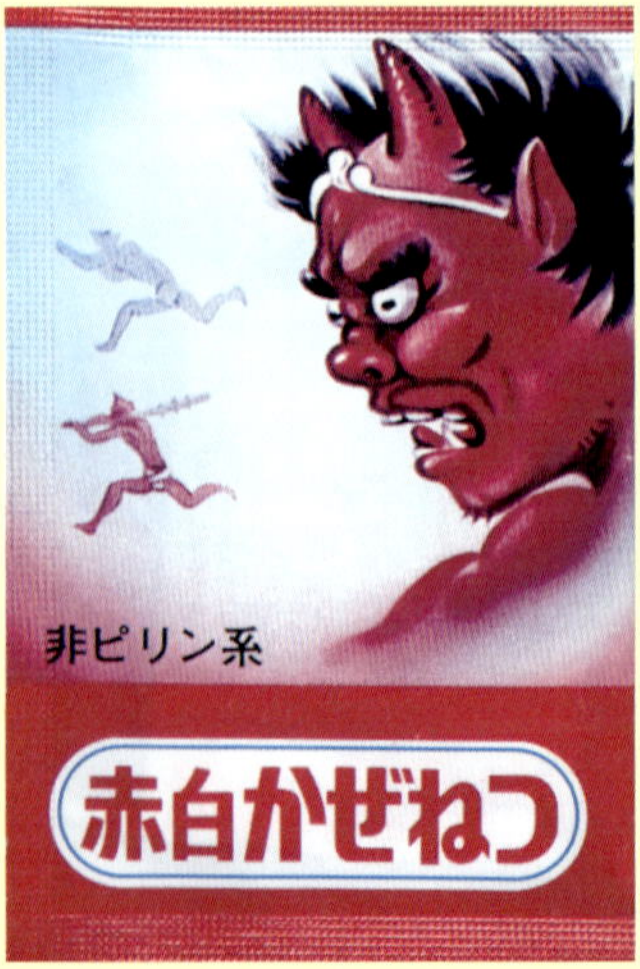

1

「鬼」は、邪気と風邪を追い払う

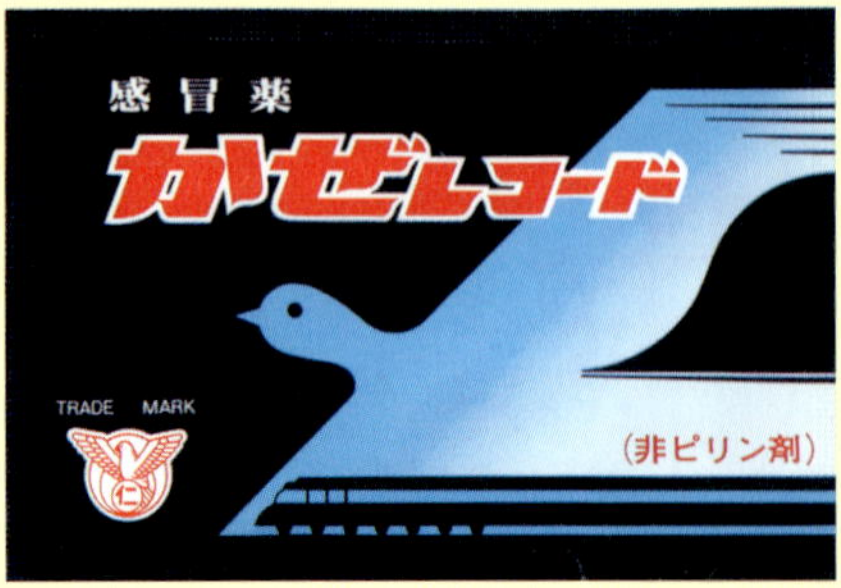

4

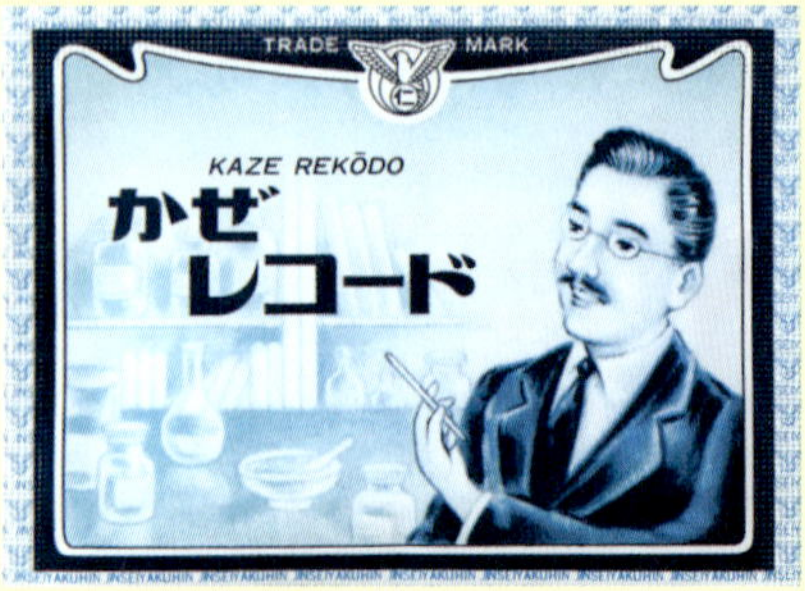

2

ジェット機、新幹線のようにすばやく治る!

2 薬のパッケージ　風邪

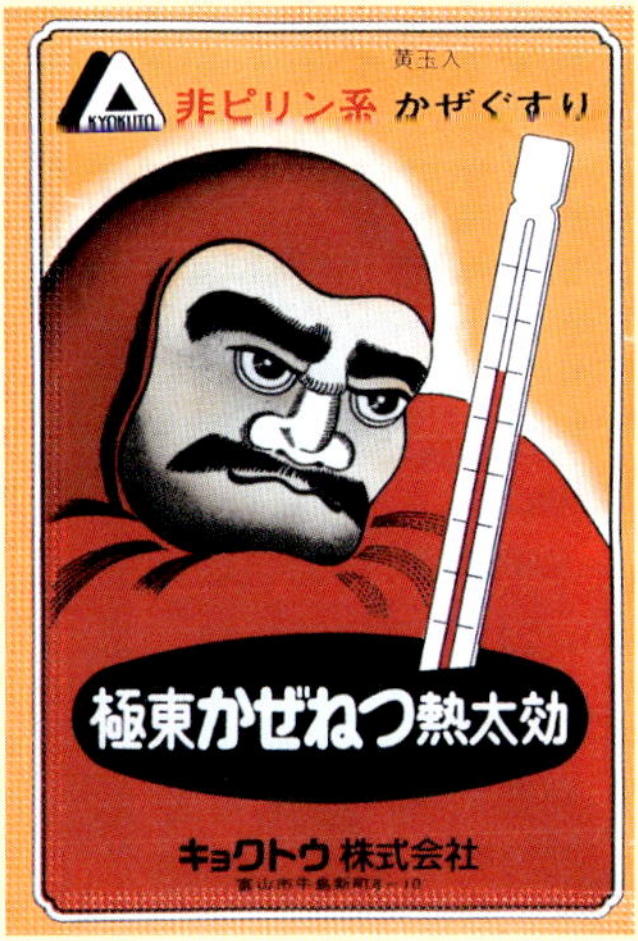

7

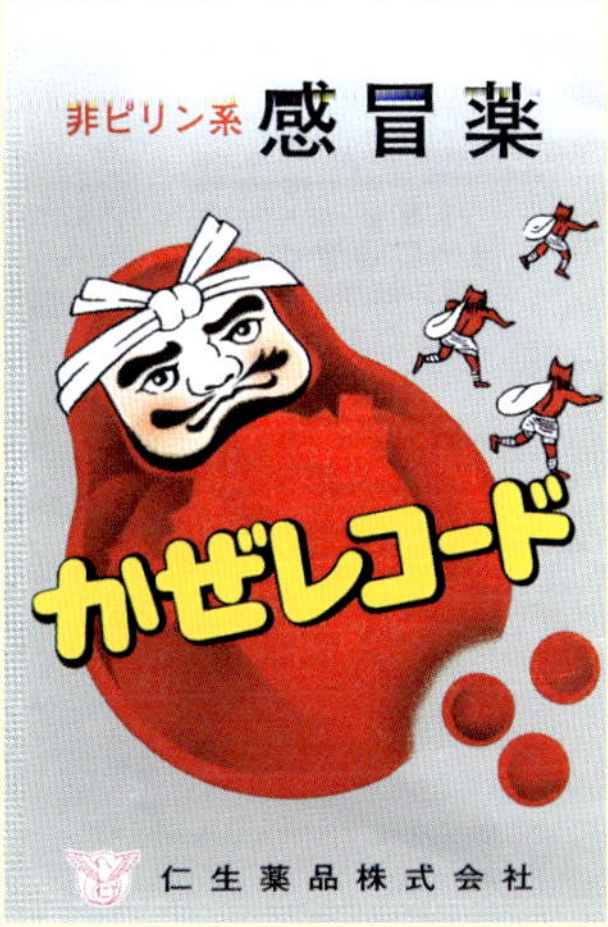

5

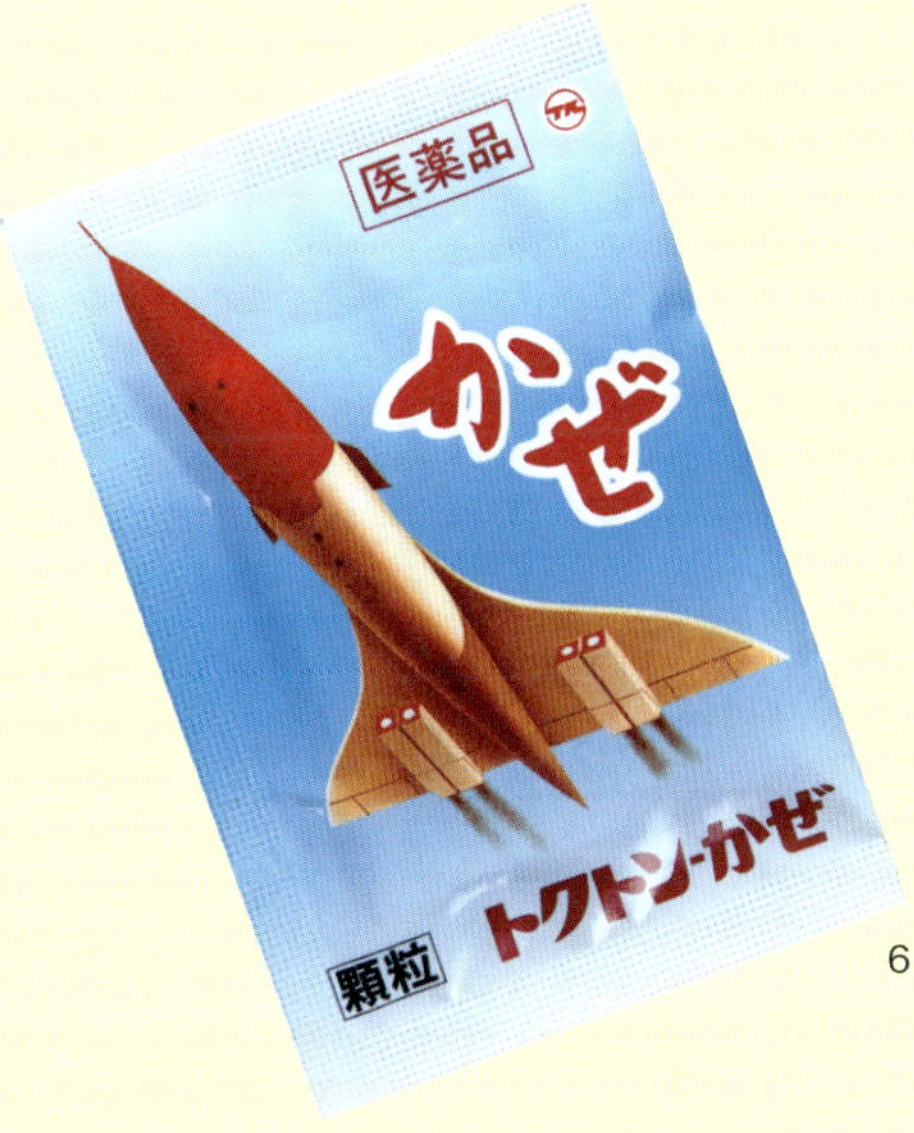

6

効果・効能別に特定のモチーフが使われているのは、明治・大正時代に文字が読めない人にも何の薬かがひと目でわかるように、イラストが描きわけられていた名残とのこと。

風邪や咳止め薬では、明るく健康的で爽やかな美人が多く登場しました。素敵な女性に癒されたい気持ちは今も昔も変わりません。これらの美人画のなかには、当時の人気女優がモデルになっており、よく見ると映画のポスターに似ているものもありました。

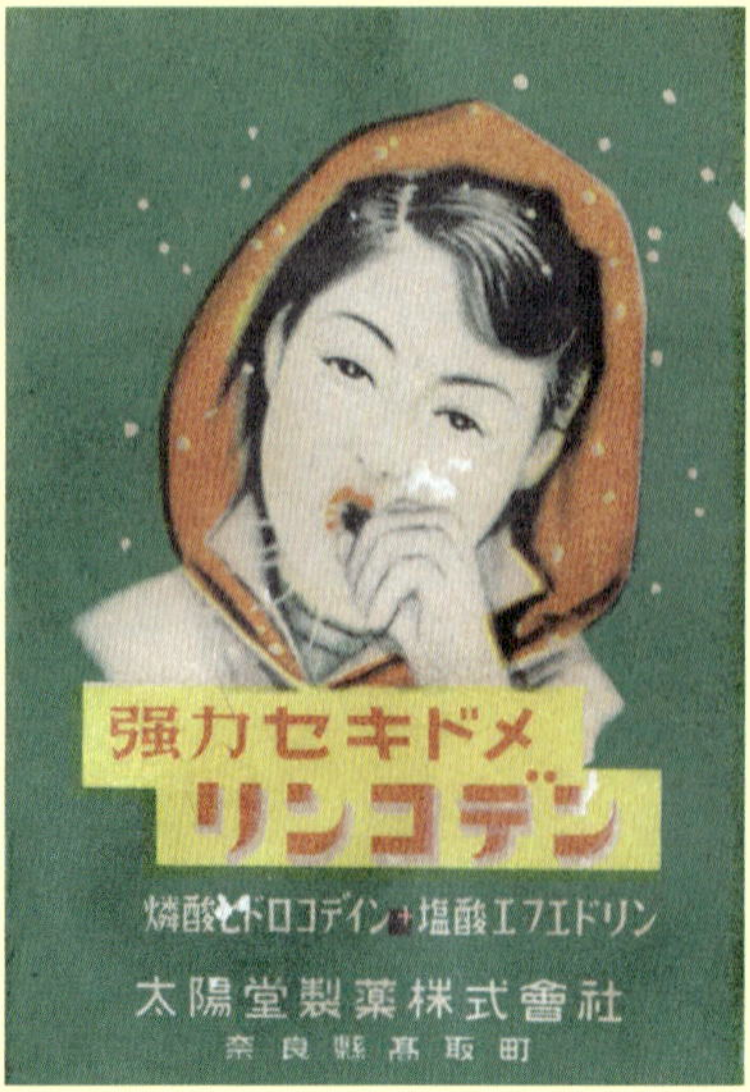

1

これはあの銀幕女優?
当時の髪型や化粧の流行がわかる

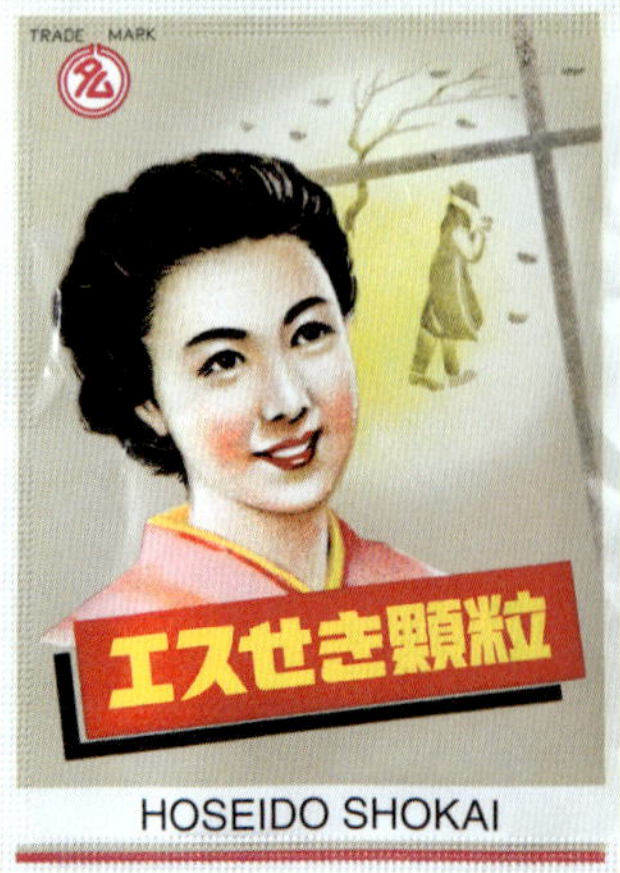

3

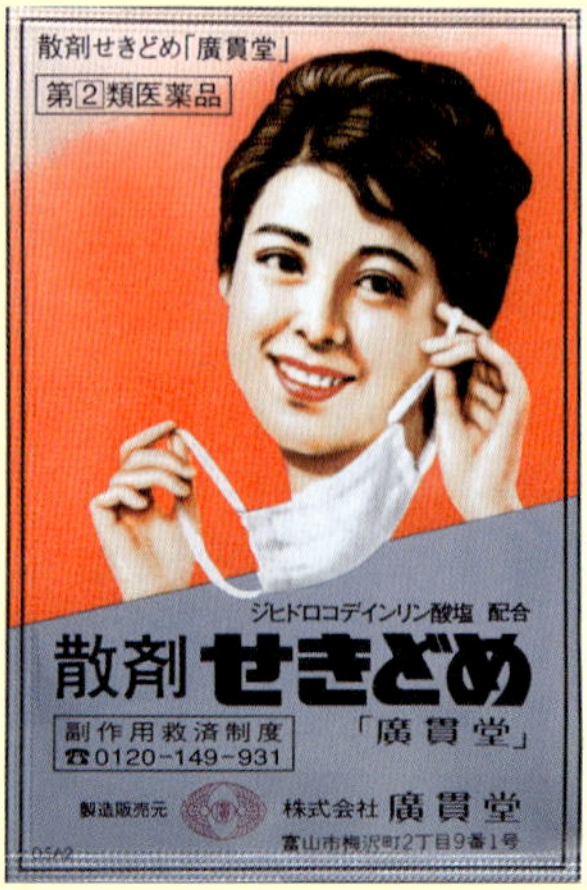

2

3 薬のパッケージ　咳

薬のおかげで
おじいさんにも笑顔が

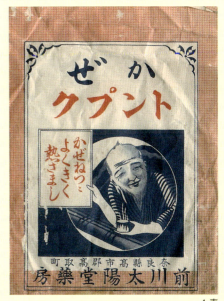

4-表

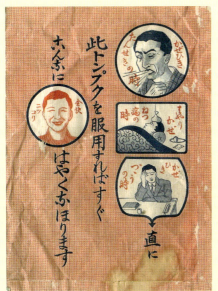

4-裏

イラスト入りで効果・効能が
わかりやすい

今ほど病院が身近でなく、薬も気軽に購入できなかった時代には、症状が重くなりがちな小児向けの薬が数多くありました。また、今よりも重労働の多かった女性は、更年期のつらい症状に悩んでおり、煎じて服用する婦人薬が症状緩和に役立っていました。

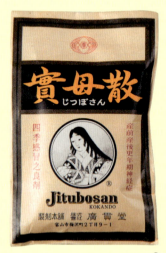

2

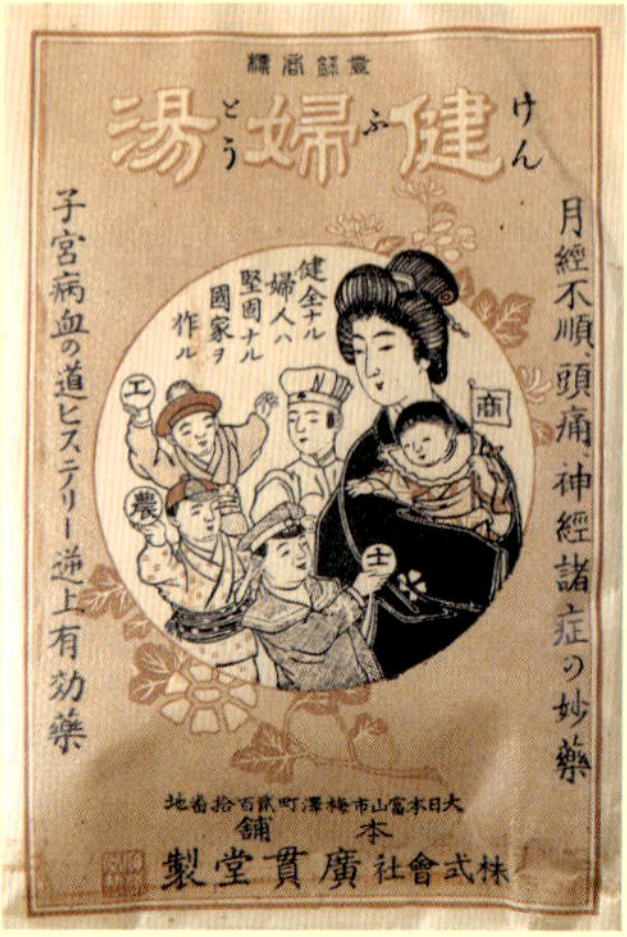

3

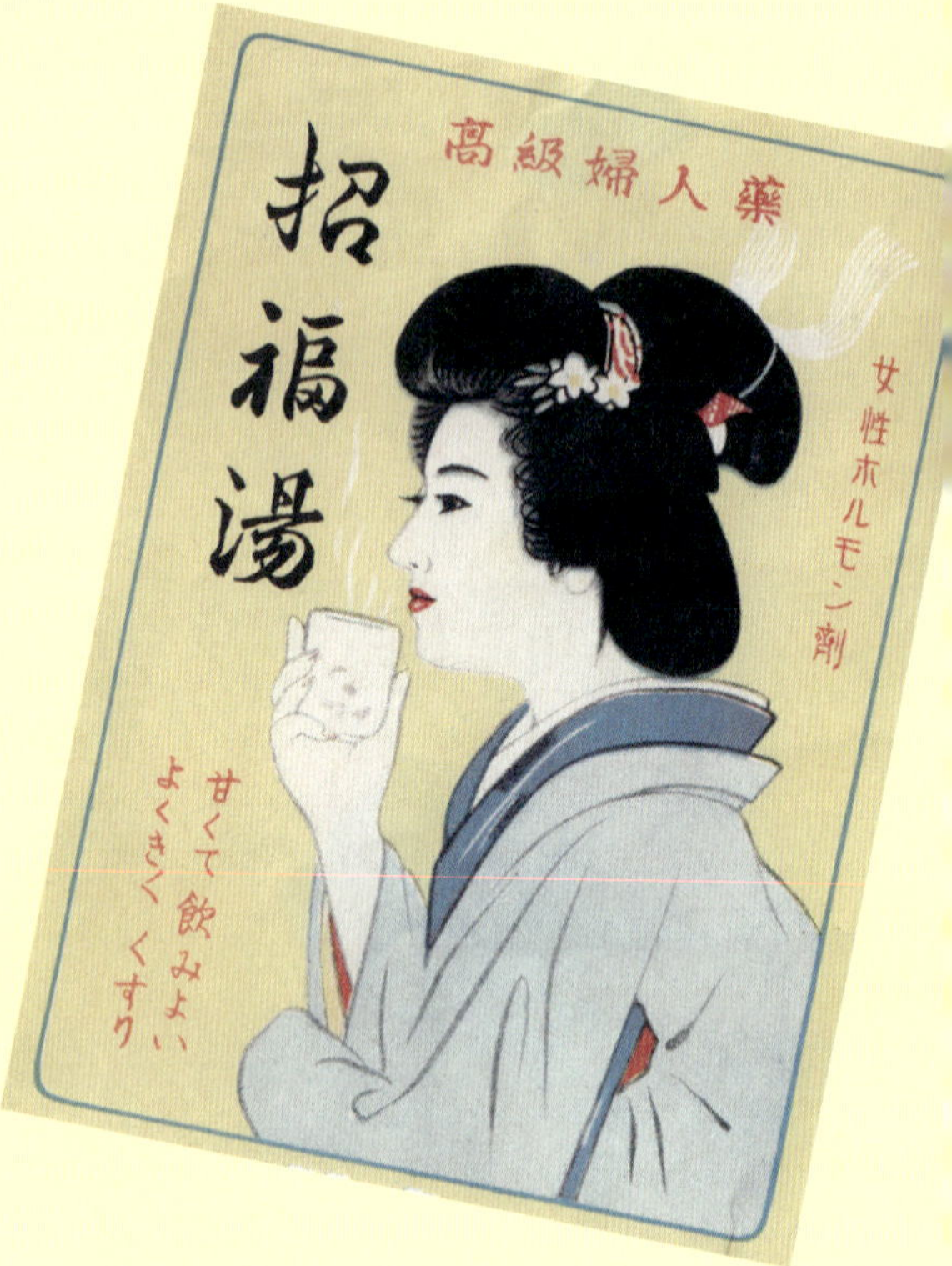

1

時代絵が多い婦人薬

4　薬のパッケージ　婦人・小児用

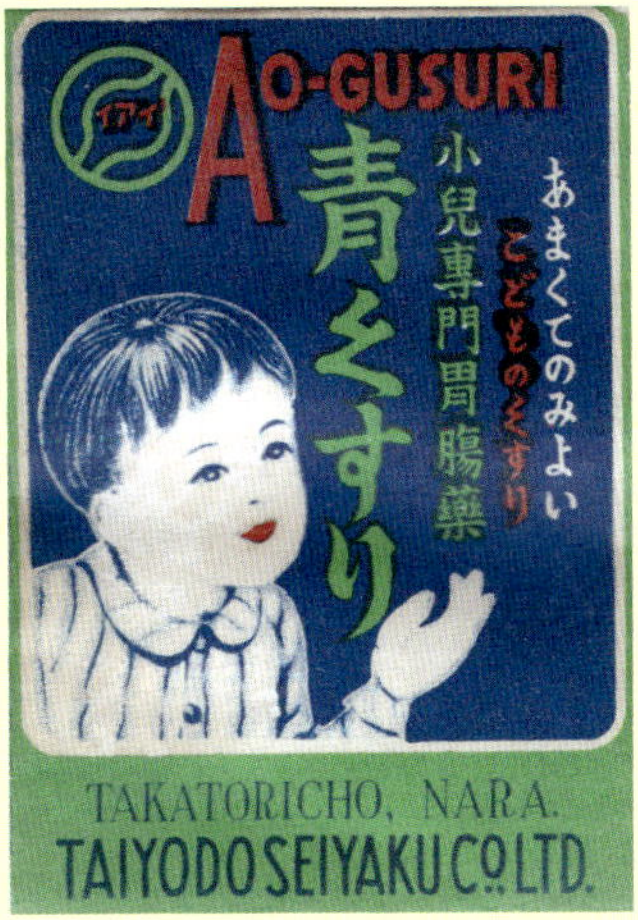

5

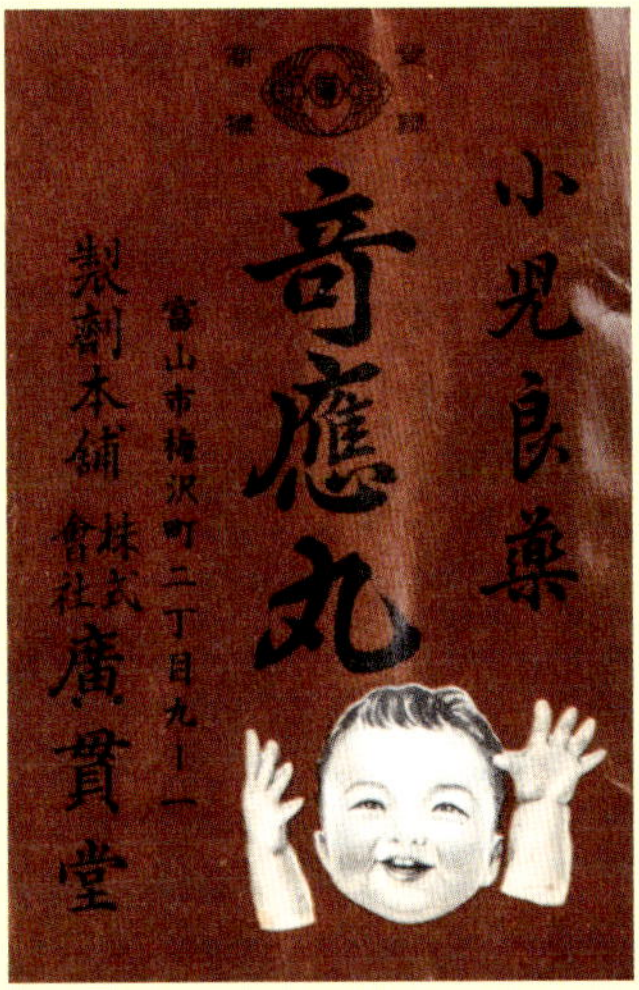

4

かわいい子どもたち

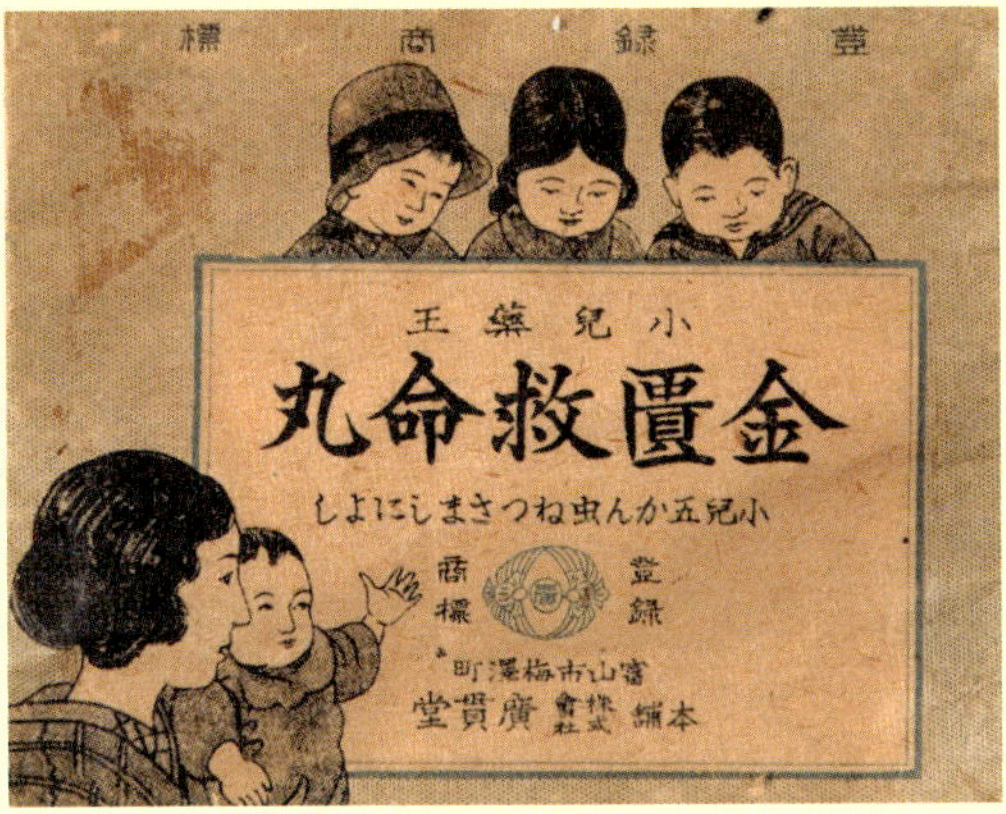

6

下痢や食あたりには、赤い円をモチーフにしたデザインや、でっぷりとした「お腹」が印象的な布袋様をモチーフにしたデザインが多く見られました。また、頭痛・歯痛や咳の薬に美人画が描かれていたのとは対照的に、お腹が痛くて苦しむおじさんがよく描かれていました。

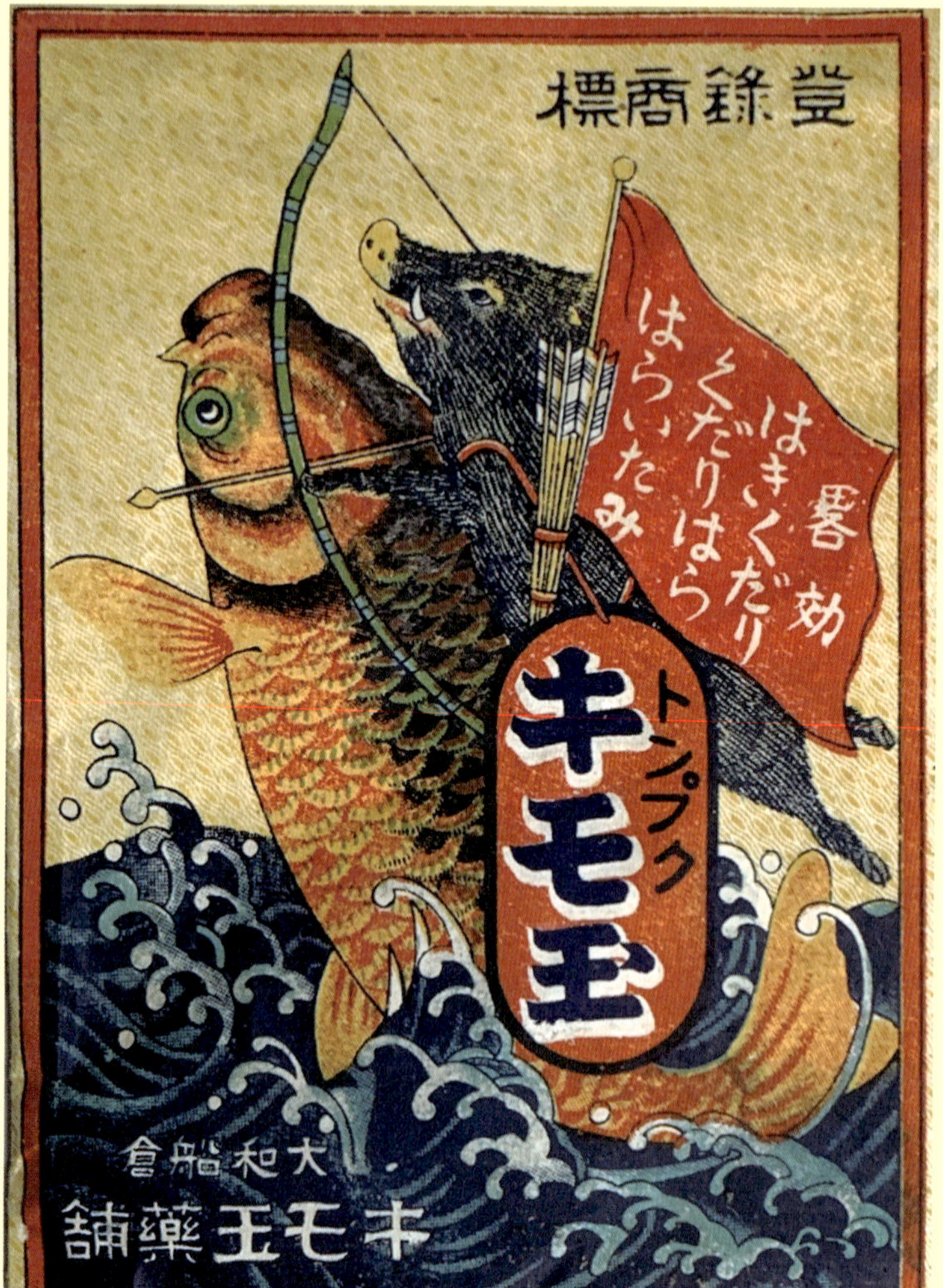

1

躍動感あふれるイノシシ

5 薬のパッケージ　食あたり

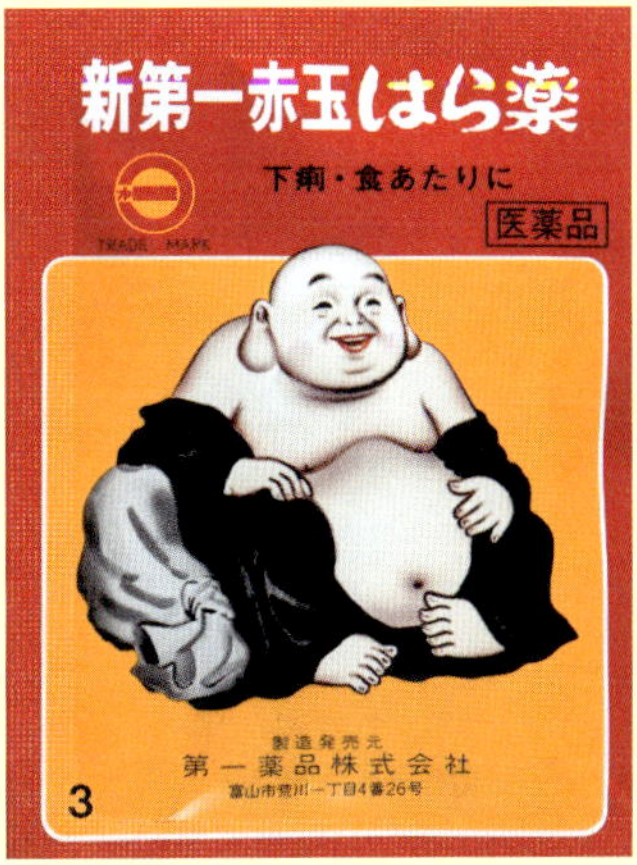

4

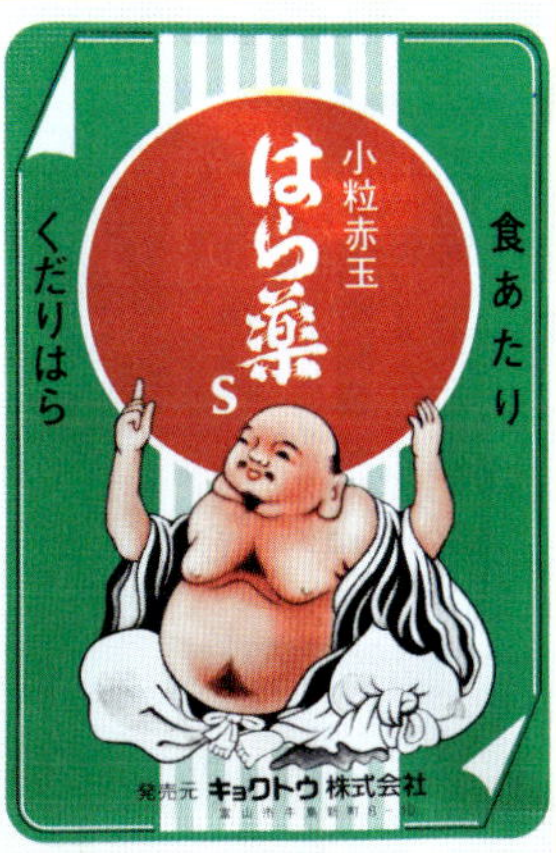

2

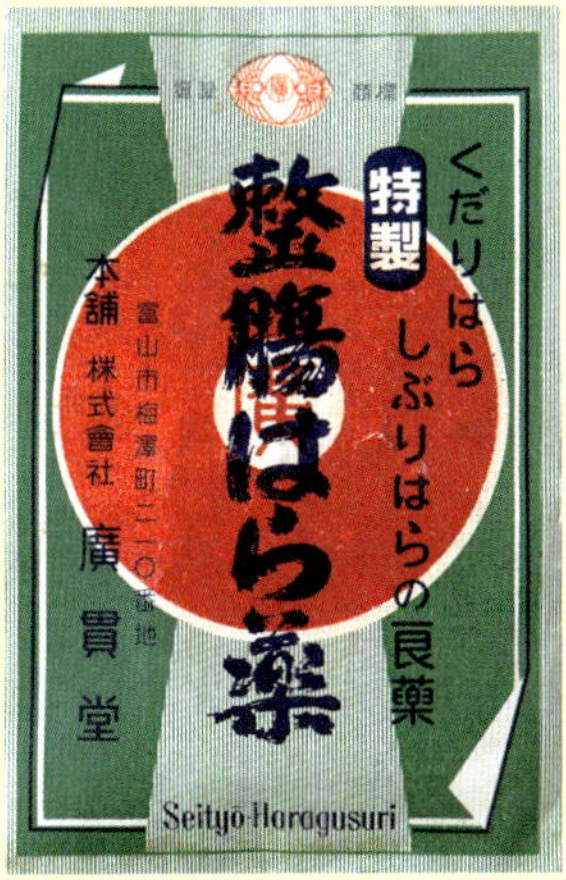

5

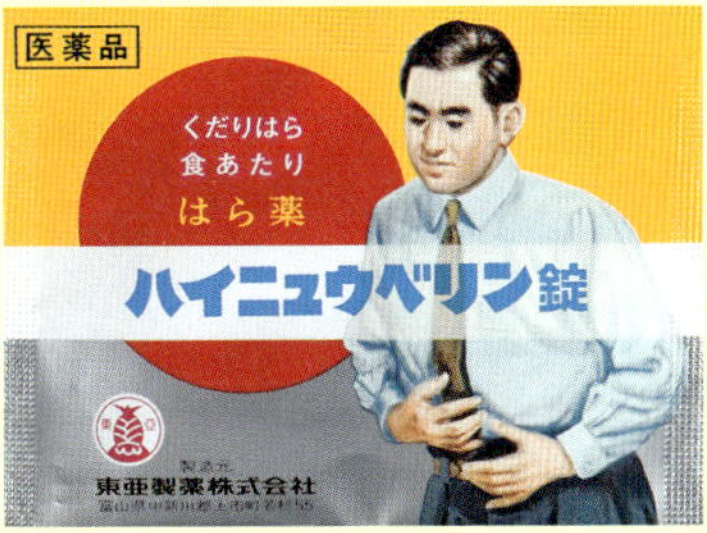

3

薬の形をモチーフにした
赤い丸のデザイン

胃腸薬には、健胃作用があると言われた「熊《くま》の胆《い》」が原料として使われていたことから、熊のイラストをモチーフにしたパッケージデザインが主流です。リアルなイラストからピクト風のものまで、さまざまなデザインがありました。

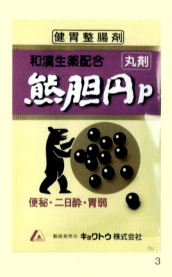

3

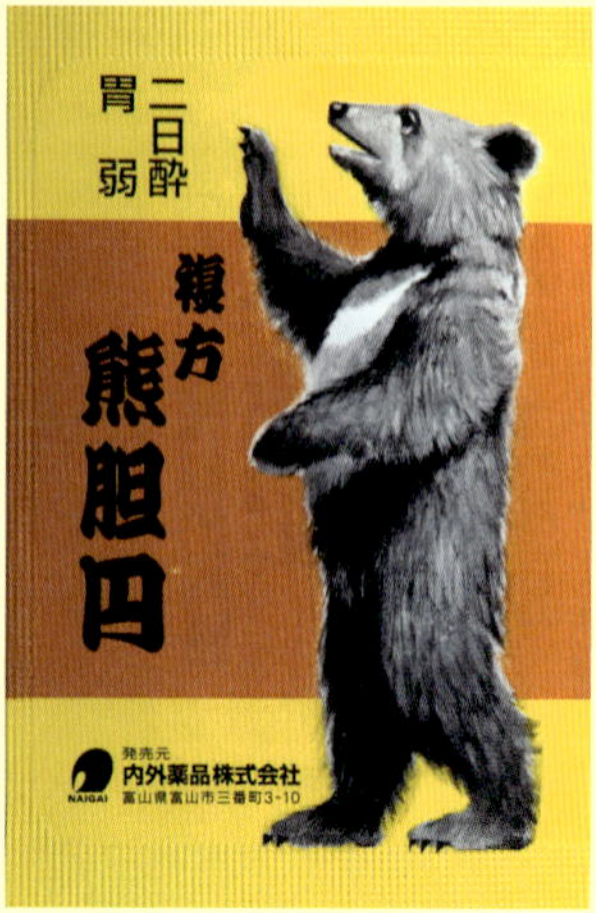

1

熊といえば胃腸薬！

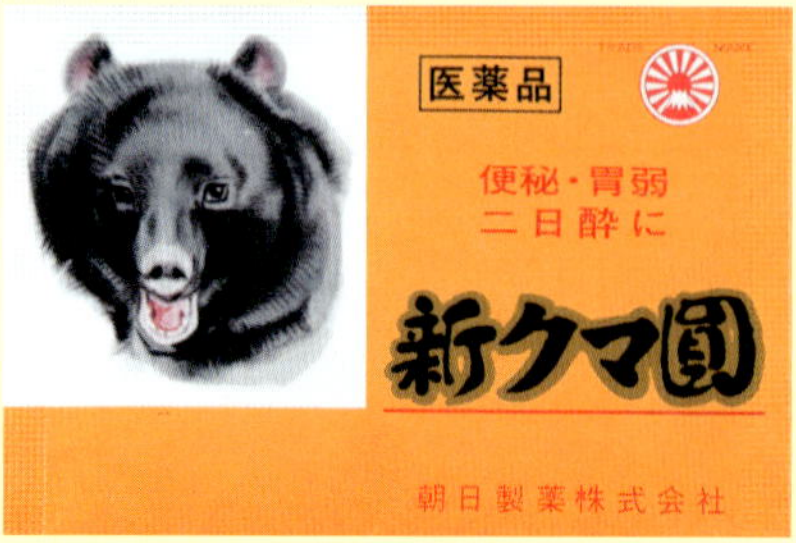

4

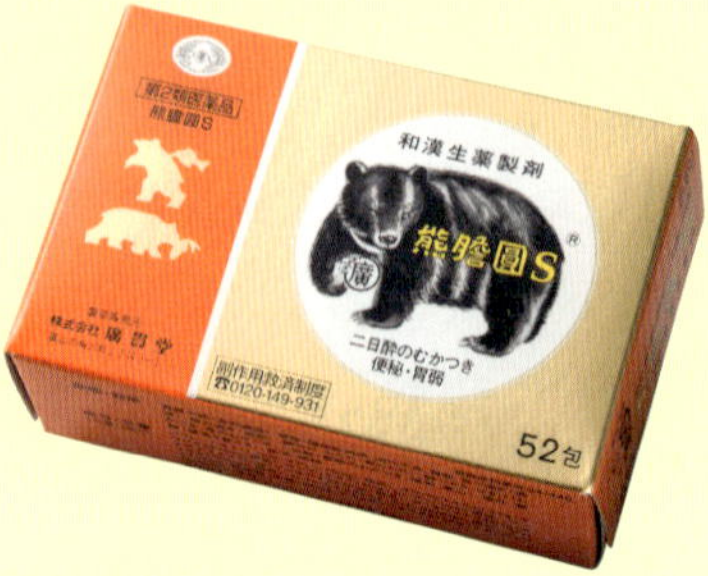

2

6 薬のパッケージ　胃弱

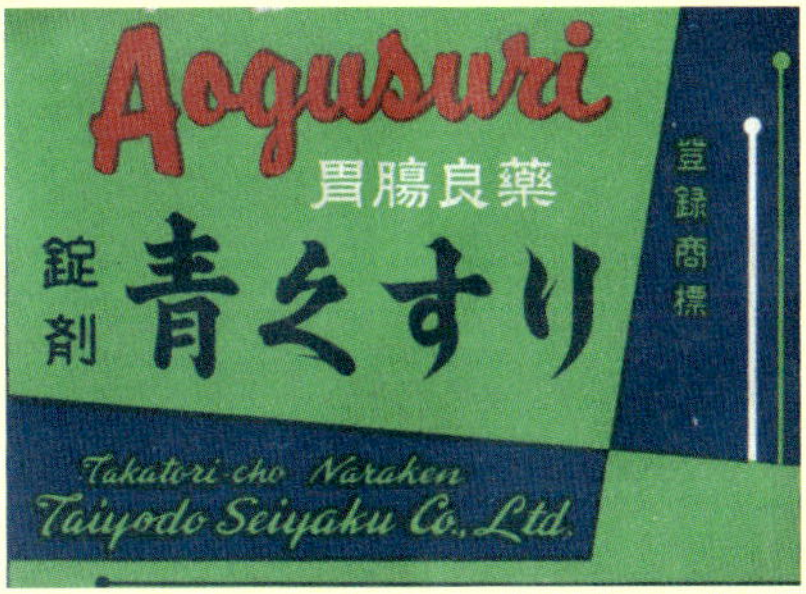

7

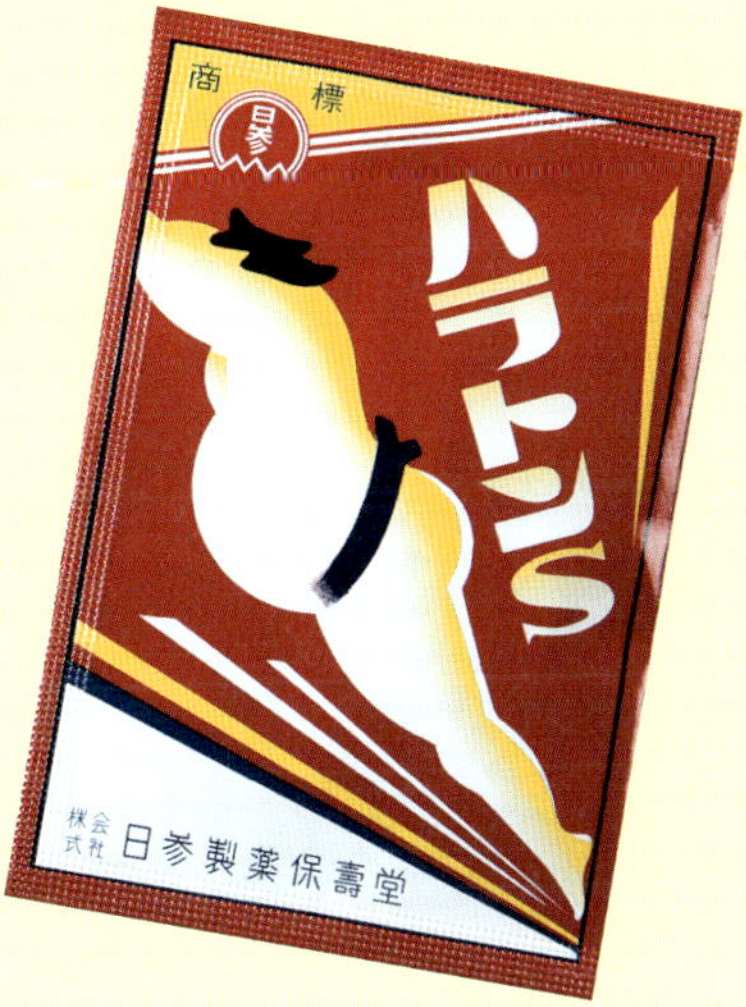

5

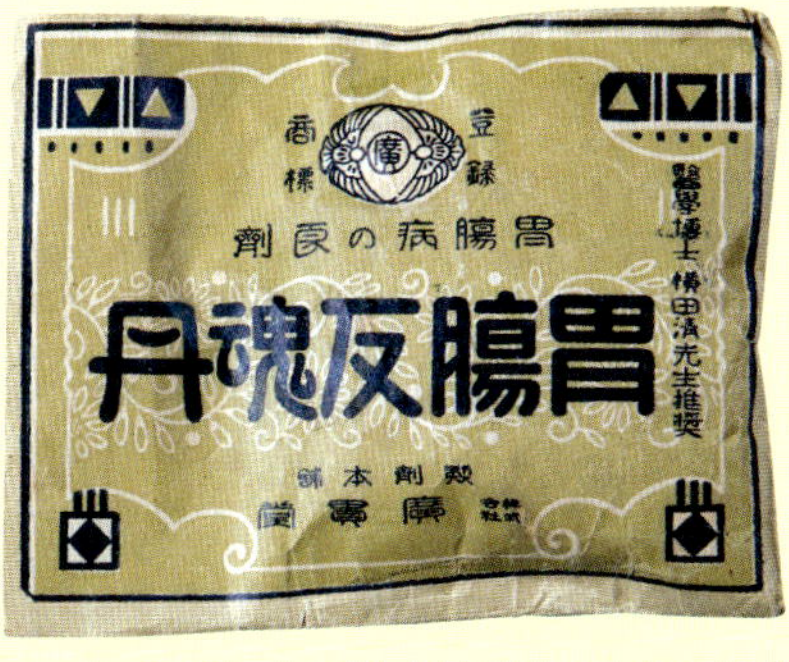

8

江戸時代に始まる反魂丹

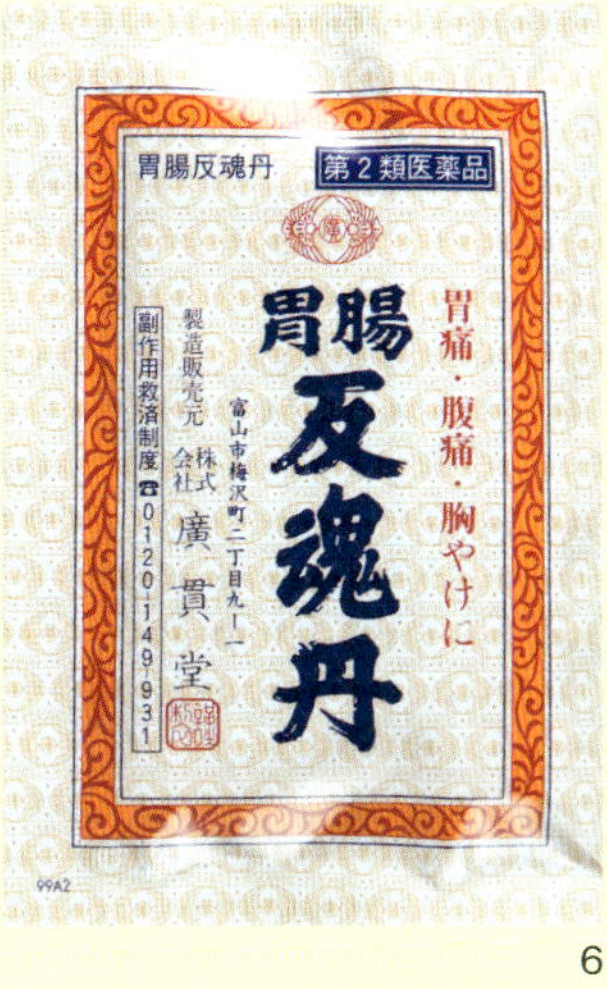

6

膏薬のパッケージには、「がまの油」として知られるガマや、膏薬の容れ物として使われた貝が描かれたものがあります。また、昔は農薬を使わず有機肥料を用いて農作物を作っていたために、回虫などの寄生虫も珍しくなく、「虫下し」はポピュラーな薬として知られていました。

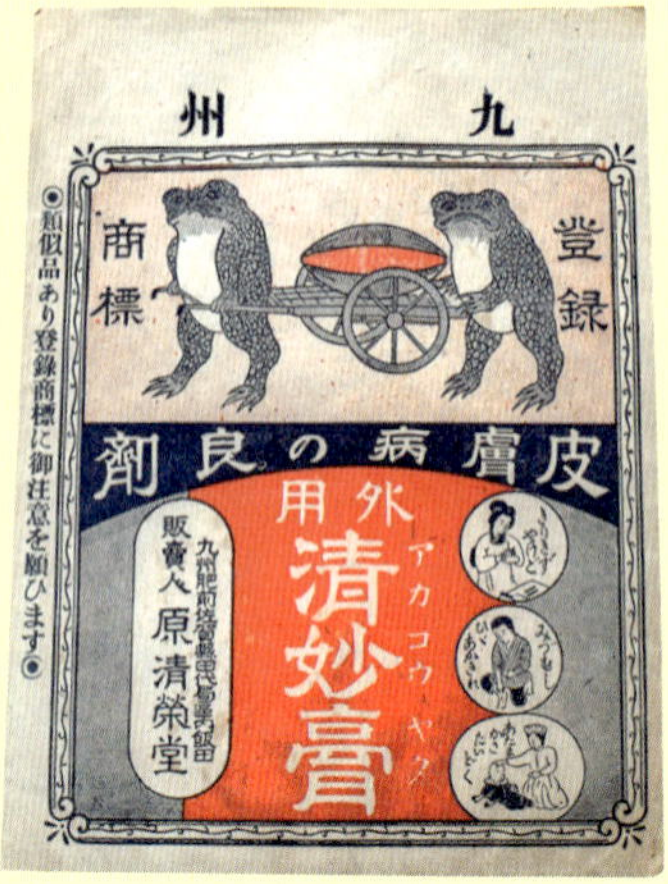

貝を運ぶガマ

1

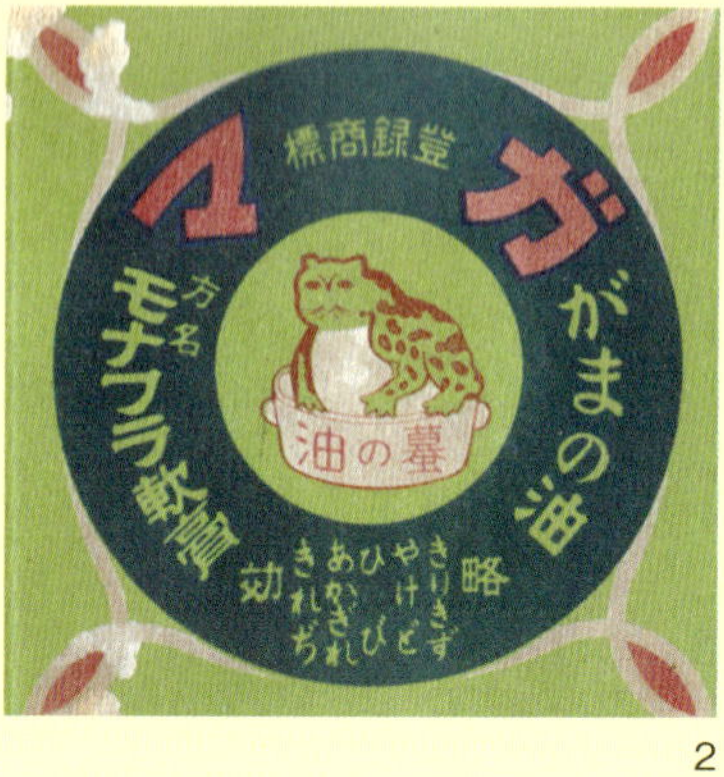

2

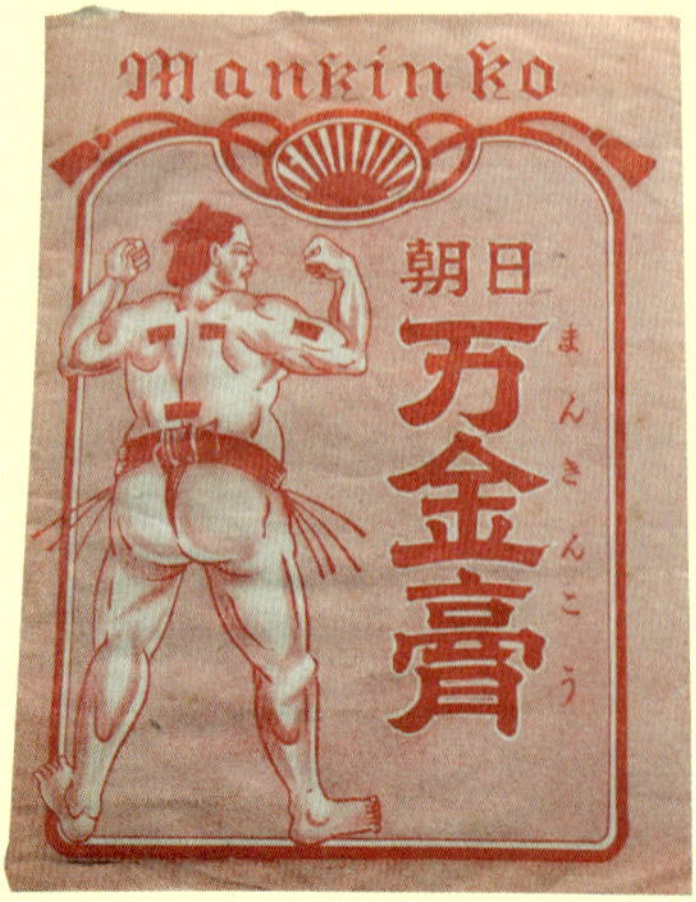

力持ちの痛みも癒す

3

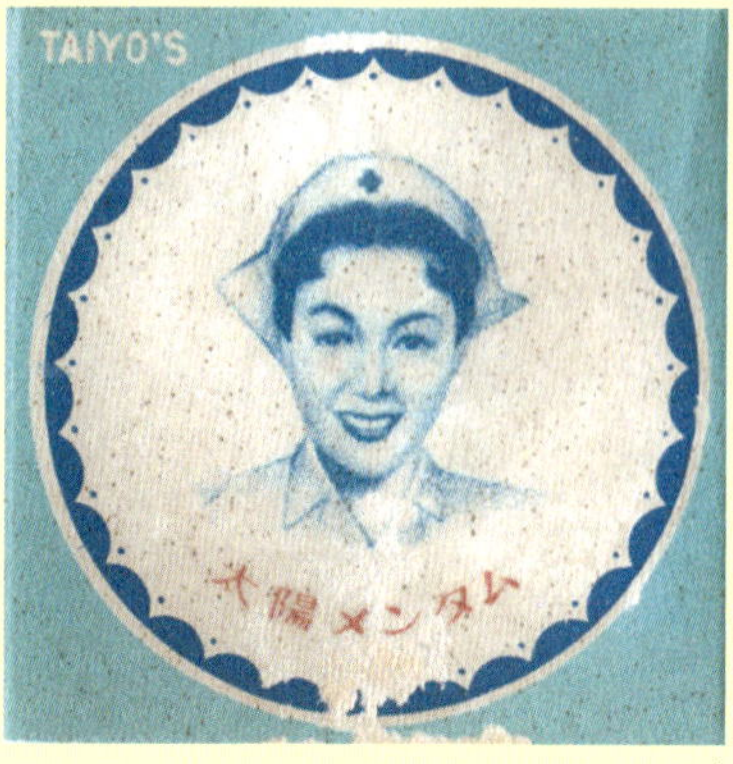

4

7　薬のパッケージ　膏薬・虫下し

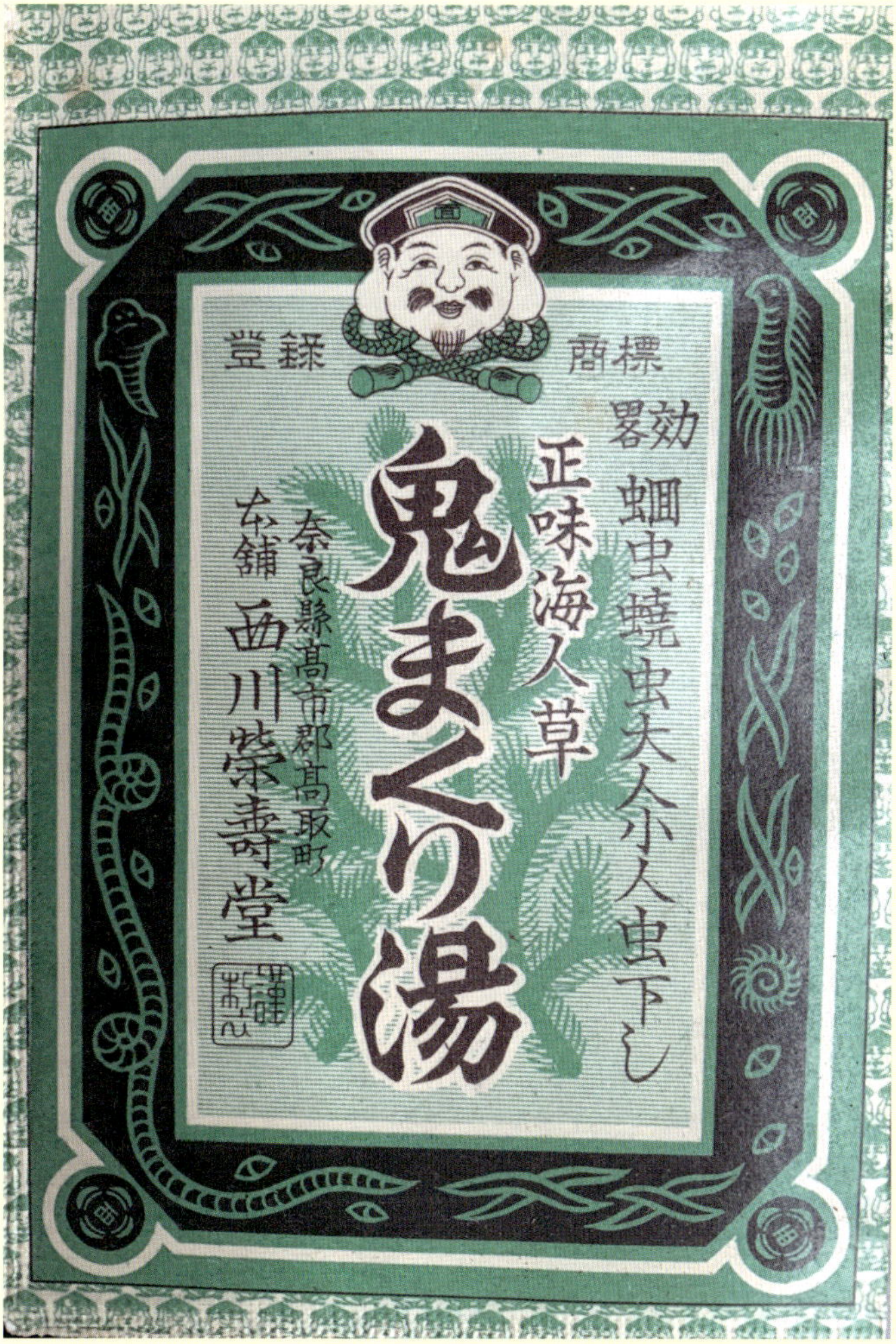

「まくり」は海藻の海人草《かいにんそう》のこと

5

薬が大量生産をされる明治以前は、売薬さん自ら販売する薬を作っていました。ここでは、富山市売薬資料館に所蔵されている製薬道具の一部をご紹介します。ここに取り上げられた道具のほかにも甕、鍋、鉢などがあり、原料の仕入れから袋詰めに至るまでを一貫して行っていました。

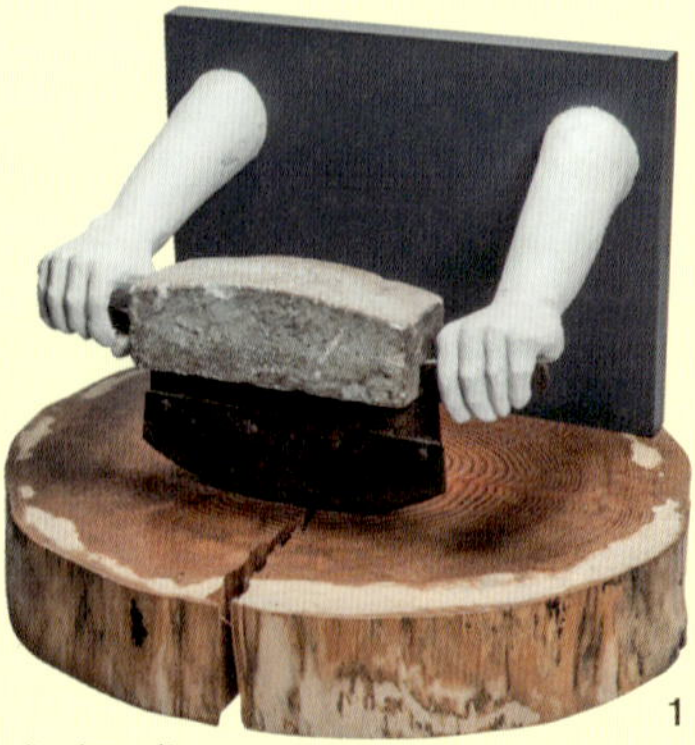

1

両手切《りょうてぎ》り

原料を刻む道具。薬種問屋から仕入れた生薬を粗切りするもの。弓型の刃に重石が付いており、左右に揺らして石の重さで硬い生薬を刻むことができた。

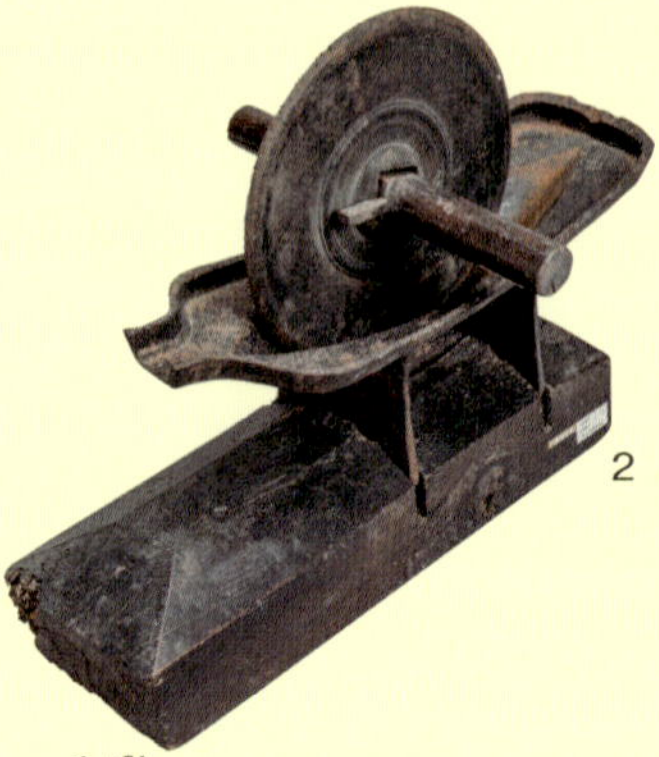

2

薬研《やげん》

生薬をさらに細かくすりつぶすための道具。V字形の溝に生薬を入れ、円盤を転がしてすりつぶした。

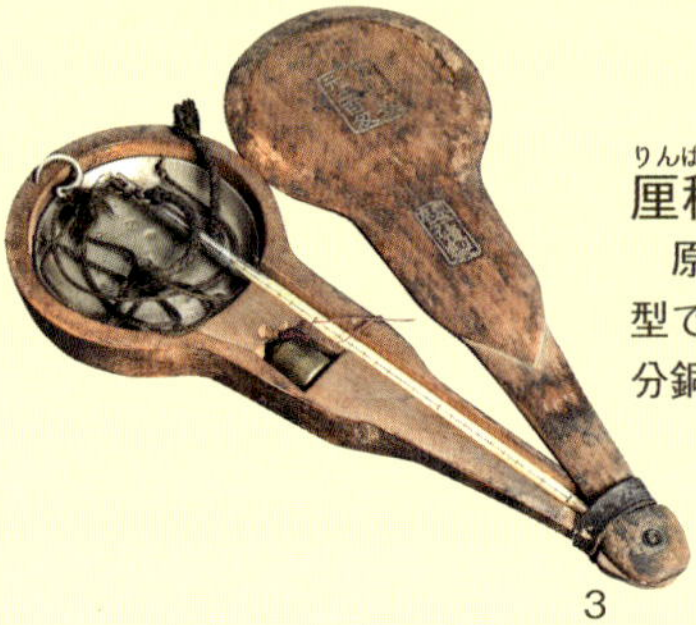

3

厘秤《りんばかり》

原料や製品の量を量る道具。秤のなかでも小型で、少量を量るために用いられた。箱のなかに、分銅と棹、皿が納められており、携行もできる。

8 薬ができるまで　昔

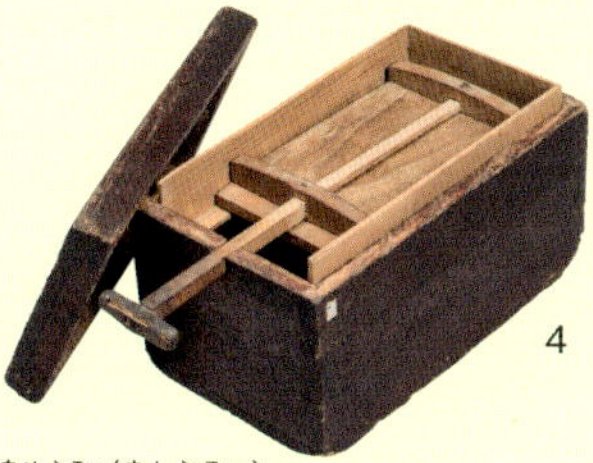

4

絹篩《きぬふるい(きんぷるい)》

粉状になった原料を、目を通して粗いものやゴミをより分ける道具。原料を中箱に入れた後、蓋をかぶせて、把手を押し引きして使う。絹目を通るほど細かくなった貴重な原料が飛び散らないようふるいにかける際に用いられた。

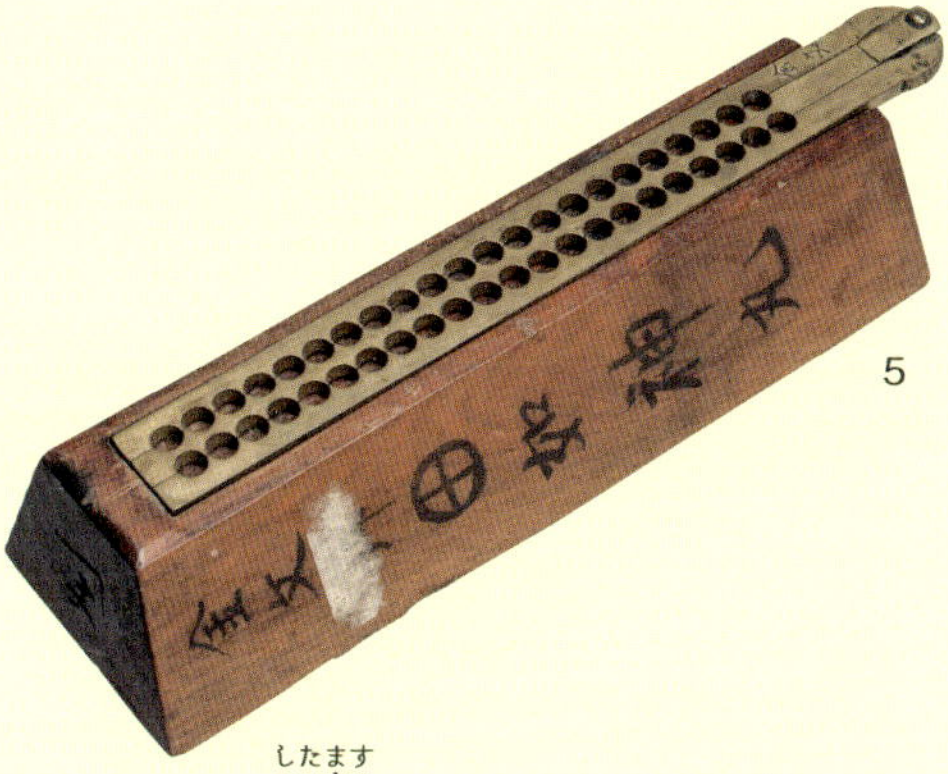

5

下枡《したます》

丸薬を成型するための道具。粉状の原料に米粉などのつなぎを入れて練り合せた後、丸穴に押し込み型を取る。木製の台に差し込まれた型は扇状に開く。大きさが揃った薬に上から板で円を描くことにより、丸薬が一度に数個出来上がった。

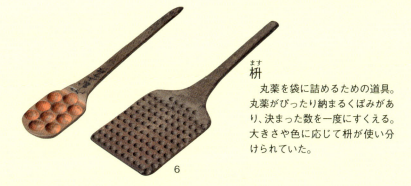

6

枡《ます》

丸薬を袋に詰めるための道具。丸薬がぴったり納まるくぼみがあり、決まった数を一度にすくえる。大きさや色に応じて枡が使い分けられていた。

明治政府の政策によって薬を作ることと売ることが分けられ、薬は手作業から工場生産へと移り変わっていきました。機械を用いることによって効率的に大量の薬を製造することができるようになりましたが、やはり最後は人の目や手でその品質を保っています。ここでは富山めぐみ製薬の錠剤を作る工程の一部をご紹介します。

①秤量《ひょうりょう》

配置薬には貴重な生薬が使われており、一つの錠剤には1000分の1グラム単位で有効成分が配合されている。ここでは原料ごとに正確な量が量られる。

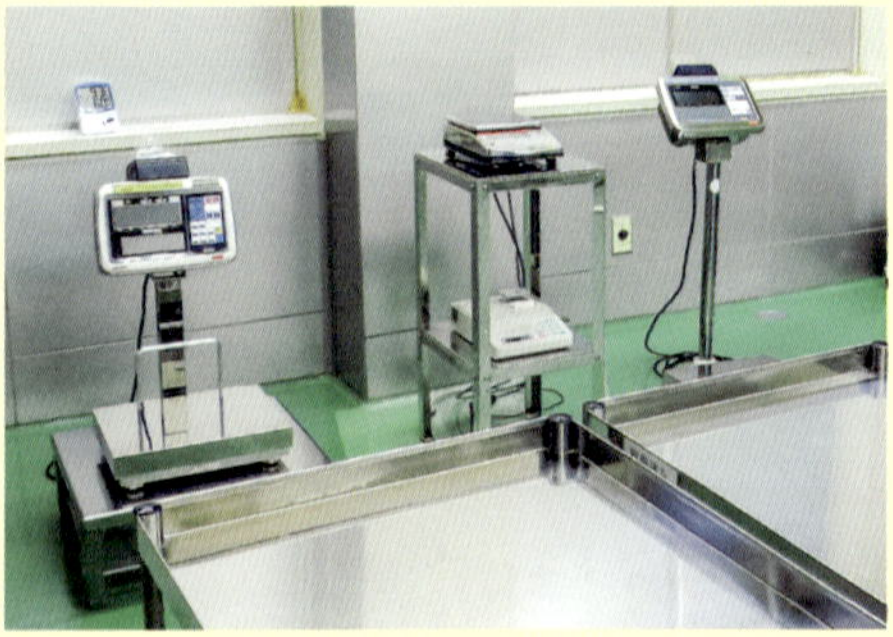

1

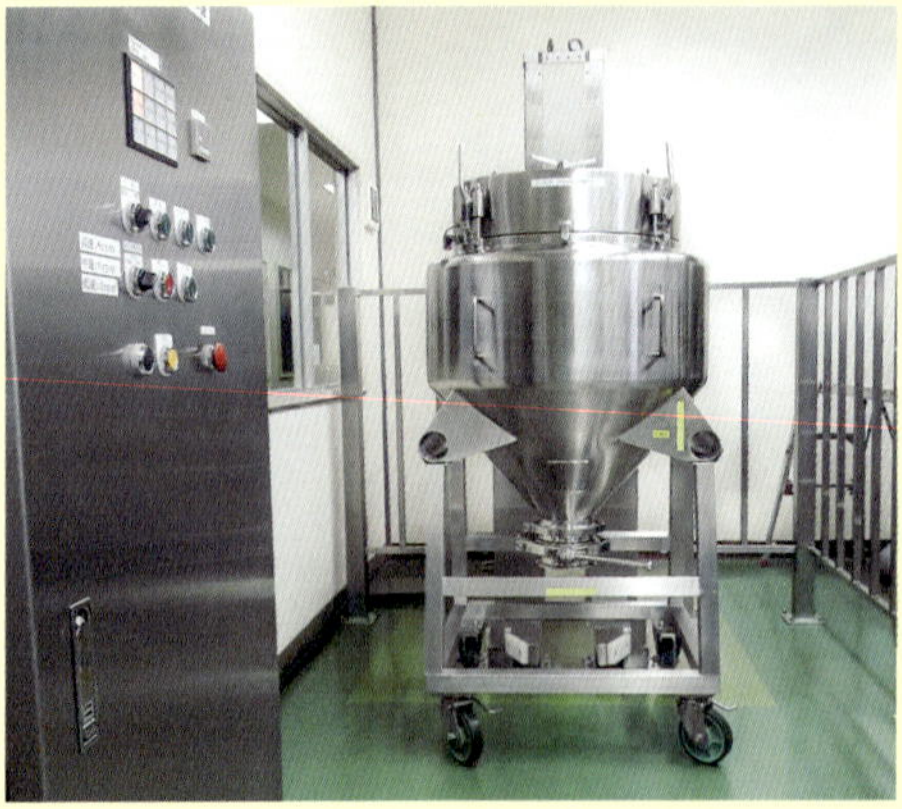

2

②混合

サラサラな粒子となった原料を薬の処方に合わせて配合する。コンテナの部分に各原料を入れ、それを回転させることでムラなく混ぜる。

③打錠《だじょう》

混ぜ合わせた原料を型に入れて押し固め、錠剤の形にする。原料が入る型は円状に複数個配置されており、回転することによって効率的かつスピーディーに1日40万錠もの薬を製造している。

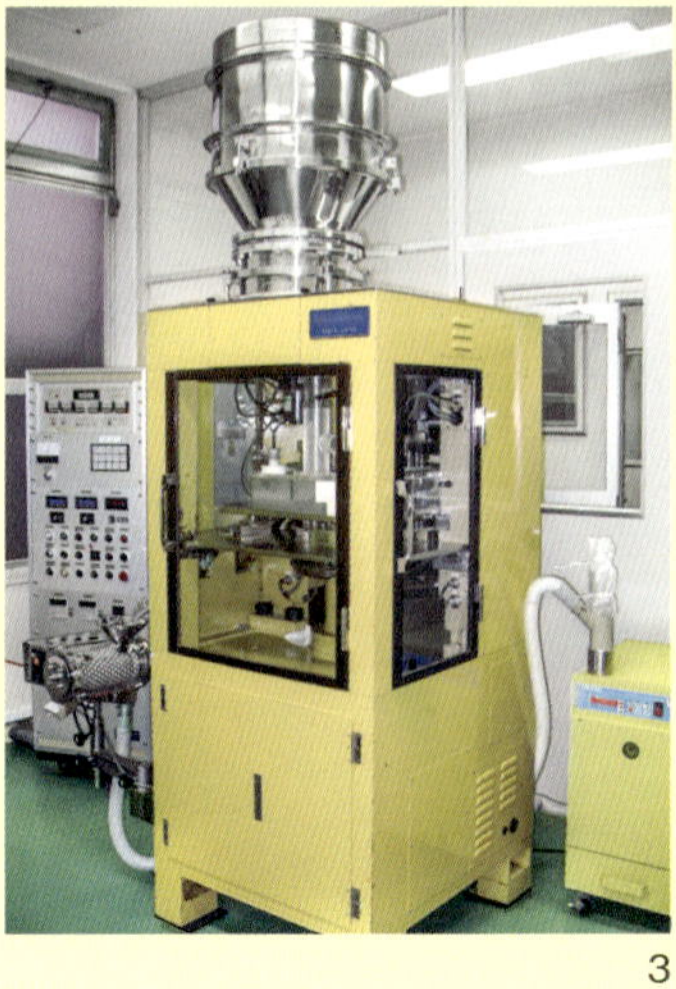

3

9　薬ができるまで　今

④検品

ベルトコンベヤーで運ばれる錠剤を人の目で見て異常がないかチェックする。ヒビや欠けなどがあったら取り除く。集中力を要する作業だ。

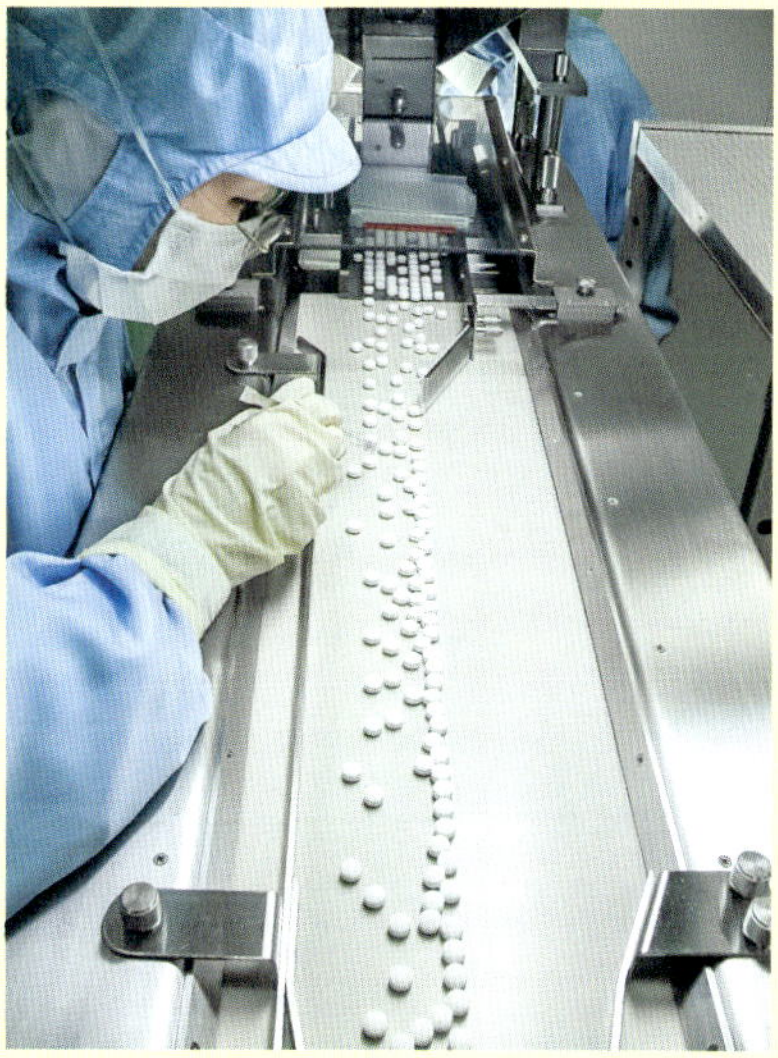

4

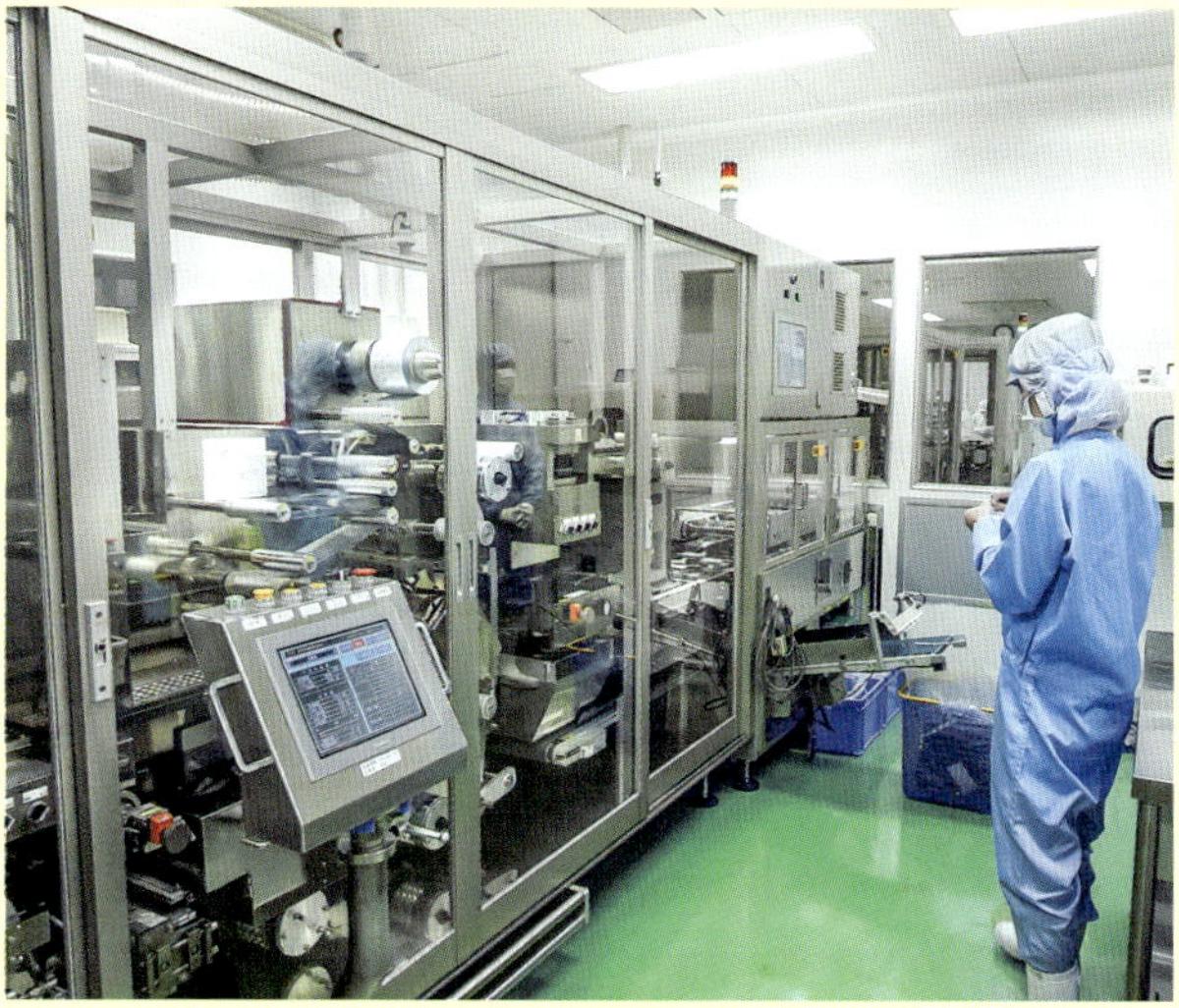

5

⑤PTP

PTPはPress Through Packageの略で薬の包装形態の一つ。等間隔に並べられた錠剤をプラスチックとアルミで挟む。薬を押し出して必要な分だけ取り出せるため、錠剤の保管に適している。これらを外箱に入れれば完成だ。

配置員にとって得意先回りは重要な仕事。預箱（薬箱）を置いた得意先を訪ねます。箱の中を点検し、使用期限が迫った薬を新しいものに交換するほか、薬の種類、個数、売掛金などの記入、売れた薬の集金が主な仕事です。

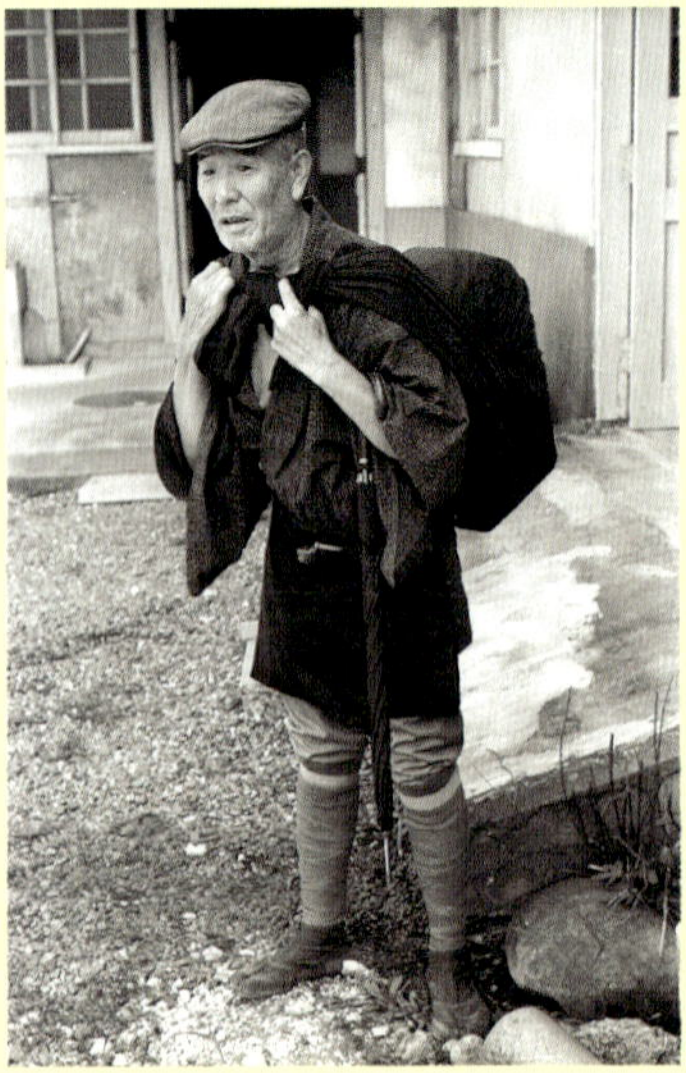

1

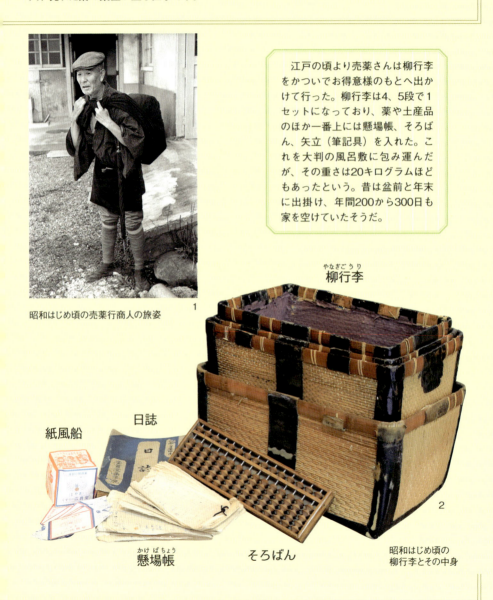

昭和はじめ頃の売薬行商人の旅姿

江戸の頃より売薬さんは柳行李をかついでお得意様のもとへ出かけて行った。柳行李は4、5段で1セットになっており、薬や土産品のほか一番上には懸場帳、そろばん、矢立（筆記具）を入れた。これを大判の風呂敷に包み運んだが、その重さは20キログラムほどもあったという。昔は盆前と年末に出掛け、年間200から300日も家を空けていたそうだ。

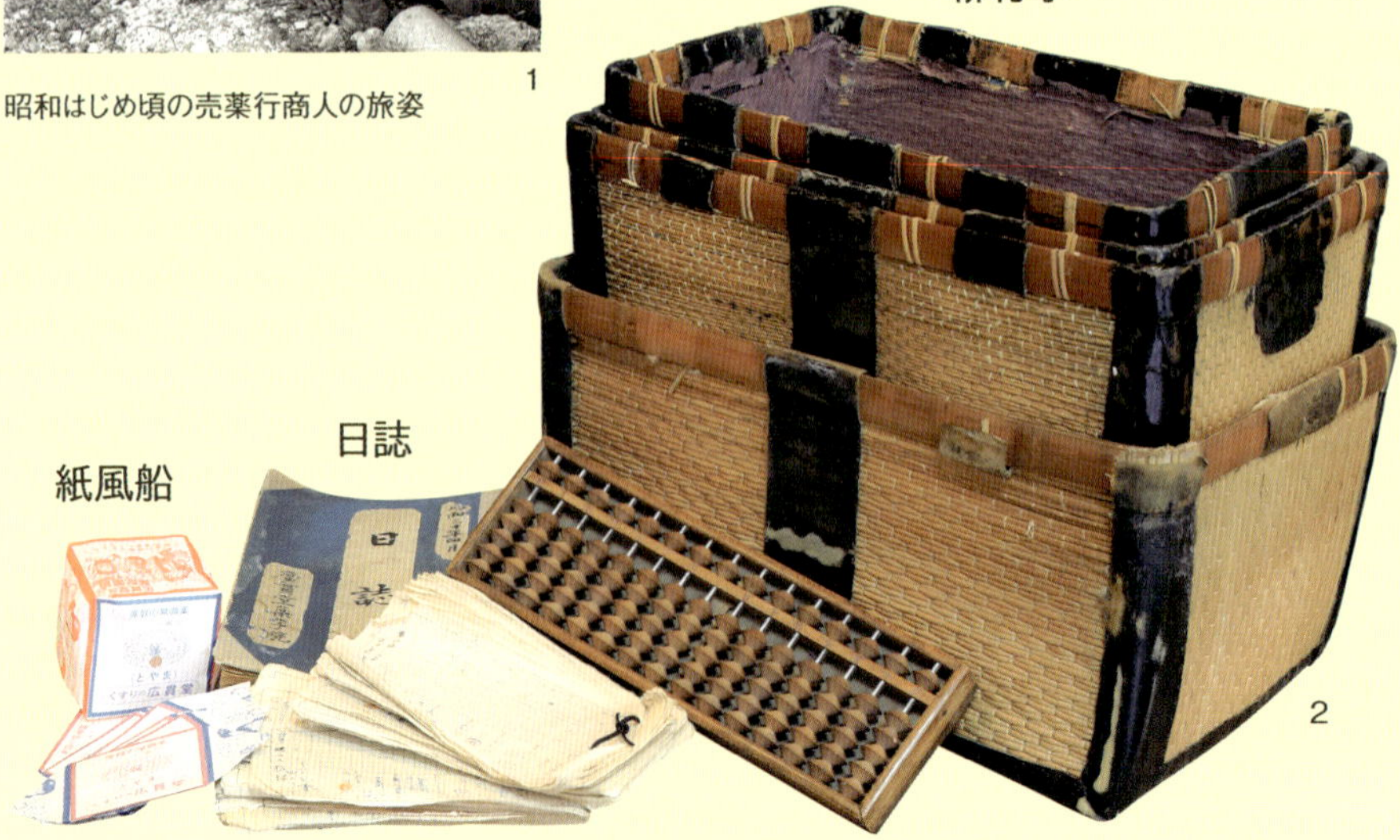

2

昭和はじめ頃の
柳行李とその中身

10 得意先回りのスタイル

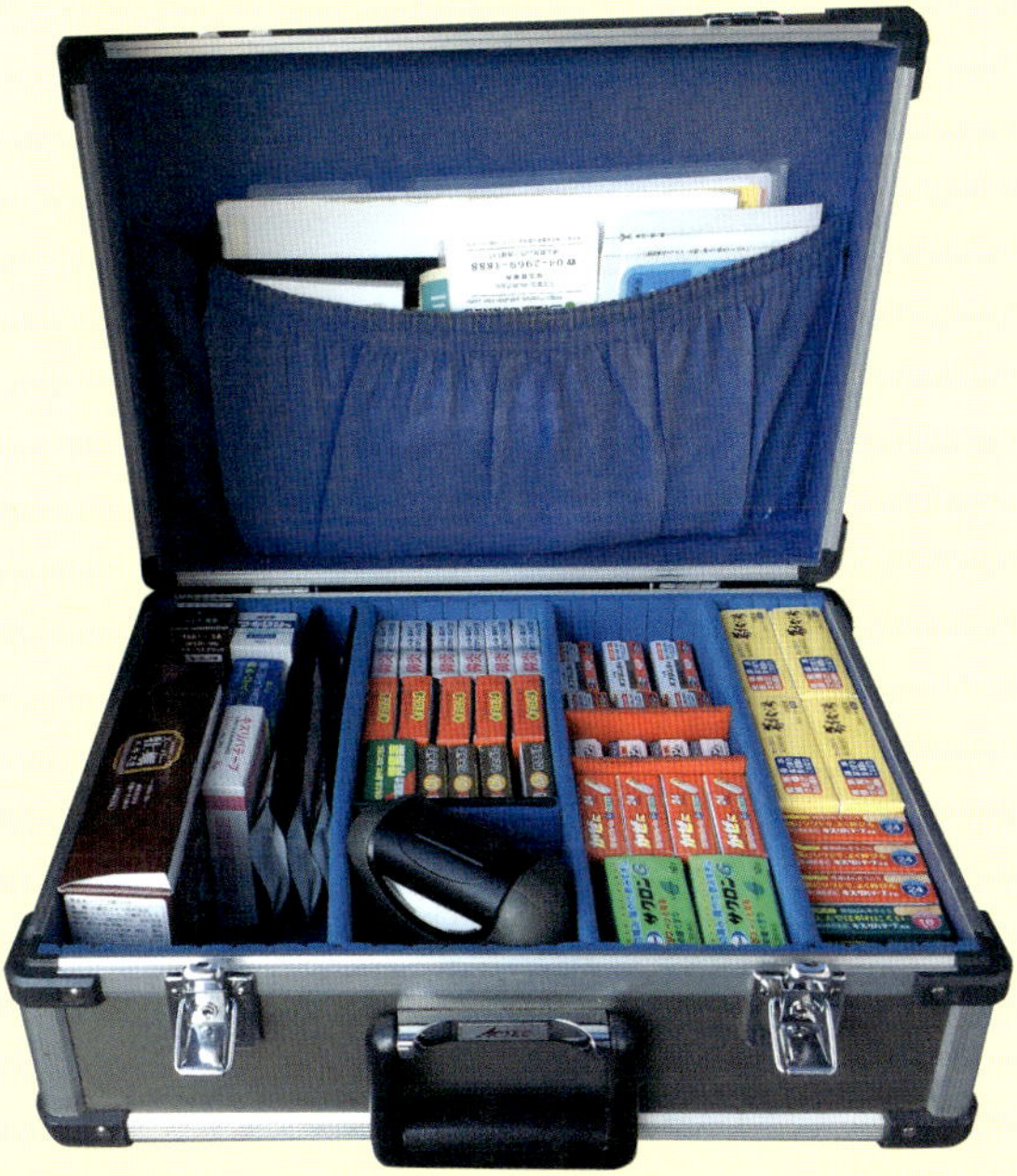

3
手前中央に見えるのはモバイルプリンター。その場で領収書などを出力し、お客様に手渡す

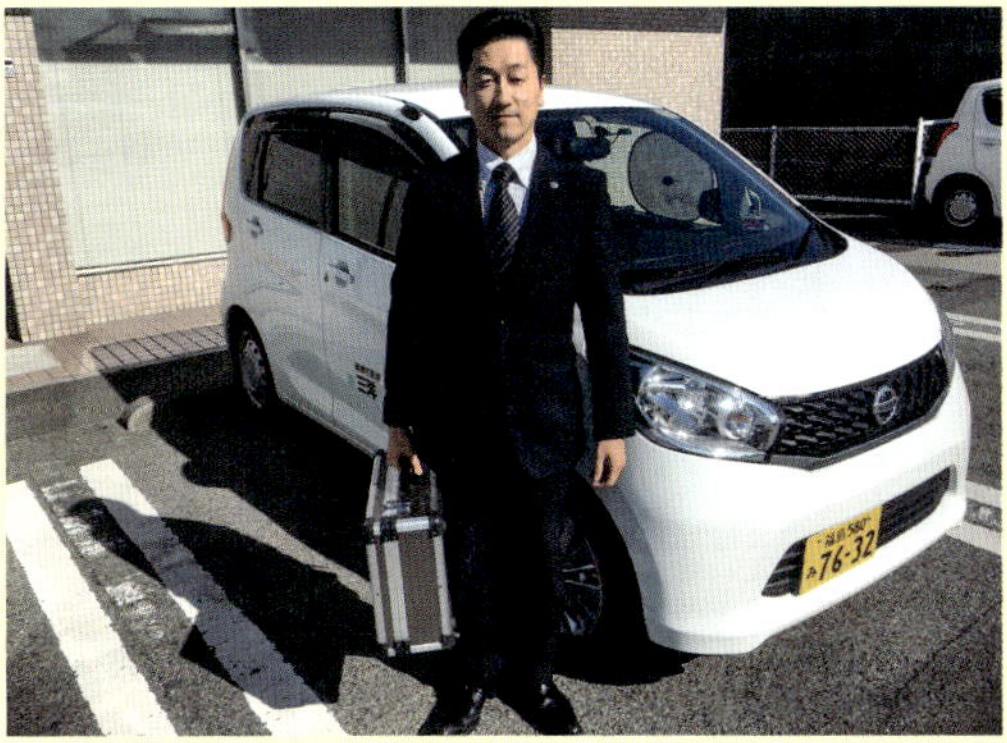

4
主な移動手段は徒歩、自転車、バイクと経て、今は車

柳行李からアタッシュケースに変わっていったのは、昭和40年頃だという。車での移動が主流となり、薬のほかにドリンク剤や水など重量のあるものもトランクに積んでお客様の元に届けられるようになった。

薬は袋に入れ、得意先に預けておきました。得意先ではひもを付け柱などに吊り下げていました。たくさんの薬を預けた上得意には袋ではなく桐箱に納めていましたが、時代とともに主流は預袋から預箱（預け袋、預け箱とも表記される）へと変わっていきました。箱の素材は木製のものから厚紙製、今ではプラスチックと丈夫で使いやすいものへと改良されています。

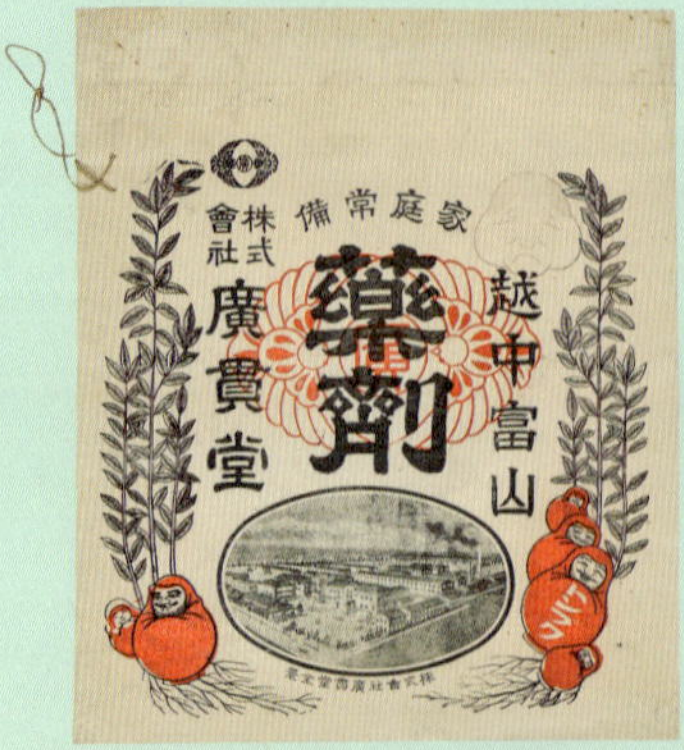

2

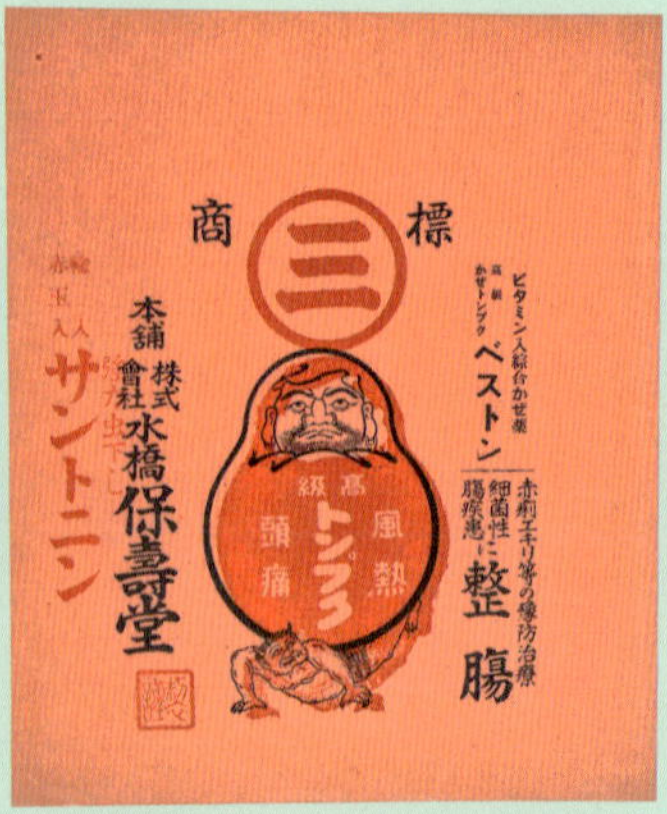

1

預袋の表には、会社名や商品名、目立つ絵柄が描かれていた。
上記は富山のもの

預袋

預箱

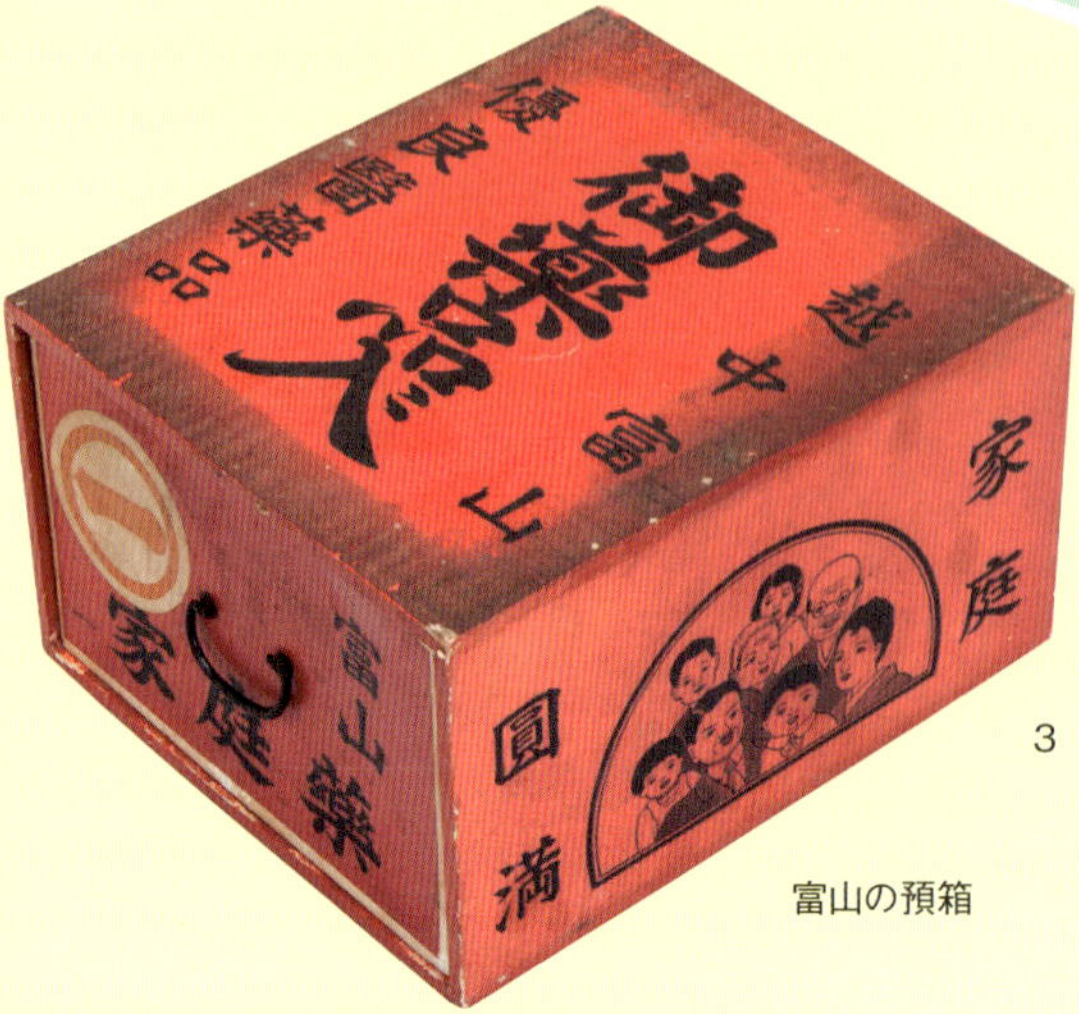

3

富山の預箱

11 預袋《あずけぶくろ》・預箱の移り変わり

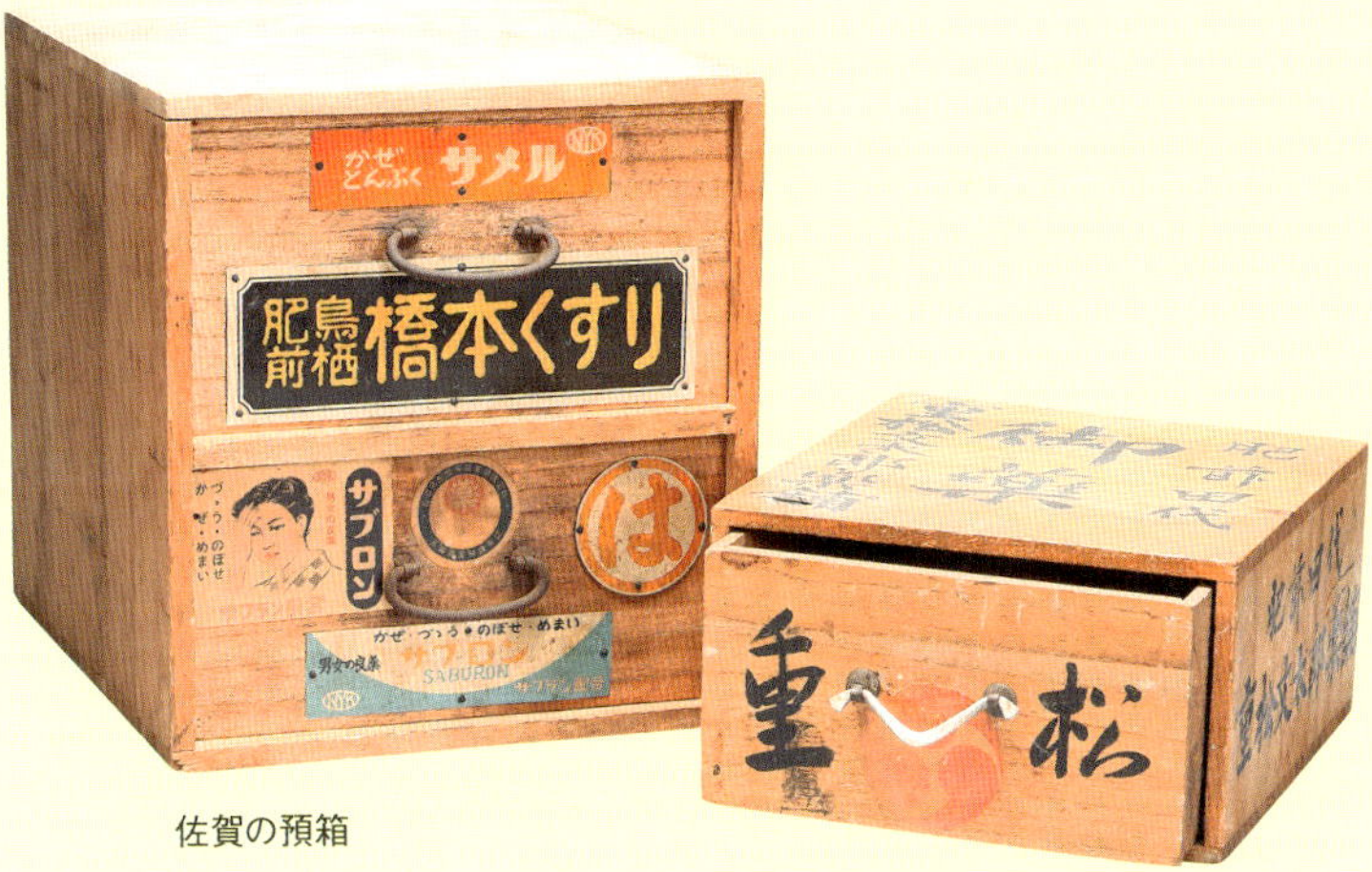

佐賀の預箱

4

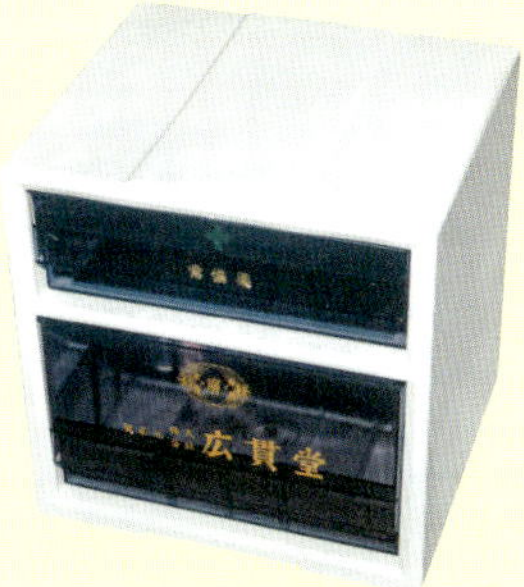

5

今はプラスチック製の
預箱が主流

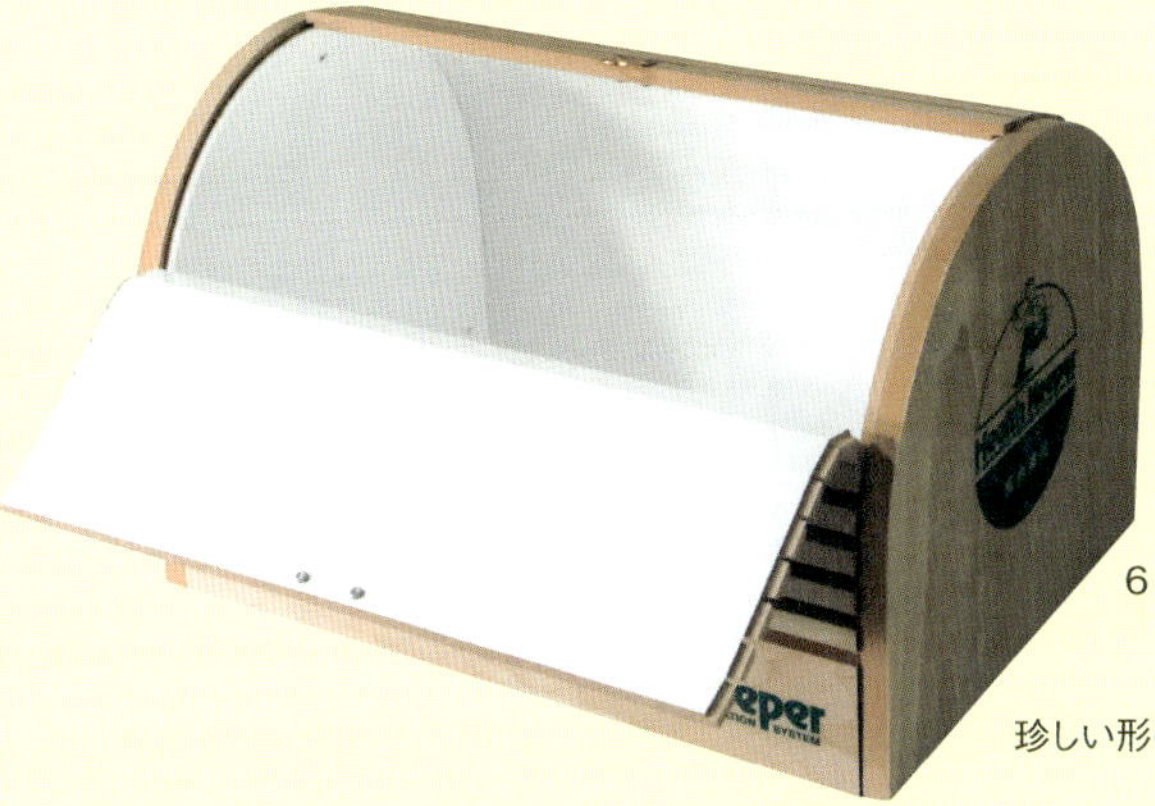

6

珍しい形の預箱

かつて全国を廻っていた売薬行商人は、「懸場帳」と呼ばれる薬の預け先の顧客名簿を持ち歩いていました。手書きの帳面は時代とともにデジタル化が進み、現在ではデータのクラウド管理などもできるようになっています。

得意先に預けた薬の名前と預けた数量

「光　十」➡「光明丸《こうみょうがん》 十」
「保　五」➡「保命丸《ほめいがん》又は保童丸《ほどうがん》 五」
「奇　十」➡「奇應丸《きおうがん》 十」
「膏　五」➡「膏薬 五」
「風　尓」➡「風ぐすり 二」
「萬　百口入」➡「萬金丹《まんきんたん》 百口入《ひゃくくちいり》」

幕末期の嘉永6（1853）年、椿本九郎兵衛氏が所持していた名前帳 ▶

濟（済）の印

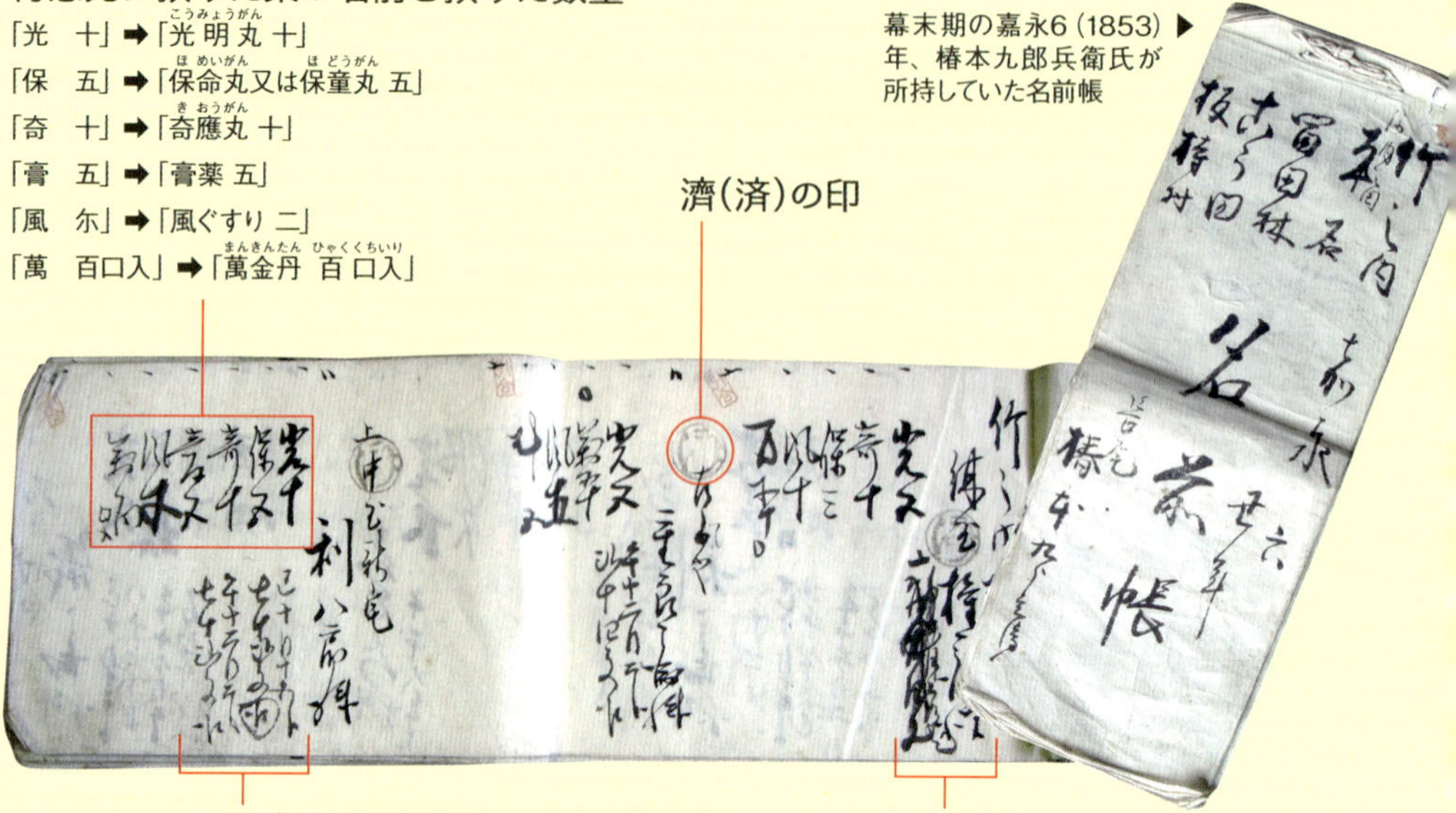

廻商日と集金額

氏名

1

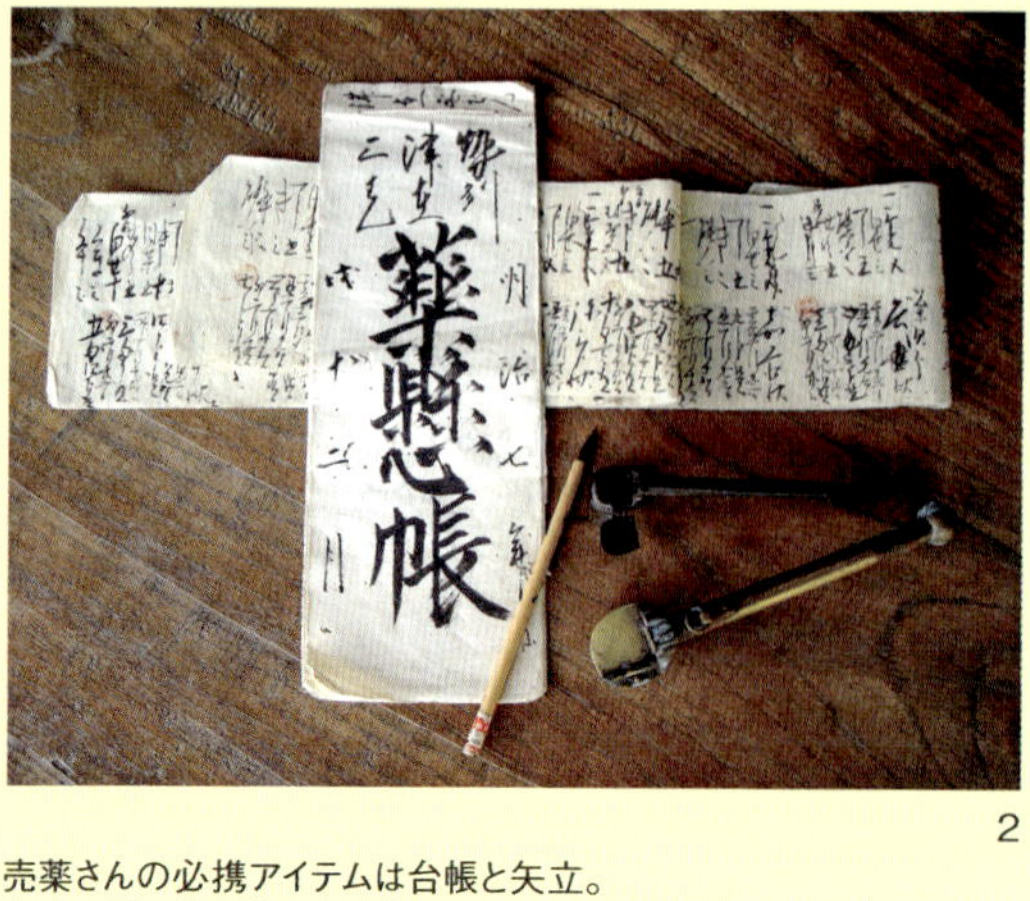

2

売薬さんの必携アイテムは台帳と矢立。
矢立は墨と筆を持ち歩く道具

江戸時代より売薬さんは台帳を用いて情報管理をしていた。台帳には顧客の住所、氏名および預けた薬の種類と数量を記したが、なかには健康状態や家族構成などを記したものもあった。懸場帳、名前帳、得意帳、配置帳など地域によってさまざまな呼び名が付けられている。

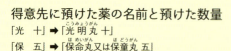

12 情報管理の今昔

「懸場帳」がデジタル化されたことで、データの一元管理ができるようになった。情報共有や分析などもできるようになり、個人業者はもちろん、規模の大きな法人業者でも在庫管理や販売促進に有効活用している。

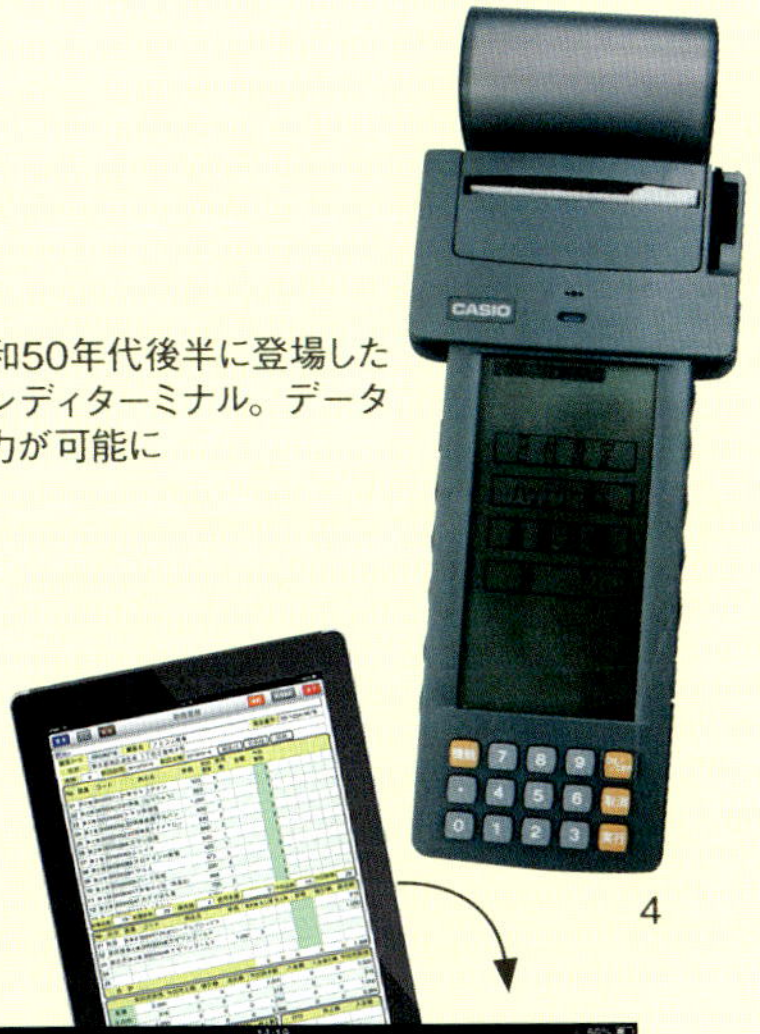

昭和50年代後半に登場したハンディターミナル。データ入力が可能に

4

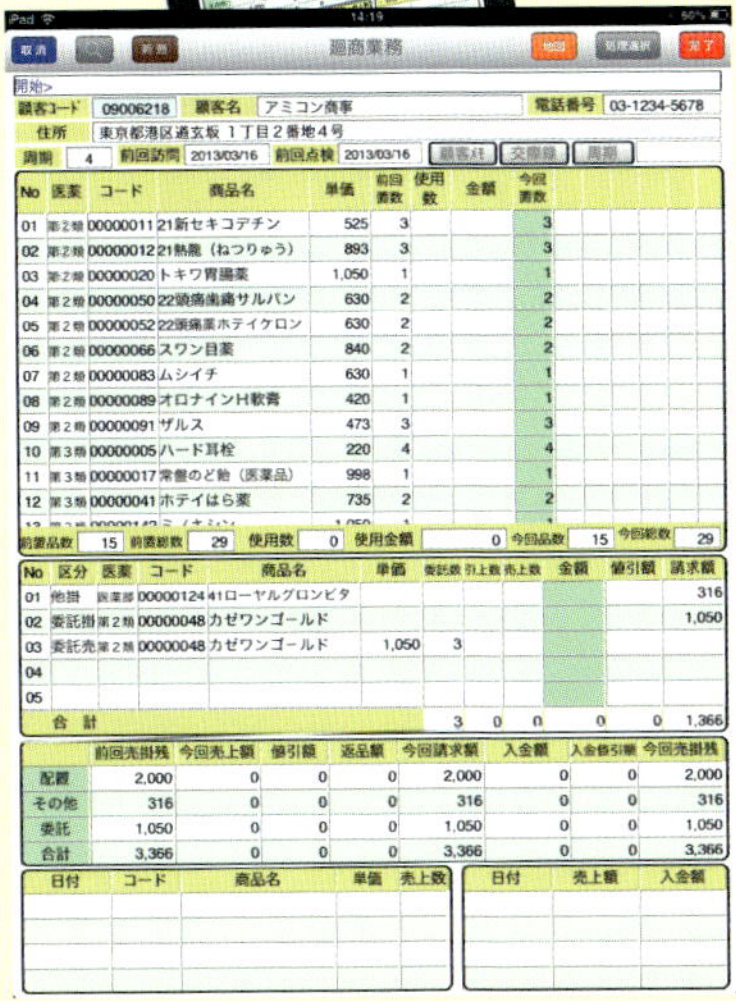

5

日本で発売された平成22（2010）年より普及してきたiPad

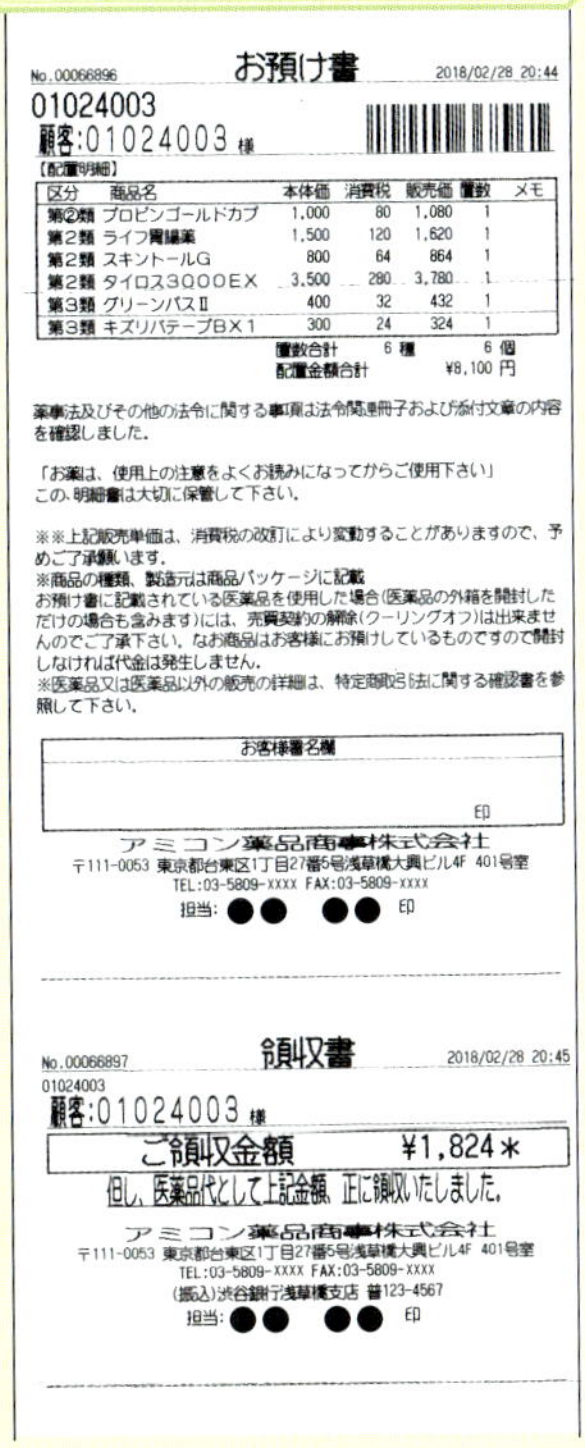

No.00066896 **お預け書** 2018/02/28 20:44

01024003

顧客:01024003 様

【配置明細】

区分	商品名	本体価	消費税	販売価	置数	メモ
第②類	プロピンゴールドカプ	1,000	80	1,080	1	
第2類	ライフ胃腸薬	1,500	120	1,620	1	
第2類	スキントールG	800	64	864	1	
第2類	タイロス3000EX	3,500	280	3,780	1	
第3類	グリーンパスII	400	32	432	1	
第3類	キズリバテープBX1	300	24	324	1	

置数合計 6 種 6 個

配置金額合計 ¥8,100 円

薬事法及びその他の法令に関する事項は法令関連冊子および添付文章の内容を確認しました。

「お薬は、使用上の注意をよくお読みになってからご使用下さい」
この明細書は大切に保管して下さい。

※※上記販売単価は、消費税の改訂により変動することがありますので、予めご了承願います。
※商品の種類、製造元は商品パッケージに記載
お預け書に記載されている医薬品を使用した場合(医薬品の外箱を開封しただけの場合も含みます)には、売買契約の解除(クーリングオフ)は出来ませんのでご了承下さい。なお商品はお客様にお預けしているものですので開封しなければ代金は発生しません。
※医薬品又は医薬品以外の販売の詳細は、特定商取引法に関する確認書を参照して下さい。

お客様署名欄

印

アミコン薬品商事株式会社
〒111-0053 東京都台東区1丁目27番5号浅草橋大興ビル4F 401号室
TEL:03-5809-XXXX FAX:03-5809-XXXX
担当: ●● ●● 印

No.00066897 **領収書** 2018/02/28 20:45

01024003

顧客:01024003 様

ご領収金額 ¥1,824*

但し、医薬品代として上記金額、正に領収いたしました。

アミコン薬品商事株式会社
〒111-0053 東京都台東区1丁目27番5号浅草橋大興ビル4F 401号室
TEL:03-5809-XXXX FAX:03-5809-XXXX
(振込)渋谷銀行浅草橋支店 普123-4567
担当: ●● ●● 印

3

点検時、お客様にお渡しするお預け書

売薬さんは薬とともに得意先への土産品を持参しました。富山売薬ではこれら売薬版画がおまけの始まりと言います。当初は歌川広重の「東海道五拾三次」の版木を使い摺りなおしたものや江戸・上方の版画を真似したものでしたが、その後、役者絵や暦など図柄も増えていきました。

＼原寸大／

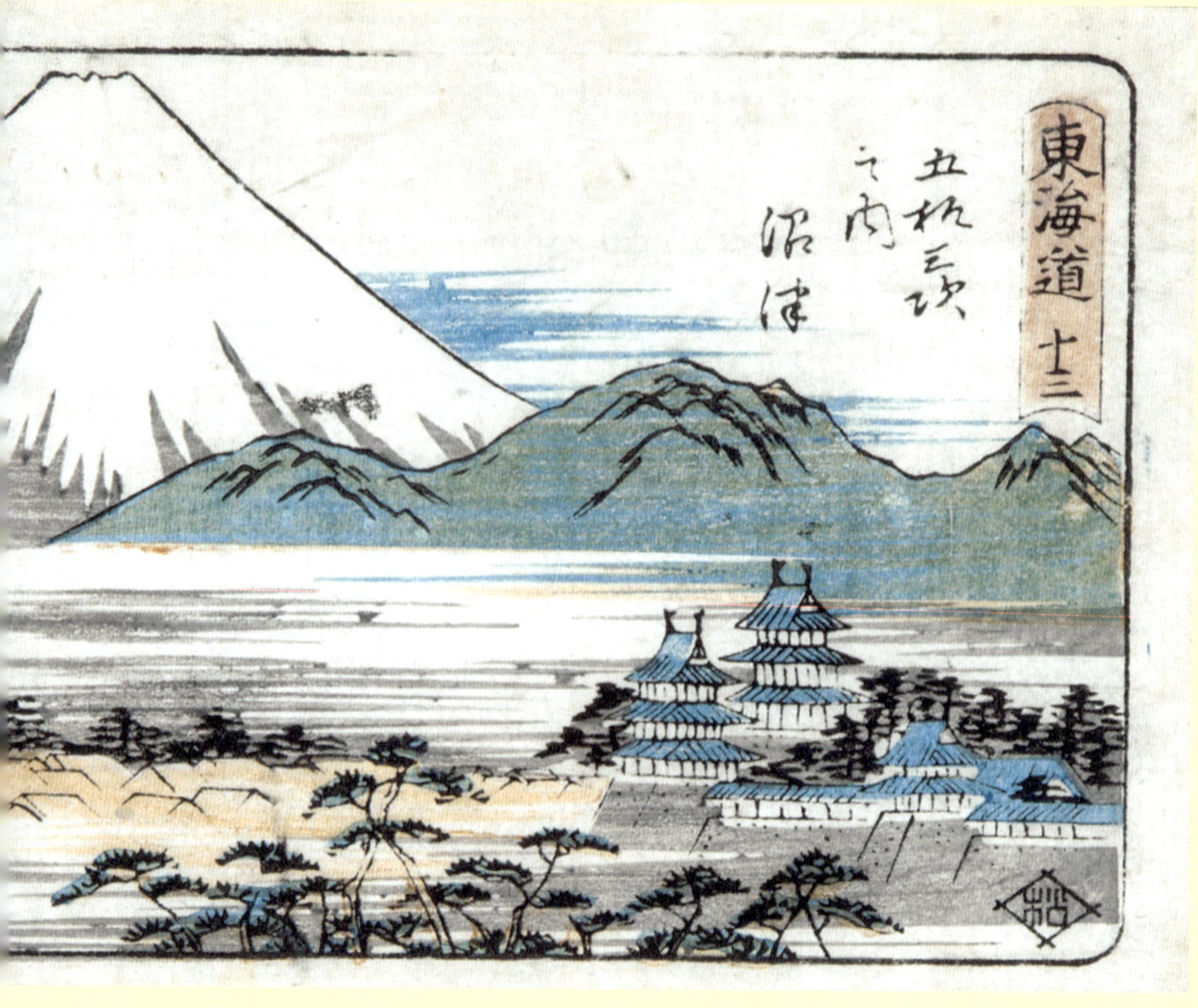

1

売薬版画（絵紙）「東海道十三 五拾三次之内沼津」国美（松浦守美）画、
八百松屋版、11.0×16.0cm、江戸～明治初期

13 おまけいろいろ①

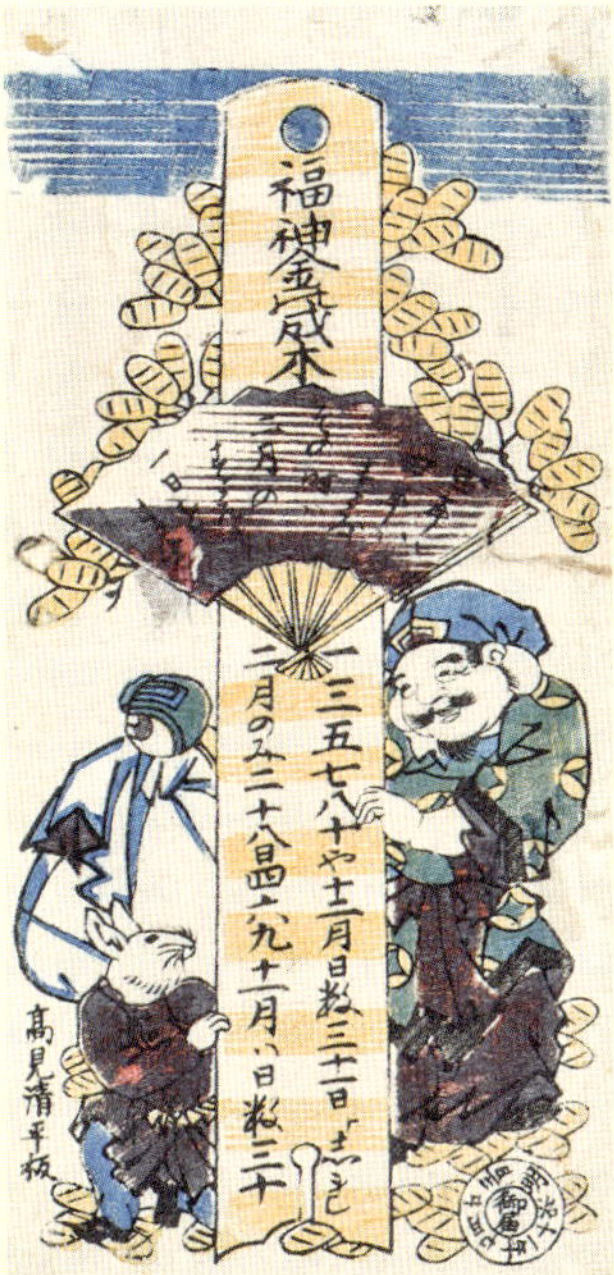

3

売薬版画（絵紙）「福神金の成木 明治十二年略暦」高見清平板、22.0×10.5cm、明治11（1878）年

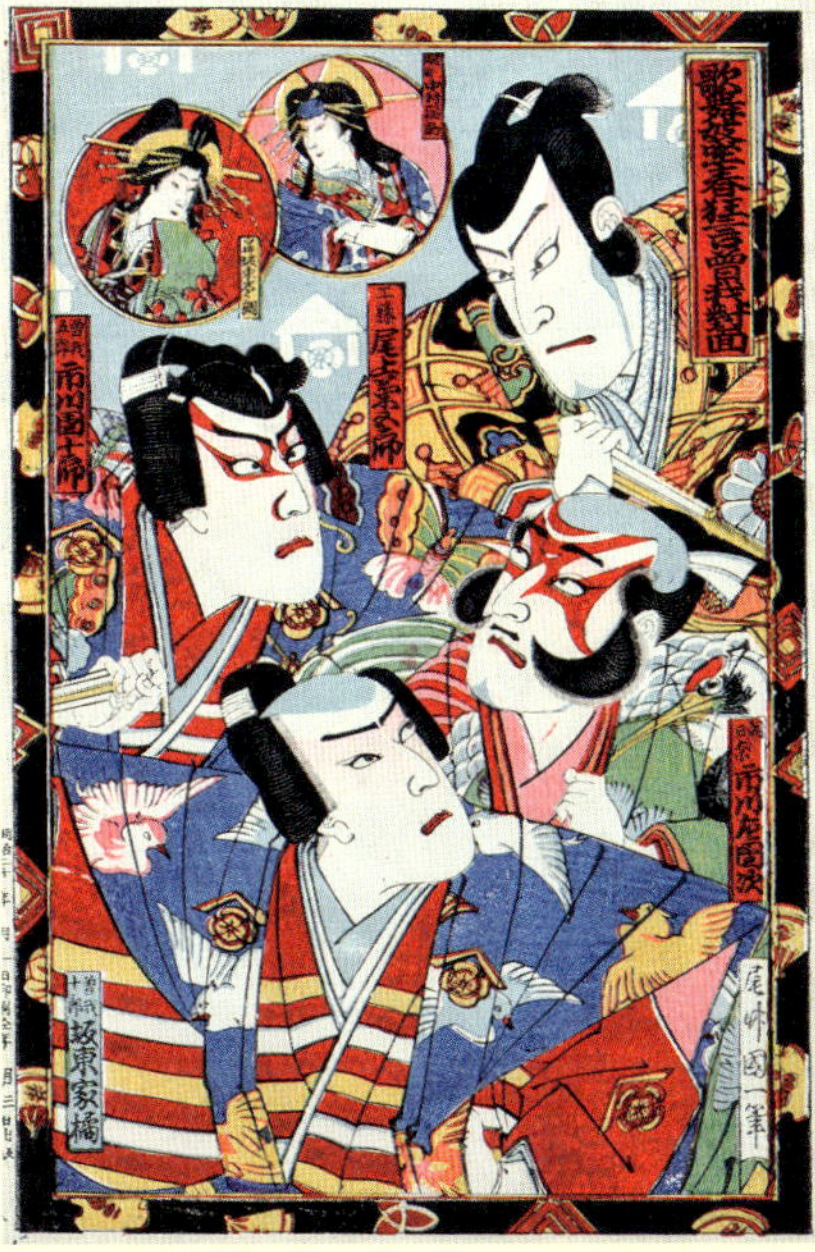

2

売薬版画（絵紙）「歌舞伎坐春狂言曽我対面」尾竹国一筆、小泉版、37.4×24.5cm、明治20年代

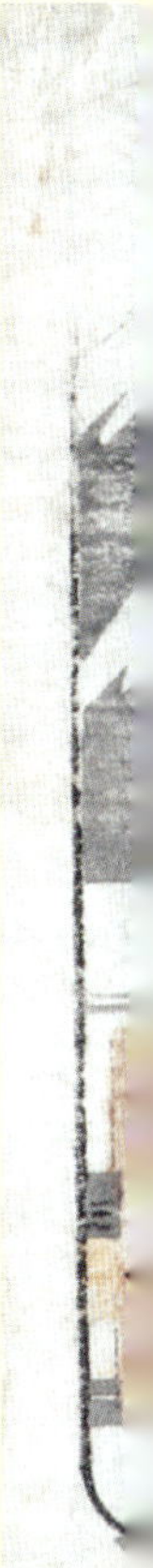

売薬さんが背負う柳行李の中には、多くの薬が入っていたので、土産品は軽く、小さいものが選ばれました。江戸期には箸や針などの実用品がありました。明治後期になると版画に代わり薬のビラやチラシが見られるようになり、その後は紙風船やゴム風船などが登場しました。

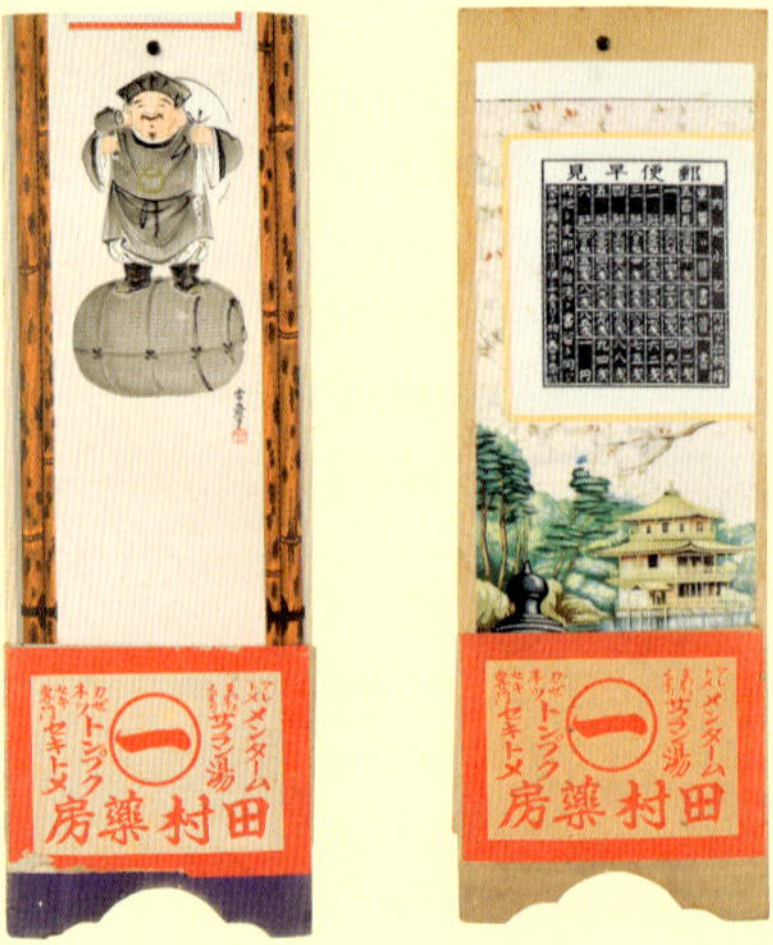

3

状差 壁にかけて手紙を入れる

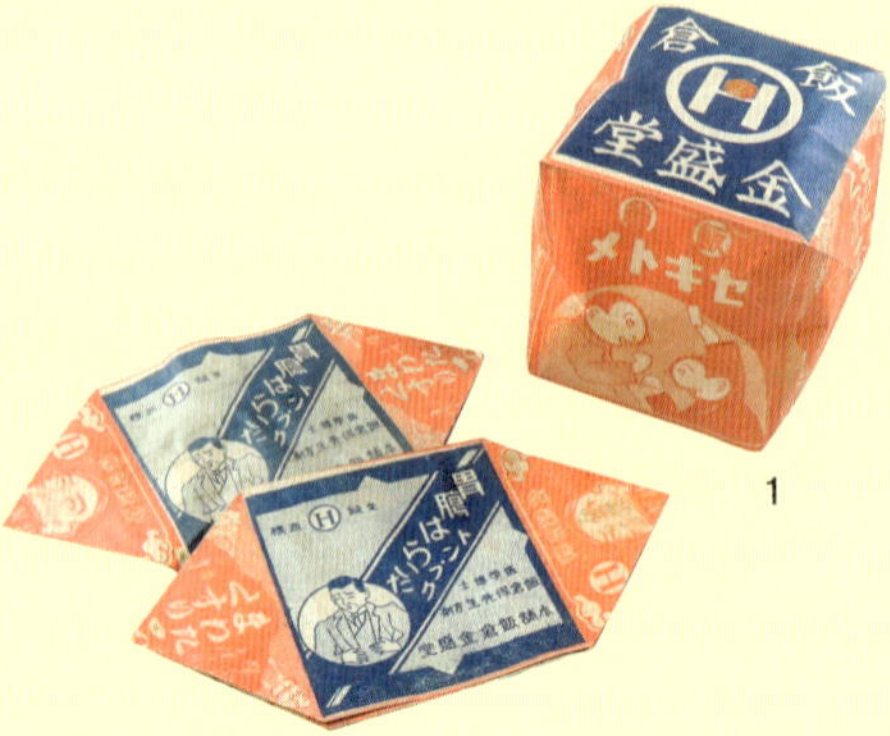

1

紙風船 売薬さんのおみやげといえばこれ

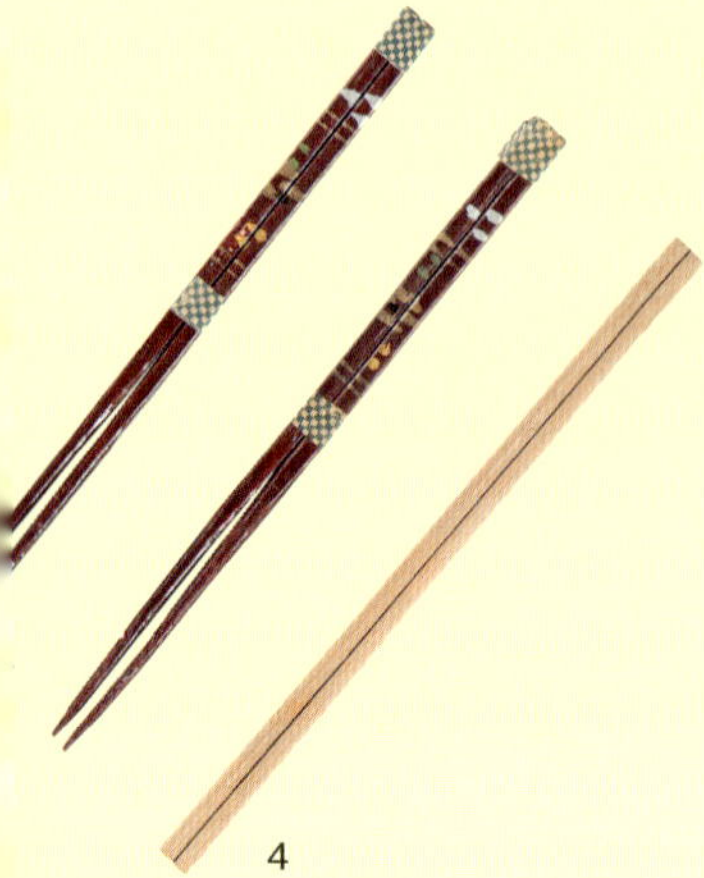

4

箸 江戸期には定番

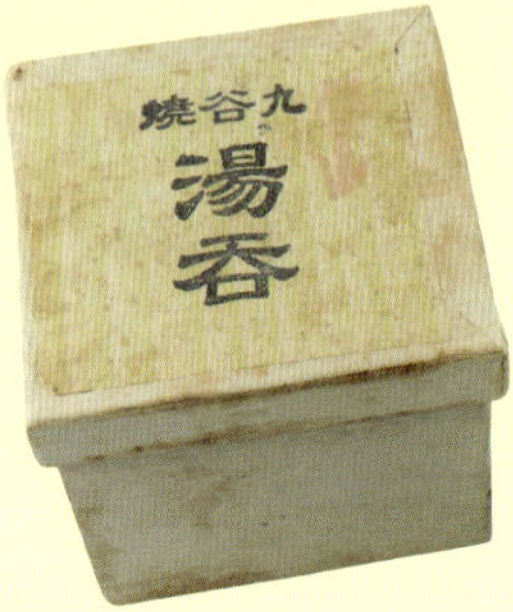

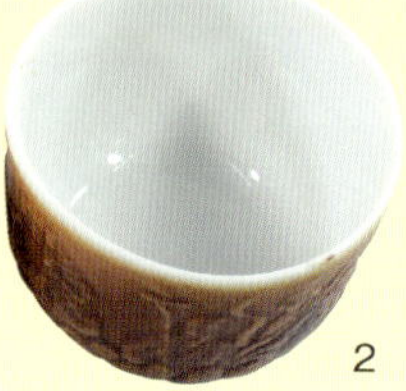

2

湯飲み 上得意への進物

14 おまけいろいろ②

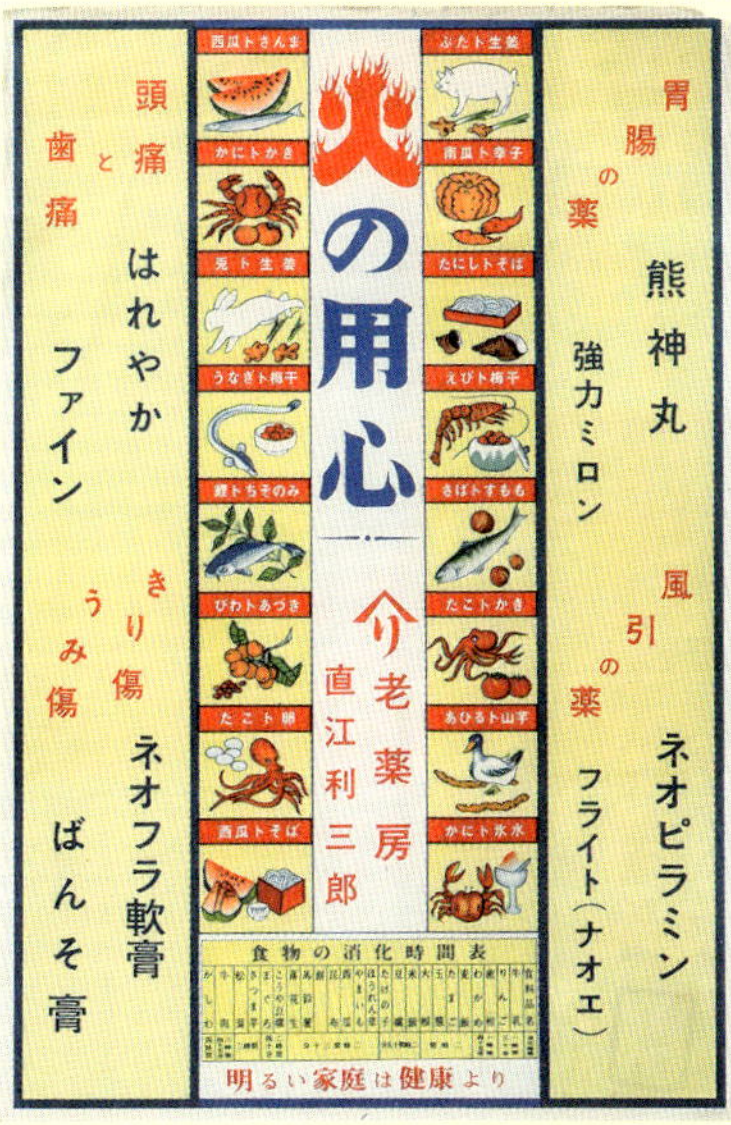

6

チラシ 「西瓜とさんま」など食べ合わせが悪いものが一目でわかる

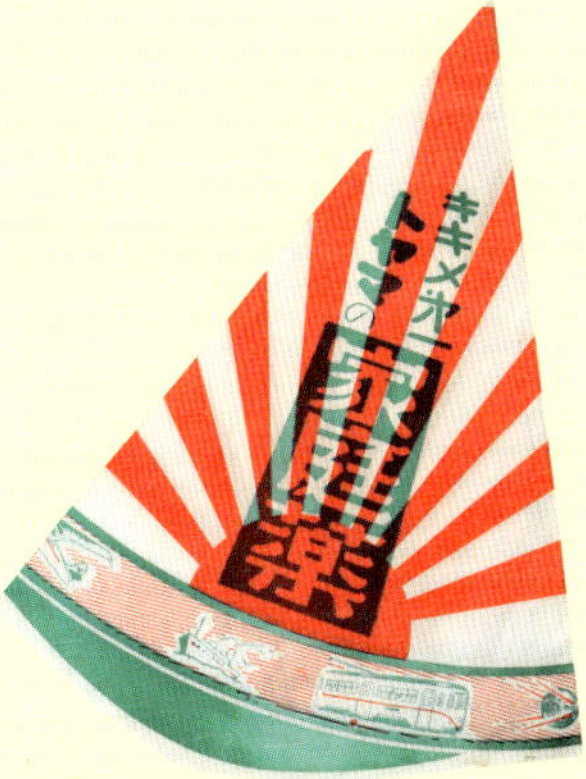

5

紙製の帽子 かぶるとかわいい。子どもたちも大喜び

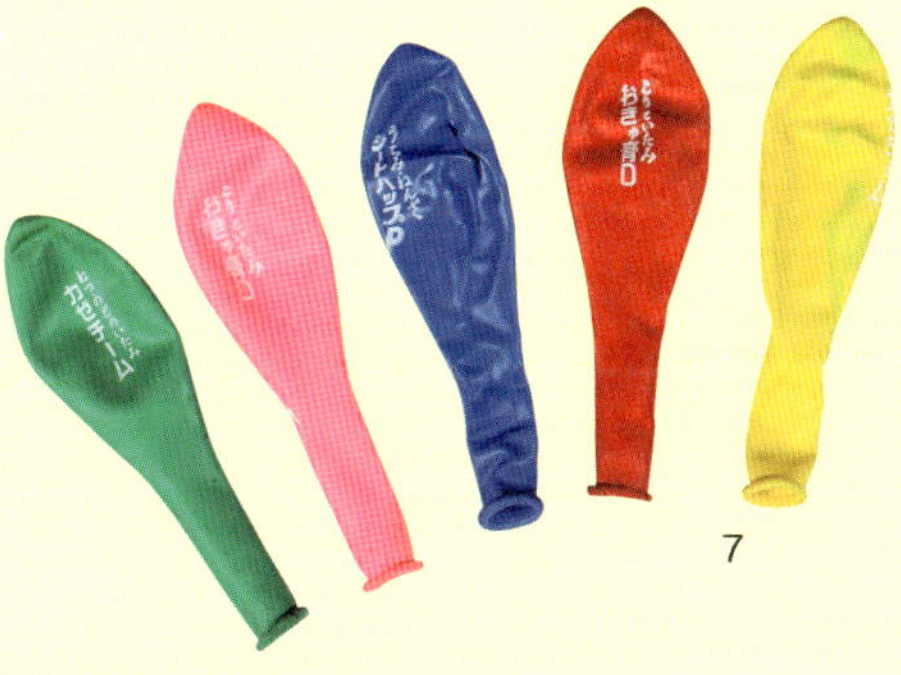

7

ゴム風船 薬の商品名がプリントされた

テレビやインターネットがなかった時代、配置薬は新聞広告や現在のチラシやビラにあたる「引札」などを中心に宣伝活動を行っていました。昭和40年代以降は著名人を起用した広告も展開しています。

1

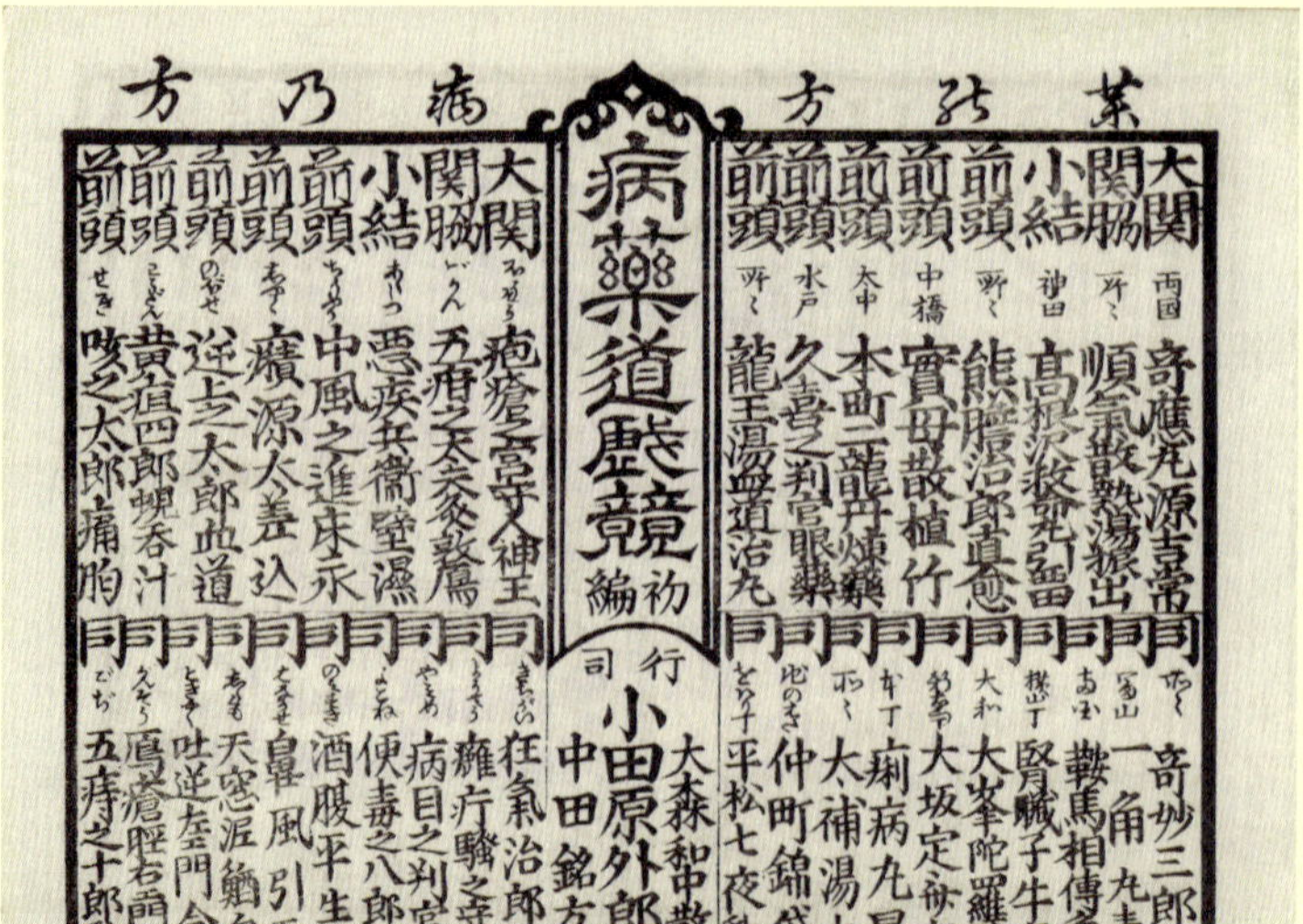

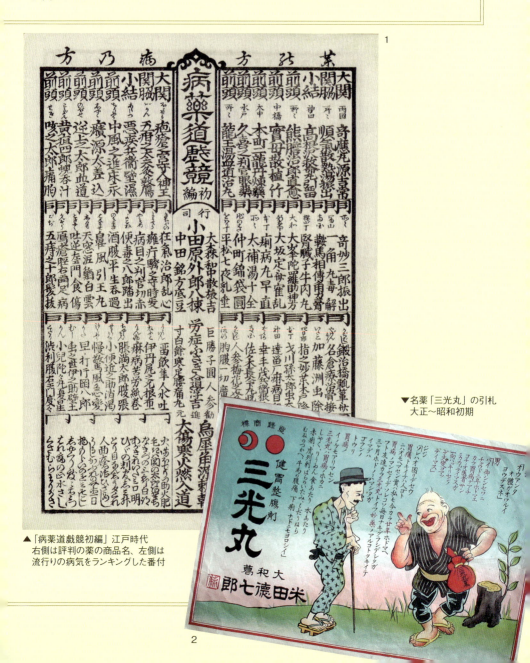

▲「病薬道戯競初編」江戸時代
右側は評判の薬の商品名、左側は流行りの病気をランキングした番付

▼名薬「三光丸」の引札
大正〜昭和初期

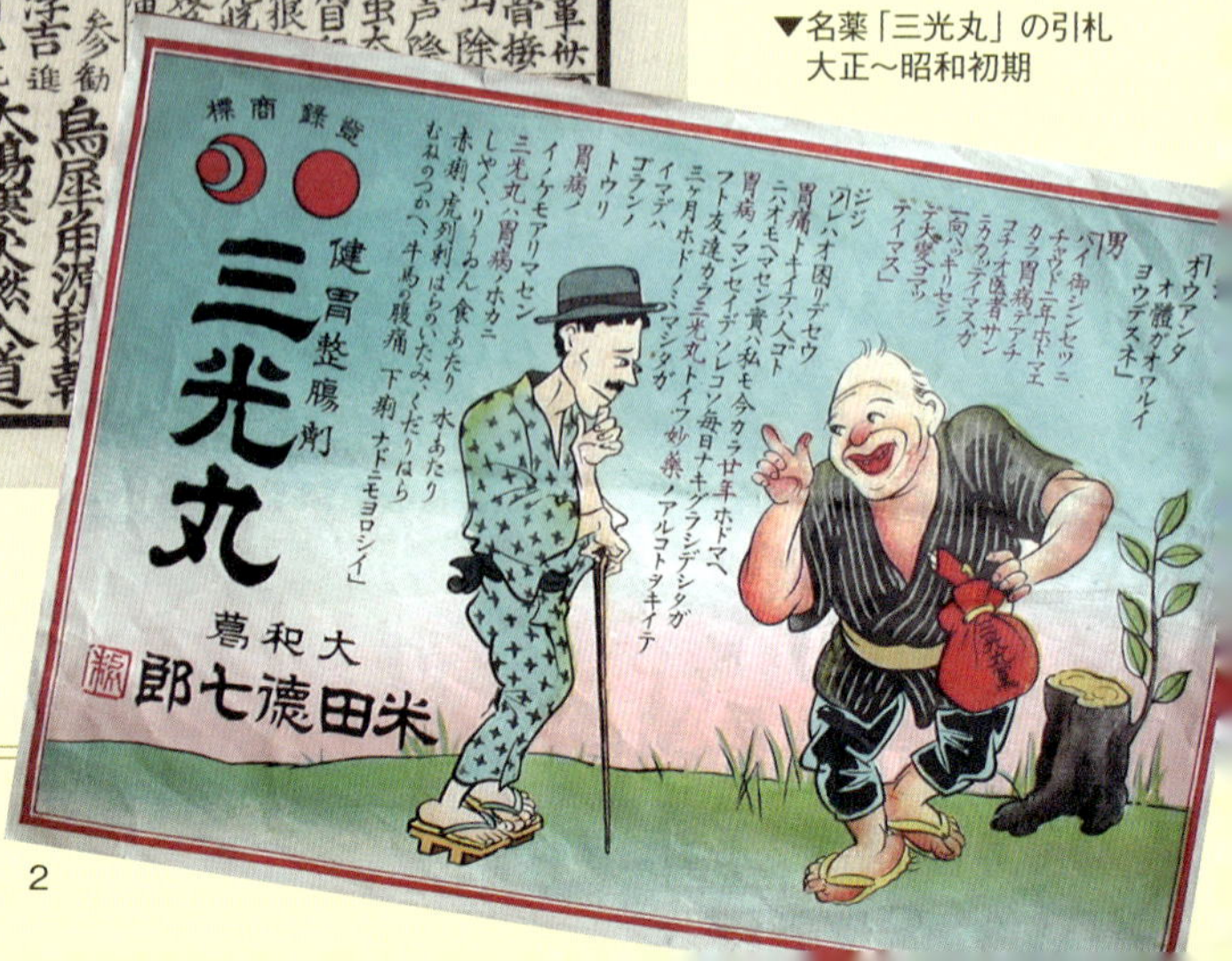
登録商標
健胃整腸剤
三光丸
大和葛
米田徳七郎
「オウアンタ
オ體ガオワルイ
ヨウデスネ」
男
「ハイ御シンセツニ
チャウド二年ホドマエ
カラ胃病デアチ
コチノ医者サン
ニカカッテイマスガ
一向ハッキリセンノ
デ大変コマッ
テイマス」
ジジ
「ワシハオ困リデセウ
胃痛トキイテハ人ゴト
ニハオモヘマセン實ハ私モ今カラ廿年ホドマヘ
胃病ノマンセイデソレコソ毎日ナキグラシデシタガ
フト友達カラ三光丸トイフ妙薬ノアルコトヲキイテ
三ケ月ホドノミマシタガ
イマデハ
ゴランノ
トウリ
胃病ノ
イノケモアリマセン
三光丸ハ胃病ノホカニ
しやく、りういん 食あたり 水あたり
赤痢、虎列刺、はらのいたみ、くだりはら
むねのつかへ、牛馬の腹痛 下痢 ナドニモヨロシイ」

15 宣伝方法

東京温泉（東京駅八重洲口）に始まり、今や全国の銭湯、温泉などで目にするケロリンの桶。昭和38（1963）年、東京オリンピックの前年に、風呂桶を使った広告を持ち掛けられたことがきっかけだった。

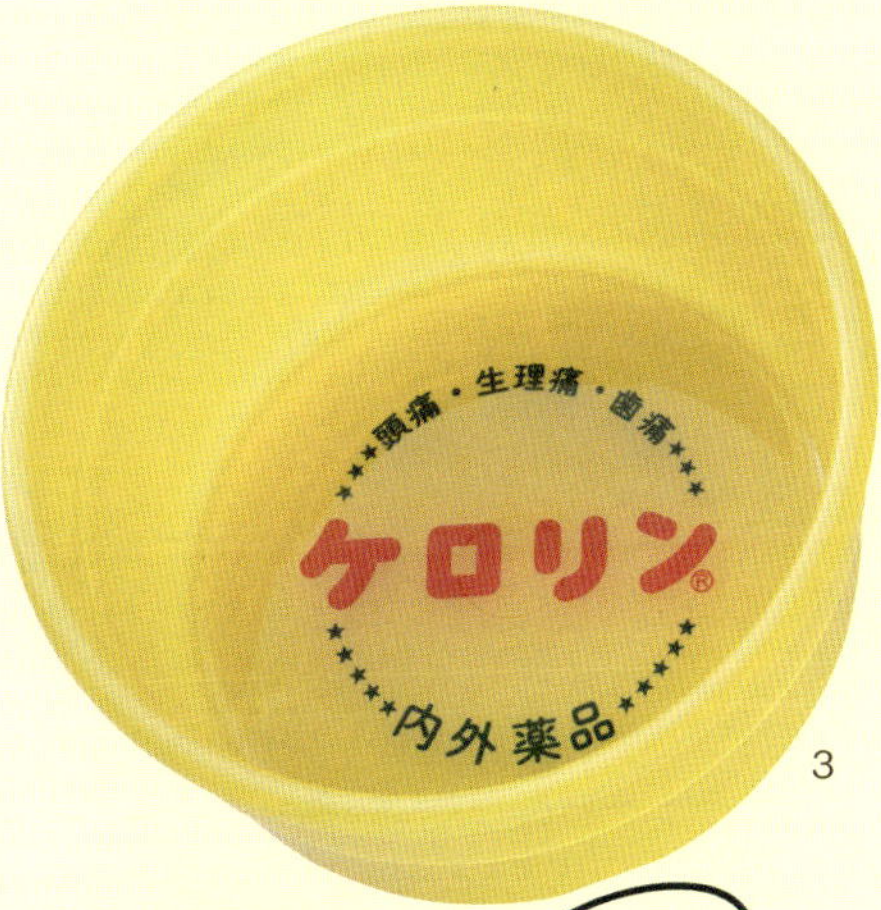

3

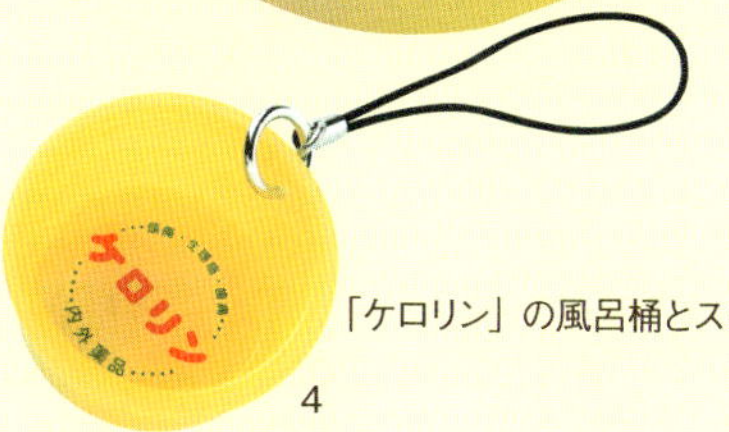

4

「ケロリン」の風呂桶とストラップ

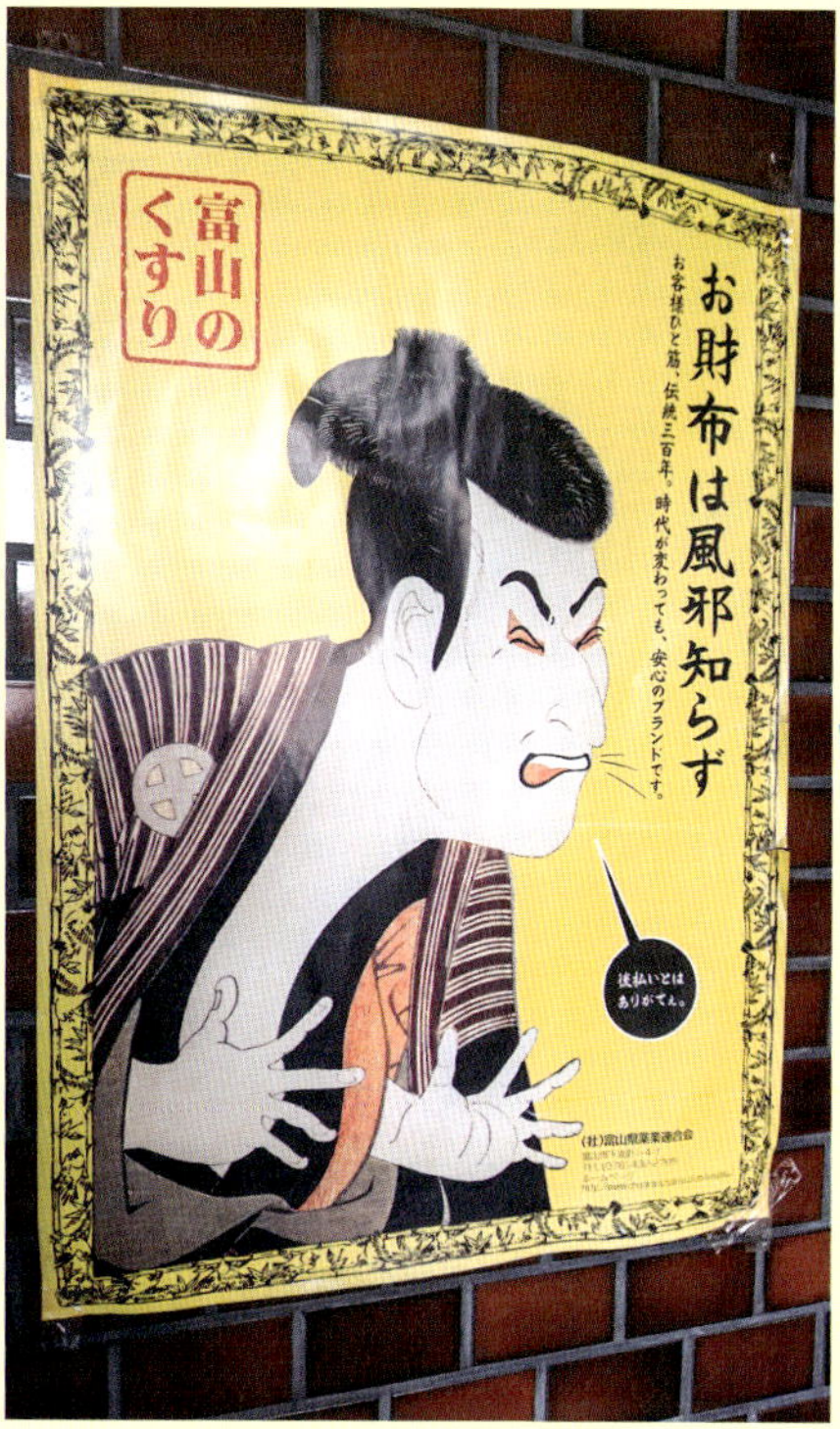

6

富山県薬業連合会作成のポスター
「お財布は風邪知らず」とセンスの光るコピー

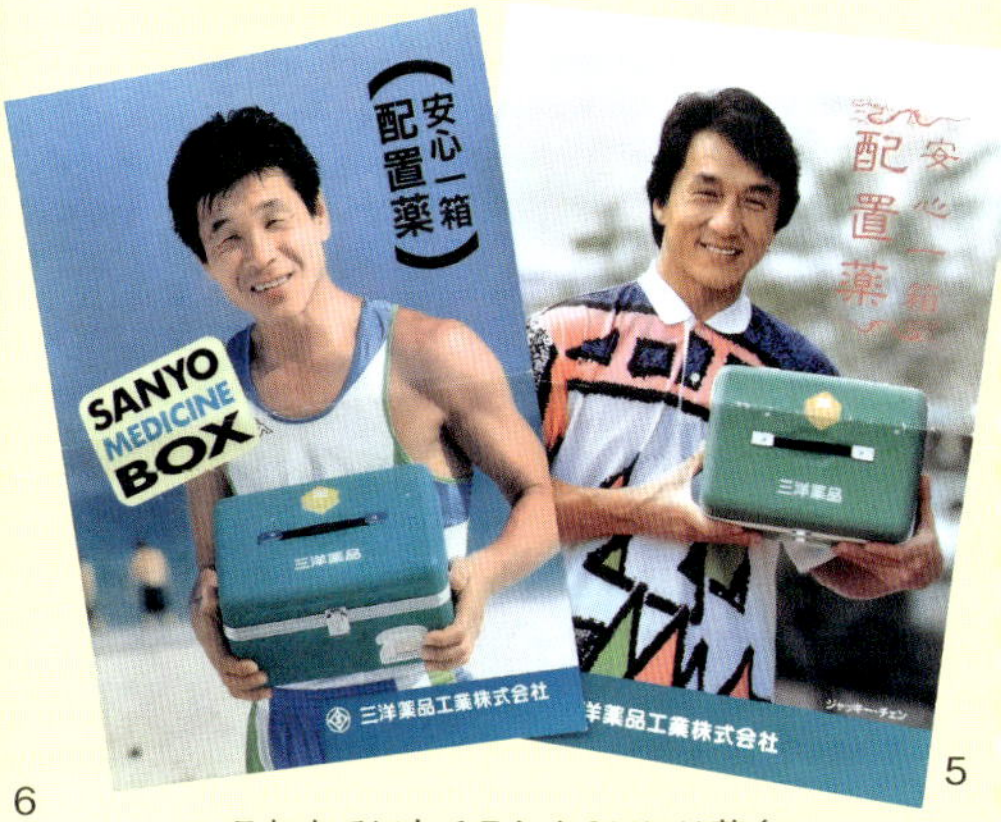

5

これまでにもチラシやCMには著名人が起用されてきた

コラム

富山の薬売りの標語

かつて売薬さんは、得意先を廻る時に「おみやげ」を持って行くのが習わしでした。鮮やかな売薬版画や紙風船は人気が高い「おみやげ」でしたが、富山では、生活の心得や知恵をまとめた「標語」も、人気がありました。これらの標語には、「心の知恵」シリーズや、「暮らしの道」シリーズなどいくつかのシリーズがありました。力強い筆文字風書体で刷られていて、家族みんなが見られるように壁などに貼っていた家庭も多かったようです。

一見あたりまえのことが書かれている「標語」ですが、多くの人々の心に響いたのは、配置員さんの誠実さと熱心さがそのなかに表れていたからかもしれません。

出所
寺田スガキ『心がシャキッとする「言葉」の置きぐすり』(東邦出版、二〇〇〇年)

よくきく薬は
苦くて飲みにくいが
病のためにはよい
忠告はききづらいが
身のためになる

高いつもりで低いのが教養
低いつもりで高いのが気位
深いつもりで浅いのが知識
浅いつもりで深いのが欲の皮
厚いつもりで薄いのが人情
薄いつもりで厚いのが面の皮

物質の乏しさよりも心の
貧しさの方がみじめである

挫折は自分で乗り越えてこそ
人は大きく成長する

約束するのは簡単だが
実行はむずかしい

信用・人望・人徳は
「築く」もので
「つくる」ものでない

第6章

時代の流れと新たな課題

1 配置薬業界の新たな課題

江戸時代に富山で生まれた売薬業は、これまでに何度も危機に追い込まれながら、そのたびに見事なアイデアで窮地を脱し、新しい境地を切り開いてきました。近年は家族構成や生活様式の変貌などにより、配置薬業界にまた新たな転換期が訪れています。配置薬業界をとりまく状況は、今、どのような展開を見せているのでしょうか。

儲かる商売の筆頭だった売薬業

売薬業は江戸時代、富山で農閑期の収入源として始まったと言われています。薬の効き目はもちろん、先に薬を使い、後から使った分だけの代金を支払う「先用後《せんようこう》利《り》」の商法や、幅広い知識と情報を持った売薬行商人の営業努力によって、置き薬ビジネスは日本各地に広がっていきました。

江戸時代、薬を扱う商売は儲かるとされていました。実際に利益が大きかったようです。富山で農閑期に薬を売り歩く売薬業が盛んになったのは、財政難に苦しんだ富山藩が税収入を見込み、売価が原価に比べてはるかに高い売薬業を積極的に奨励したことも大きいと言われています。

当時江戸で流行した言葉遊びに、「魚三層倍、呉服五層倍、花八層倍、薬九層倍、百姓百層倍、坊主丸儲け、按摩つかみ取り」というものがありました。このフレーズが最初に登場したのは、明和七（一七七〇）年に出版された浮世草子『風流茶人気質』だったと言われています。どれくらい儲かる商売なのかを商売の頭文字と数字を組み合わせて並べたもので、世相を反映した商売と語呂合わせの巧みさに粋を感じます。

ピンチをチャンスに変えて発展

明治になると、西洋思想を広めたい明治政府の偏見によって売薬業に重税が課されますが、奈良県や富山県では三光丸や廣貫堂といった老舗売薬業者が中心となって独自の組織を作り、やがてそれは製薬・売薬業を中心とした地場産業へと発展する礎となりました。

昭和になってからの国民皆保険制度の導入は、人々の意識を「置き薬より医者に行く」へと変える大きなできごとでしたが、栄養ドリンク剤を巧みに取り入れ、病気になる前の「未病対策」として健康増進に力を入れたところ、家庭だけにとどまらず、オフィスなどの法人需要を大きく伸ばす結果につながりました。

配置薬業界でも「薬九層倍」と呼べるほど活況を呈した時期もありましたが、人々の生活様式や家族構成が大きく変わったことで、商売のやり方を変えたり、それまでとは違う商売を行ったりするなど多様化が進んでいます。

現在はまた状況が変わっていて、配置薬業界に寄せられる期待や役割も大きく変化しています。超高齢社会になり、顧客の減少が課題と言われる現在では、医療費の増加抑制のカンフル剤として、置き薬は重要な転換期を迎えていると言えます。

次項からは、いま配置薬業界が置かれている状況と、具体的な課題について見ていきましょう。

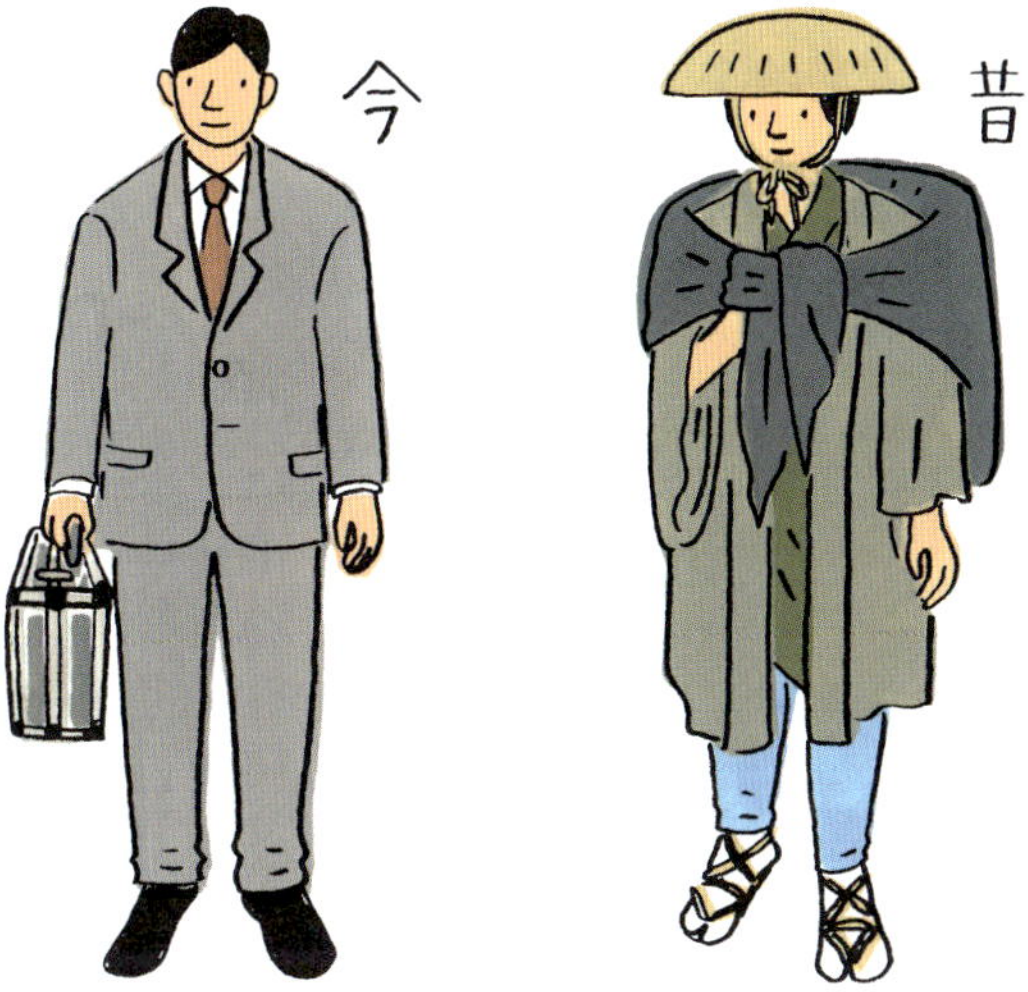

2 ファミリーユースからパーソナルユースへ

世帯構成の変化により、消費ターゲットの中心は「ファミリー」から「パーソナル」へと変わり、日本のマーケットは大きく変わりました。当然それまでの商品構成や販売方法は大きく変化し、配置薬業界もビジネスモデルの再検討が必要とされる時代になってきました。

家族同様・親戚同様だった配置員さん

大家族が当たり前だった時代には、代々置き薬の箱が家庭に受け継がれるケースが大半で、半世紀以上おつき合いが続いている得意先も多くありました。年に数回、遠路はるばる訪れる配置員は、まるで親戚のように迎えられることが多く、薬や健康の話だけでなく、お互いの子どもや孫の写真を見せあったり、子どもの縁談の相談に乗ったりすることもあったそうです。

四十年以上配置販売業を続けてきたベテラン配置員は、得意先にどれだけ大事にしてもらったかというエピソードとして、道路整備が行き届いていなかったひと昔前までは得意先に宿泊することもあったと教えてくれました。宿泊にあたっては、お酒は勧められても遠慮する、夜は遊びに行かないなどのマナー教育も徹底していたと言います。

交通網の整備に伴い宿泊する必要がなくなった現代でも、訪問の際に昼食などを勧められたり、畑で収穫した野菜などをもらったりする配置員がいるそうです。時代が変わっても、配置員と得意先は信頼と絆で結ばれているのです。

家族単位から「個」重視へ

農山間部の大家族が減って都市部の人口が増えてくると、マーケティングも大きく変わり始めました。かつての「祖父母・夫婦・子ども三、四人」という三世代同居に代わって顕著に現れてきたのは、「都市近郊に住む夫婦と子ども」という「核家族」でした。多くのマーケットはこの「核家族」を消費ターゲットのコアに据え、「2DKのマンション」や「ファミリーカー」、「ファミリーレストラン」などが人気を博しました。

しかしここ十年では、「核」家族からさらに細分化した「個」家族化が進み、パーソナルユースに向けた商品が次々と発売されるようになっています。若い世代では各人がそれぞれ携帯電話を持っているので、自宅に固定電話がないというケースも珍しいことではなくなりました。また、リビングに集まり家族みんなで見ていたテレビは、各人の部屋に置かれるものになりました。

飲食店では、家族みんなで行けるファミリーレストランから、一人で気兼ねなく食べられる牛丼屋やラーメン屋などの店が目立つようになりました。既存のレストランでも個人客が入りやすいようカウンター席を増やしたり、おひとり様メニューを設けたりしている店も増えています。さらに最近は、スーパーなどでこれまで袋入りで売られていた野菜が単品でも買えるようにばら売りされるなど、「おひとり様」ニーズに応える市場は確実に広がっています。

高木薬品の高木宏尚社長は、配置薬業界の置かれた状況について「日本の消費がファミリーユースからパーソナルユースに変わった時点で、薬箱も家族みんなで使うものではなくなった。新規客の開拓も難しい今、新規事業から新規の配置顧客獲得をめざすという発想の転換が必要と考えます」と見解を述べています。「家族の健康に関与し、各家庭の中まで入れる」という配置薬業界のストロングポイントを活かした新たなビジネスモデルとは何か。その確立に配置薬業界は知恵を絞っています。

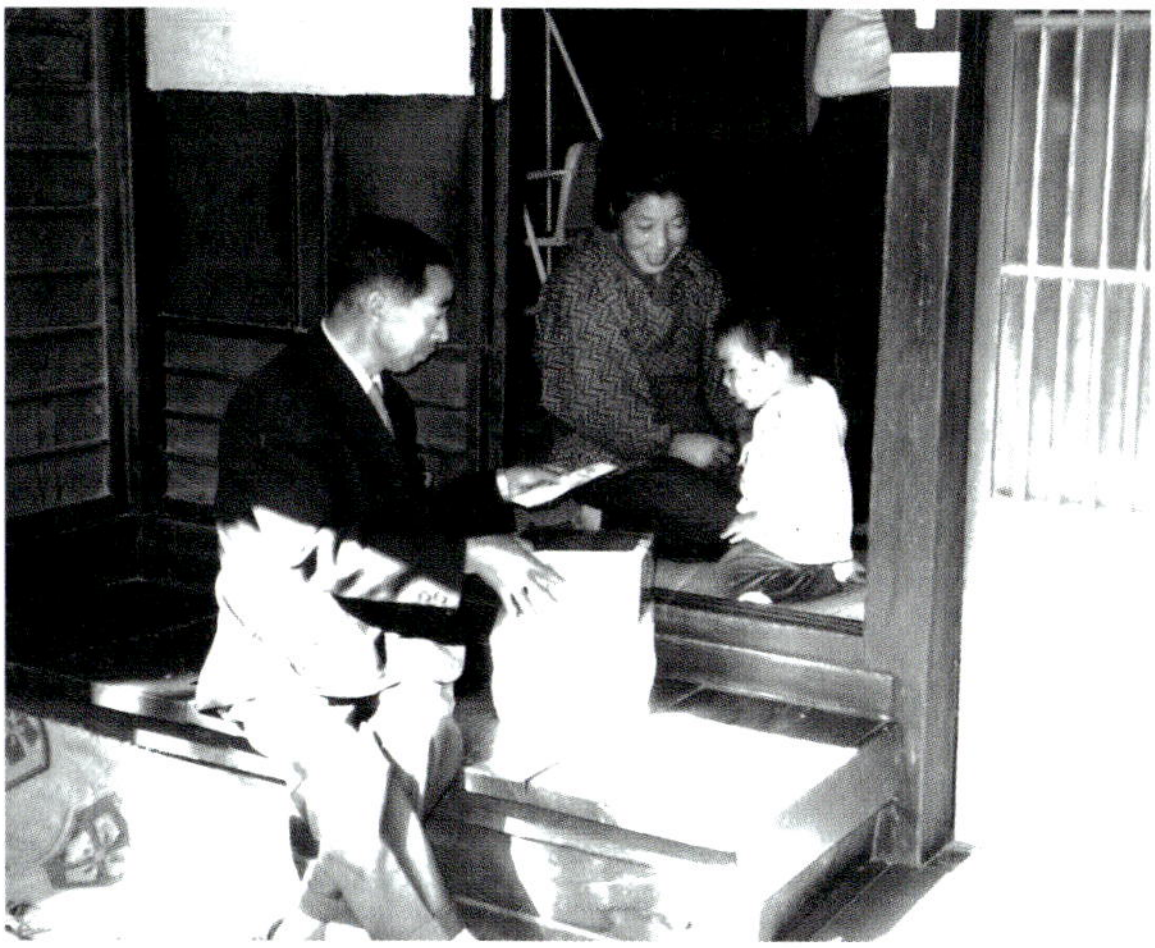

縁側で薬の点検をする配置員。昭和50年代頃

3 業界再編――進む多様化

江戸時代の薬は、売薬行商人が自分で作るのが主流でした。しかし明治以降に法律が整備されると、製薬会社が製造を行い、それを販社に卸して販売するようになりました。現在のメーカー、販社、それぞれの取り組みから、配置薬業界の現状と未来を考えてみましょう。

製販一体と経営多角化

スピード経営は、近年の重要なファクターです。廣貫堂や富士薬品など、製造部門と販売部門を社内に置き、製販一体にする企業も見られます。ユーザーニーズに応えながらコスト管理を同時に進められるというスピード感が製販一体のメリットと考えられています。

富士薬品は自社の薬を他社には卸さず自社のみで販売するというビジネスモデルですが、同社の高柳昌幸社長は、「製販一体で薬の価格を安くすることを目的とするだけでは、ドラッグストアに負けてしまう」と危機感を募らせます。このモデルの一番のメリットは、利益率を向上させ、医療品の開発などに取り組めることだと言う高柳社長。お客様が本当に必要としているのは、「安い薬」ではなく「よく効く薬」だと、使命感を持って仕事に取り組んでいます。

スピード経営の実現で、よりお客様に喜んでもらえるサービスの提供をめざす富士薬品は、医療用医薬品の製造やドラッグストアの経営にも力を入れています。

また、同様に製販一体で行う廣貫堂の塩井保彦社長は配置薬業界の未来についてこのように語っています。「今は安定して必要な薬を作ることが大事。その次に、日本の最大の問題にもなっている後継者がいない販社には人を派遣するか、もしくは共同事業体でやっていくことが必要になる。配置販売会社の統合再編を、社会構造の変化とともにやっていかなければならない」

同社では、コンビニや訪問診療の医者などと連携した地域の健康拠点づくりに力を入れるなど、さまざまな取り組みにも挑戦しています。

製販分離と業界再編

一方、製造に集中できる製造会社と、顧客サービスや営業方法に集中できる販売会社が分かれている製販分離は、事業拡大に優れた手腕を発揮します。

平成三十（二〇一八）年四月、富山県の配置薬メーカー三社による共同出資会社「富山めぐみ製薬」が設立されました。この富山めぐみ製薬のメーカー再編事業は配置薬業界の新たな動きとして、業界内外からも注目を集めています。

より強い流通改革や効率化で消費者のニーズに応える体制をしっかりと構築することが狙いで、三百年以上の伝統を持つ「富山のくすり」ブランドを今後もしっかり根づかせていくことを目標に掲げています。

近年、配置薬メーカーは受注減を大手医薬品メーカーの受託製造を行うことなどにより補っており、配置薬の商品開発などには着手してこれませんでした。それに対し、富山めぐみ製薬は配置薬を主体とした会社として配置薬の商品開発に積極的です。

富山めぐみ製薬の笹山敬輔社長は、「しっかり投資して販社に安定供給していくことが重要だと思います」とビジョンを語っています。

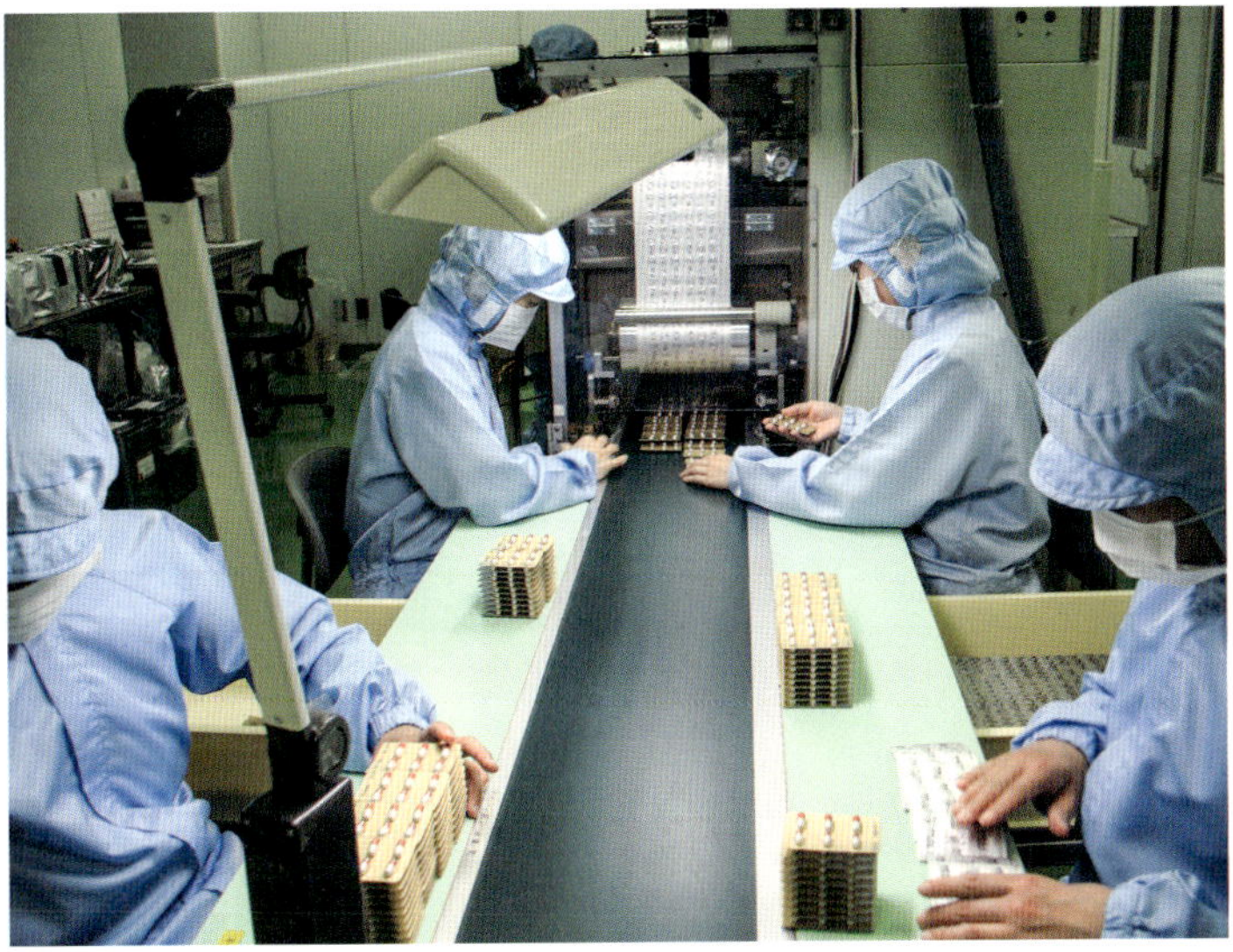

富山めぐみ製薬の薬製造の一工程。包装シートに入った薬を点検する

4 高齢化と後継者不足

経営者の高齢化と後継者不足で、二〇二五年には日本の企業の約三割が廃業する可能性があると言われています。懸念される企業の九割以上は中小企業で、対策が急務とされていますが、同様に深刻な後継者問題を抱える配置薬業界でもさまざまな手立てが考えられています。

時代に応じた後継者育成

時代の変化とともに、バスの車掌や鉄道の切符切り、紙芝居屋、氷屋など、多くの職業がその役目を終えて消えていきました。それに伴い、時間や利便性に対する概念も大きく変わりました。

共働き世帯では在宅時間が限られているため、食材の配達や宅配便の受け取りなどは、平日夜間や休日などにサービスを拡充するところが人気です。二十四時間営業を掲げる店も増え、特に若年層においては、深夜にコンビニやドラッグストアに行くことや、インターネットでの買い物に抵抗を感じない人も多くいます。

また、「家業」という概念が薄れたことも、近年多くの商売で後継者不足を招いている要因のひとつだと考えられています。昔から家族経営が多い配置薬業界でも、経営者の高齢化や後継者不在は深刻な問題です。

配置薬業界では、良い伝統は受け継ぎながら、販売スタイルを現代の生活様式に合わせた方法に変えたり、パートタイムの女性でも働きやすい環境を作るなどして、後進の育成に力を注いでいます。

配置薬業界の個人経営者のなかには、法人化や合併推進を図るなど、業界全体での後継者対策に取り組んでいる企業も見られます。他業界に就職したものの、家業を継ぐために配置薬業界に戻ってきた若手の二代目、三代目も多く、「若手社長の会」を結成して勉強会や意見交換会などを交わすなど、業界を盛り上げるための積極的な活動も行われています。

デジタル化で後世に引き継ぐ

配置薬業界では、後継者不在により「懸場《かけば》帳《ちょう》」の買い取りを他社に求めるケースもあります。

顧客のデータベースでもある懸場帳は、配置員にとって貴重な資産です。かつては廃業する人が、ほかの配置販売業者に懸場帳を売ることで「慰労金」代わりに現金を受け取る光景もあったと言います。

最近では「完全にデータ化されていない懸場帳は引き取り手がないケースもあるようだ」と配置薬業界をコンピュータシステムで支援しているアミコン・システムズの宮尾和弥社長は言及します。

アミコン・システムズの場合、顧客は九十七パーセントが法人で、個人経営の配置員はわずか三パーセント程度であるものの、「業界の動向を見ていると、個人配置員の中には、ハンディターミナルなど古いタイプの精算書発行システムを使っている方も多いと聞きます。業界全体のデータ化推進が必要なのではないか」と宮尾社長は考えを述べました。

配置員と懸場帳の引き継ぎは、配置薬業界の最優先課題として、今後も取り組むべきテーマだと言えそうです。

年代別に見た中小企業の経営者年齢の分布

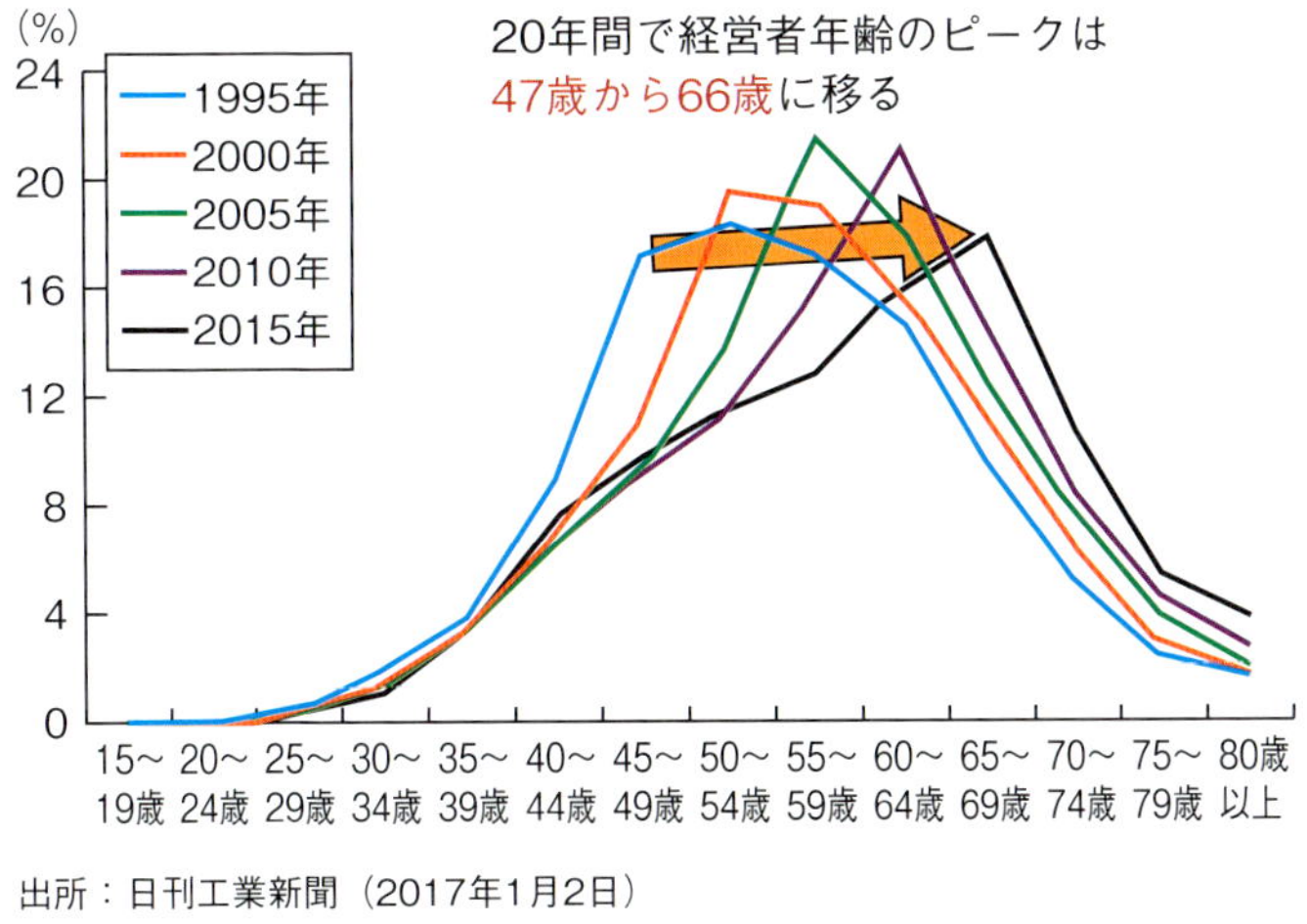

出所：日刊工業新聞（2017年1月2日）

5 ドラッグストア、コンビニの台頭

昭和四十年代より、薬局とスーパーマーケットの複合店のような利便性の高い新興店が出現し始めました。アメリカのドラッグストアスタイルを模倣したこれらの店は、平成に入るとチェーン展開をする企業も増え、都心から郊外まで全国に広がっていきました。

医薬品の規制緩和

戦後の復興とドリンク剤、健康食品のアイテムで、活況を呈した配置薬業界ですが、昭和四十年代にドラッグストアが登場すると、情勢が変わってきました。ドラッグストアが既存の薬局よりも低価格で幅広い商品ラインナップを「武器」に、消費者の支持を集めたのが原因です。

ドラッグストアはカテゴリーの充実やカウンセリングなどを行い、顧客のニーズに応える店へと進化を続けました。さらに平成に入ると、株式上場や全国チェーン展開をするドラッグストアも現われてきて、既存の薬局や配置薬業界に脅威を与える存在に成長していきました。

こうしたドラッグストアの台頭にともない、かつて町のどこにでもあった薬局や薬店は次々と姿を消していきました。

さらに、平成十一（一九九九）年に規制緩和で栄養ドリンク剤がコンビニなど、薬局以外の店舗で取り扱えるようになると、「薬」の存在は消費者にとって、もっと身近で手軽な存在になっていきました。

平成十六（二〇〇四）年に、さらに健胃薬や整腸薬、ビタミン剤など多数の医薬品がコンビニなどで取り扱いができるようになると、「薬はいつでも買える」という意識が広がり、配置薬業界でもこの流れは無視できないものとなりました。

心と心を結ぶ配置薬ビジネス

一般用医薬品を扱うコンビニが増えてくると、ドラッグストアも二十四時間営業にするなど、激しい顧客争いが行われるようになりました。

さらに薬事法及び薬剤師法の一部を改正する法律に基づく医薬品販売制度が平成二十六（二〇一四）年に施行されると、「要指導医薬品」という新たな医薬品の区分が創設されました。これにより、販売方法、情報提供の方法、書面記載事項などにおける一般用医薬品等の販売体制が改正され、「適切なルールの下」であれば第一類医薬品を除くすべての一般用医薬品をインターネットでも販売することが可能となりました。

このように、薬の販売環境が変わったことで、人々の薬に対する意識も大きく変わってきたことは否めません。しかし、配置薬業は昔からただ薬を販売するだけではない「付加価値」によって三百年以上も存続してきた業界です。親戚や旧知の友人のように来訪を待ち望まれながら商売を継続してこられたのは、薬がないと困る人々が多かったのもさることながら、配置員の存在そのものが人々に必要とされていたからにほかなりません。

配置した薬で元気になり、健康維持ができることはもちろん、心と心の結びつきができること。それはコンビニやドラッグストアにはない、配置薬業ならではのメリットです。

また、この「危機」を配置薬業界にとっての新たなサービスと雇用を生み出すチャンスととらえ、通販事業や新規ビジネスなど新しい挑戦に取り組む企業もあります。

ドラッグストア総売上高と総店舗数の推移

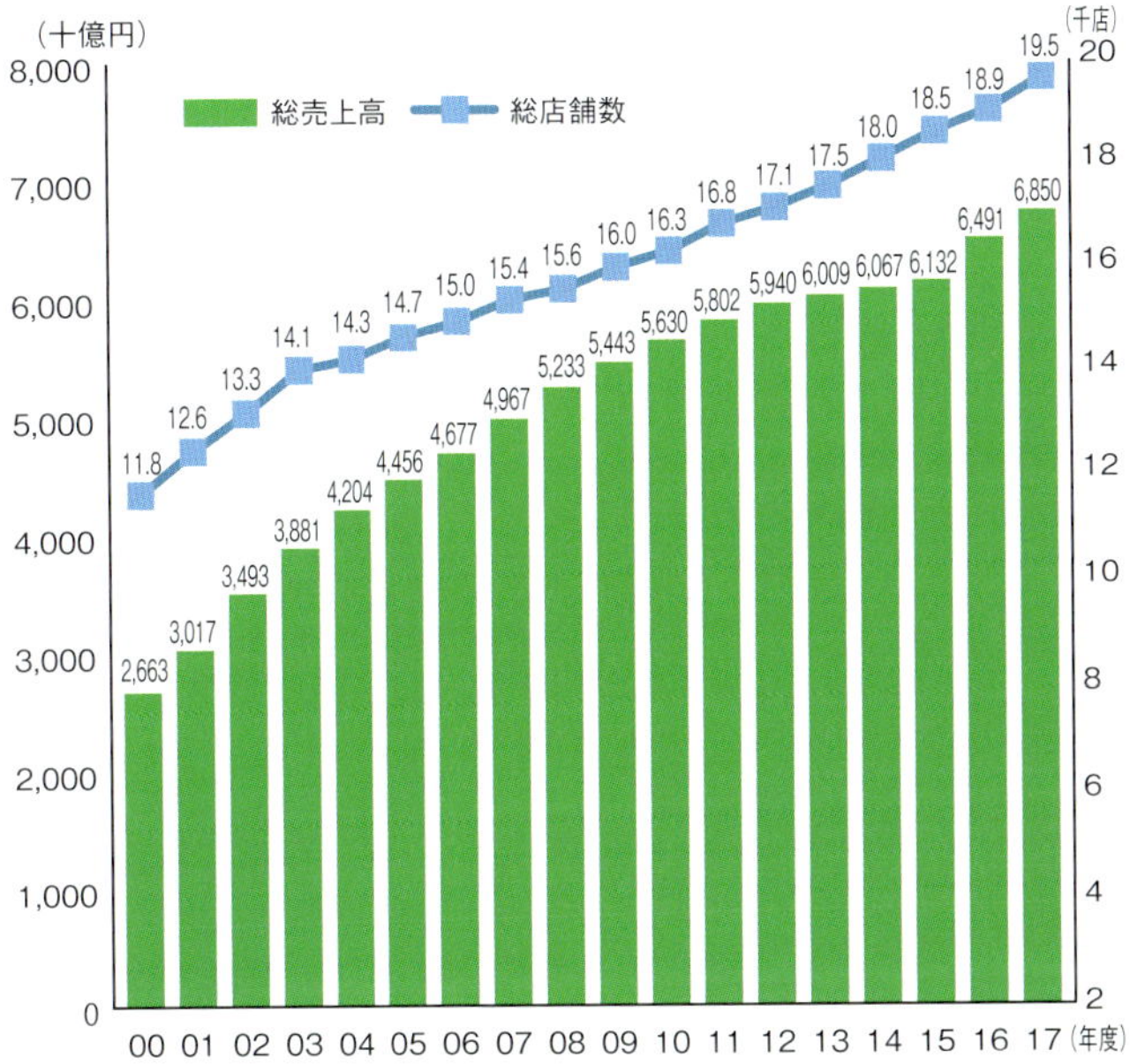

出所：日本チェーンドラッグストア協会「2017年度版　日本のドラッグストア実態調査」

6 登録販売者制度の導入

平成二十一（二〇〇九）年、配置薬業界にも衝撃を与えた「登録販売者制度」が創設されました。改正薬事法（現在は「医薬品、医療機器等の品質、有効性及び安全性の確保等に関する法律」に名称変更）の施行によって、医薬品を販売するために新たな資格が必要となったのです。

登録販売者という新制度

平成二十一（二〇〇九）年の改正薬事法は、配置薬業界に大きな影響を与えました。一般用医薬品販売制度の変更と合わせて、新たに「登録販売者」という資格が設けられ、資格を取得しない場合は配置薬の販売ができなくなると言われたからです。

これまでの実績や販売方法の独自性などが十分に考慮された結果、配置員は、経過措置として現在認められている配置薬を従来通りに扱うことができる「既存配置販売業者」として販売ができるようになりましたが、新たに登録販売者資格を取得して「新配置販売業者」として活動する道も拓かれました。

この法律により、一般用医薬品（OTC薬）の販売には原則として「薬剤師」か新設の「登録販売者」の資格が必要とされるようになりました。薬局やドラッグストアなどの店舗販売業においては、副作用リスクの高い第一類の医薬品は薬剤師の対面販売が義務づけられ、第二類と第三類の一般用医薬品の販売は、薬剤師以外に登録販売者も対面販売できるようになりました。新配置販売業者として、有資格者を抱えている企業は、取り扱える品目が増えることになります。

配置薬業界の反応

個人経営の配置員のなかには「若い頃に高い授業料を払って薬業科で勉強しているのに、今さら『登録販売者』

と言われても違和感がある」と抵抗感を示す人もいました。

既存配置の存続の立場をとる日本置き薬協会の有馬純雄代表理事は、「登録販売者と同等の資質を既存配置従事者が備えられるよう、医薬品を取り扱うに当たってその内容と販売の理解、配置販売ならではの対面販売と訪問販売の法的な把握、その資質の継続的な維持向上が必要」との判断から同協会独自の「置き薬医薬品販売士」という制度を設置しました。「配置員」のさらなる資質向上をめざした研修や教育を行い、会員の意識の向上に努めています。薬害について全国薬害被害者団体連絡協議会より講師を招聘《しょうへい》しているのは、同協会だけだそうです。

一方、これまで築いてきた信頼に、「資格」という新たな信用を付加することで、お客様に安心と信頼を与えることができると全社員に登録販売者の資格取得を奨励する企業もあります。

既存の配置員のままで資質向上に励み、従来通り配置薬のスペシャリストとして活躍するのか、新配置販売業者として今までよりも多くの医薬品を扱い、新たな配置販売の在り方を模索していくのか。どちらを選択するにせよ、配置薬業界では常にホスピタリティに基づき、お客様に満足してもらえるサービス提供に努めています。

既存配置と新配置の許可件数の推移

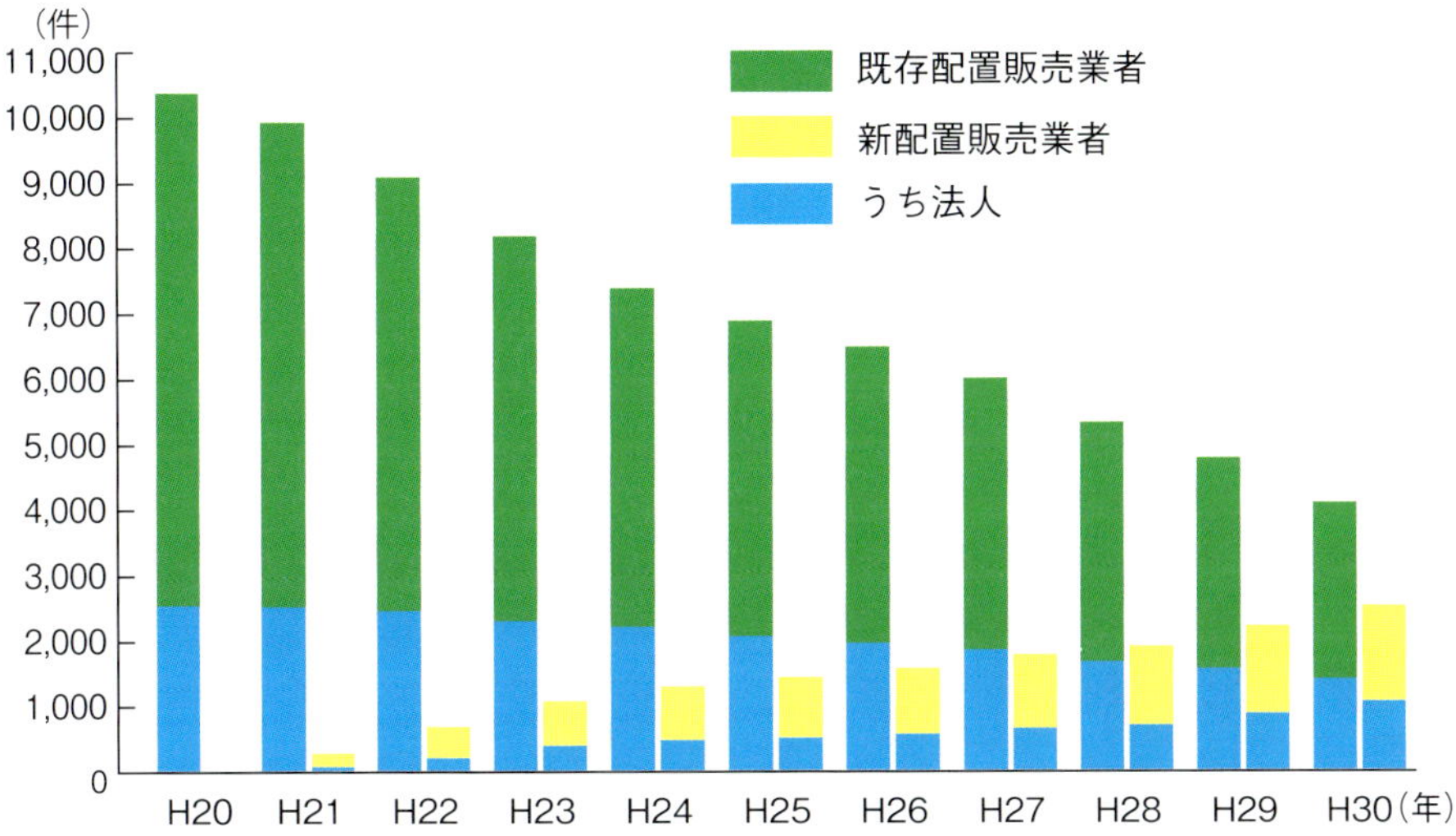

出所：富山県くすり政策課調べ

	新配置販売業者
	「店舗専用」の文字を記載した医薬品以外の一般用医薬品（厚生労働大臣が示す配置販売品目基準に該当し、経年変化が起こりにくいものなど）
	同左
	新様式の許可申請書で、配置する区域の都道府県ごとに許可を取得
	取扱品目の指定はなし
	薬剤師または登録販売者を区域管理者に指名
	医薬品の配置販売を行う体制が、厚生労働省で定める基準を満たす
	同左
	住所地の都道府県知事から交付された、薬剤師、登録販売者、一般従事者の種別が記載された身分証明書を着用
	同左
	配置箱の中で、リスク区分（第1類、第2類、第3類医薬品）ごとに混在させないように配置
	同左
	第1類医薬品は、薬剤師が「書面を用いて」対面で情報提供
	第2類医薬品は、薬剤師または登録販売者が必要な情報を対面で行う
	顧客からの相談に対して、第1類医薬品は薬剤師が、第2類・第3類医薬品は、薬剤師または登録販売者がフォロー
	一般従事者に顧客から情報提供の求めや相談があった場合、一般従事者が直ちに近隣に従事する薬剤師または登録販売者に連絡し、速やかに薬剤師または登録販売者が対面で情報提供
	第1類医薬品を配置販売する時間内は、常時当該区域に薬剤師が勤務している
	第2類、第3類医薬品を配置販売する時間内は、常時当該区域に薬剤師または登録販売者が勤務している
	当該区域において、薬剤師および登録販売者が一般用医薬品を配置する勤務時間数の1週間の総計が、当該区域における薬剤師および登録販売者の週あたり勤務時間数の総計の1/2以上
	一般用医薬品の適正配置のため、「指針」と「業務に関する手順書」の作成、従事者に対する研修等を実施

出所：『改正薬事法と配置販売業』家庭薬新聞社、2009年

既存配置と新配置の比較

	既存配置販売業者
取扱品目	配置販売品目指定基準の範囲内で各都道府県知事が指定する医薬品
配置従業届け	配置販売に従事しようとする区域の都道府県知事にあらかじめ届出
配置販売業の許可	配置する区域の都道府県ごとに品目の指定を受けて許可を更新（区域拡大のための許可申請を他区域の都道府県に行うことも可能）
	取扱品目の変更・追加申請が可能
	配置員の中から区域管理者を指名し、都道府県知事に届出（知識経験を有すると認定される者を区域管理者とする場合には届出不要）
	許可証には既存配置販売業である旨が記載
	許可更新期間は6年間
身分証明書	住所地の都道府県知事から交付された身分証明書を携帯
事業所の配置	可能 （ただし、配置した事業所の代表者が医薬品を使用する者に十分な説明が可能な単位であること）
陳列	配置箱の中で、リスク区分（第2類、第3類医薬品）ごとに混在させないように配置
	配置する医薬品の販売名と区分が対比できるような文書（置高表など）を添えている
情報提供	—
	第2類医薬品は、配置員が必要な情報を対面で行う
	顧客からの相談に対して、第2類・第3類医薬品は、配置員がフォロー
	—
業務を行う体制	—
	—
	—
	一定水準の研修、講習等（30時間）を受講

コラム

テレビや映画にも登場！「置き薬」

「置き薬」や「薬売り」は、さりげなくTVや映画へも「出演」を果たしています。

人気の時代劇長寿番組『水戸黄門』に登場した、「柘植《つげ》の飛猿《とびざる》」。正体は忍者ですが、普段は富山の薬売りに扮していました。

また、国民的人気映画だった『男はつらいよ』シリーズでは、置き薬で有名な「ケロリン」が出演していました。主人公寅さんのカバンの中に、ケロリンが入っていたのです。

今のようにコンビニやドラッグストアで薬が買えなかった時代、商売をしながら日本全国を旅して廻るフーテンの寅さんに、いざという時の常備薬は必須のアイテムだったことでしょう。自宅に置いてあった置き薬を「使わなければお金が一切かからないから」と、お守り代わりに常備薬として持ち歩いたのかもしれません。

最近では、平成二十三（二〇一一）年に公開された『指輪をはめたい』という映画で、山田孝之が演じた主人公が置き薬の営業マンという設定でした。記憶喪失に陥った独身男性が、指輪を渡す相手を捜す騒動を描いたラブ・コメディーで、バイクで得意先を廻りながら置き薬を補充する主人公の姿が登場していました。

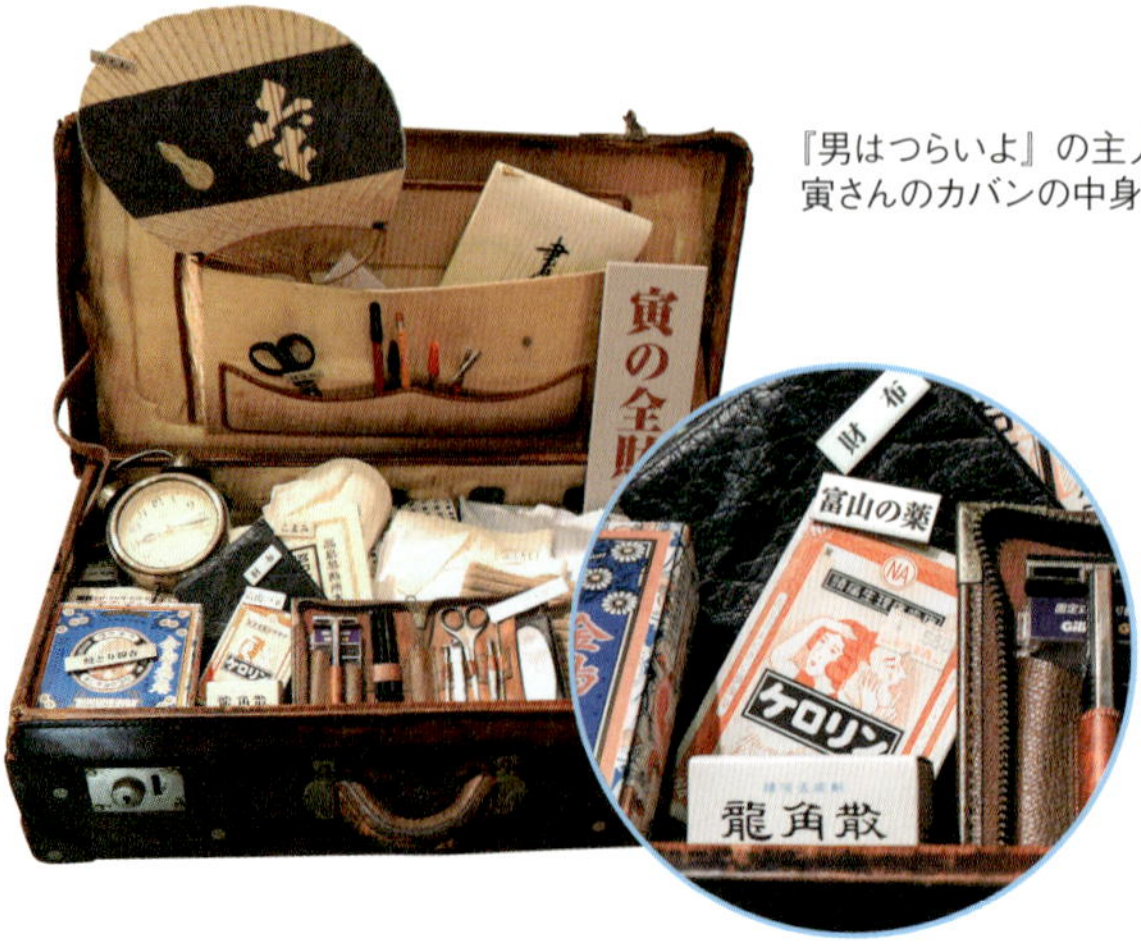

『男はつらいよ』の主人公
寅さんのカバンの中身

第7章

配置薬業界の「最前線」

1 富山のメーカー三社による新会社設立

配置薬業界が転換期を迎えるなか、富山県の配置薬主要メーカー三社は共同出資を行い、配置薬事業を基盤とした医薬品の製造販売事業を行う新会社を設立しました。配置薬業界では、三百年以上も続く伝統を守るだけでなく、新発想を積極的に取り入れ、新時代に対応したビジネスモデルの構築に取り組んでいます。

日本独自の「配置薬」を守る

配置薬業界には、驚くような改革で業績を伸ばしてきた前例があります。

かつて漢方薬主体で薬が作られていた時代に、内外薬品（当時）は、フランスから輸入したアスピリンを混ぜ、鎮痛剤「ケロリン」を作りました。この薬は爆発的ヒット商品となり、同社を代表するロングセラー商品となりました。

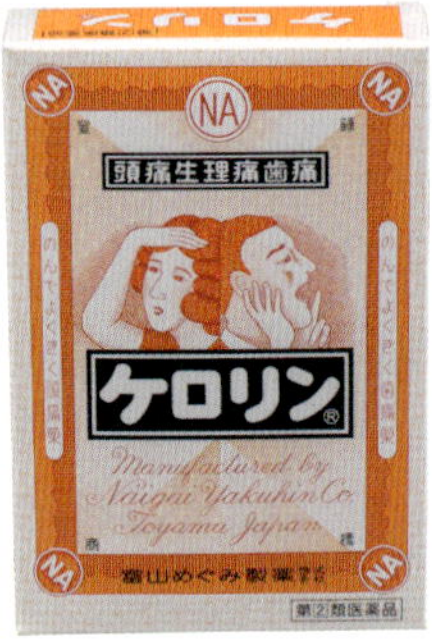

歯痛、頭痛に効くケロリン

今でも多くの人に使われているこの薬の開発背景には「お客様の症状を楽にしたい」という配置員の強い思いと、配置員の思いに応える商品を提供したいというメーカーの思いがありました。

常にお客様に寄り添い、喜んでもらうことを考え続けてきた「配置薬」は、日本独自の医薬品の販売形態として、時代とともに進化を見せてきました。

「富山のくすり」ブランドの継続と発展

配置薬は平成十二（二〇〇〇）年頃をピークに業績が伸び悩んでいます。ここ数年は、円安と新興国の需要増で原料の値上がりも加速し、ますます厳しい状況になっています。

麝香《じゃこう》などワシントン条約の規制ですでに手に入らない原材料については、それを除いた別商品で対応するなど取り組みが進んでいますが、牛黄《ごおう》などもここ数年で急激な値上がり傾向が見られ、生薬の使用を特徴にしている配置薬にとっては苦しい展開です。

　そんななか、日本有数の「くすり」県として知られる富山県では、「江戸時代から三百年以上も続く『富山のくすり』というブランドを、この先百年も確実に引き継いでいきたい」と、富山県内の主要配置薬メーカー三社により、平成三十（二〇一八）年四月、共同出資による新会社「富山めぐみ製薬株式会社」が設立されました。新会社を立ち上げたのは、内外薬品、廣貫堂、大協薬品工業の三社。いずれも配置薬のトップメーカーで、初代社長には内外薬品の笹山敬輔氏が就任しました。国内外の製薬メーカーではこうした再編はよく見られますが、配置薬業界では「事件」とも言える異例のできごとです。

富山めぐみ製薬のシンボルマーク

　配置薬メーカー側もいかに「富山のくすり」ブランドを大切にしているかがうかがえます。

　「めぐみ」の頭文字「M」をモチーフに、富山の象徴である「立山」を表現した会社のシンボルマークには、自然の「めぐみ」豊かな富山から、薬の「めぐみ」を全国へ届けたいという思いが込められています。

メーカーに始まる業界再編なるか

「今まではメーカーは競争しながら発展してきましたが、富山めぐみ製薬を核として、「大富山」という体制をメーカーの側としては作っていきたい。そのなかで、販社も個人でやっていたところも、販社の再編も今後起こりうることだと思います」

　富山めぐみ製薬の笹山社長は、今後は、販売業者の再編もあり得るのではないかと見ています。

「お客様のニーズを的確につかんでいるのは、メーカーではなく販社の営業さん」だと言う笹山社長。ビジネスではよく、「販売会社とメーカーは車の両輪」と言われますが、両者の協力はますます重要だと指摘します。

「電機メーカーなどこれまでメーカー主導で小売をやってきた業界も、時代の流れとともに変化してきている。配置薬業界もメーカー主導ではなく今後は、メーカー・販社が垣根を超え、お互いに協力し合って商品開発や業態改革を行っていけば、お客様にとっても配置薬業界にとっても良い効果が生まれるのではないかと思っています」（笹山社長談）

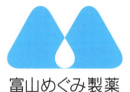

2 ＩＴ化・ＩｏＴ化の歴史

近年のＩＴ化・ＩoＴ化の流れは、配置薬業界にとっても重要なテーマです。かつて、各家庭を廻りながら手書きで集めた顧客情報は、今はiPadなどを活用した電子データで一元管理ができるようになっています。配置薬業界のＩＴ化・ＩoＴ化は、どのように進んできたのでしょうか。

配置薬業界のＩＴ化の歩み

配置薬業界の財産のひとつである「懸場帳《かけばちょう》」（地域によって呼び方は異なる）には、顧客の住所や名前、職業、家族構成といった基本情報のほか、預けた薬の種類や数、使用履歴、売上金額といった売上管理情報から、顧客の健康状態や持病、食べものの好みや趣味、飼っているペットの名前までが細かく記されているマーケティングリサーチデータであり、アフターサービスの重要なリファレンスです。

江戸時代から明治、大正時代くらいまでの懸場帳を見ると、家主の名前と訪問日、預けた薬の名前と金額くらいしか記載がなく、ただの出納記録だったことがわかります。それが重要な顧客データへと進化していったのは、配置員たちの営業努力と向上心のあらわれとも見ることができます。

三十年ほど前に、一部の交通業界や宅配業界の間でハンディターミナルが使われ始めると、配置薬業界にもＯＡ化の波が押し寄せました。昭和時代まで手書きで情報を書き込むことが多かった懸場帳用にオーダーメイドの懸場帳パッケージシステムが開発されるなど、ＯＡ化は他業界よりもかなり早かったようです。

懸場帳のＯＡ化に次いで、それまで手書きの複写で作成していた精算書が精算書発行システムへ切り替わると、業務効率はさらに改善が進みました。手入力で行っていた作業はバーコードリーダーの読み取りなどで簡易に行えるようになり、使用した商品情報の入力や領収書の発行といった作業も大幅に軽減しました。

かつては大手電機メーカーが配置薬企業向けにオーダーメイドのシステム開発に取り組んだこともあったそうですが、現在は配置薬のシステムを専門で取り扱っている会社が全国に四、五社あります。

配置薬業界向けのパッケージソフトの企画・設計・開発・販売を行っているアミコン・システムズは、社員全員がシステム業界出身。創業者の江崎八郎会長が「この業界はおもしろい」と配置薬に惚れ込んだのが起業のきっかけだそうです。

情報の可視化と共有

iPadに代表されるタブレット端末の登場によって、情報の「見える化」と共有も可能になりました。iPadや専用のタブレットを使うことで、配置員一人で千人くらいの顧客データの管理ができるようになったと言います。手書きの記帳で取られる時間をお客様とのコミュニケーションに活用したり、新規の顧客開拓にあてたりするなど、人手不足に悩む配置薬業界をサポートする頼もしい存在となっています。

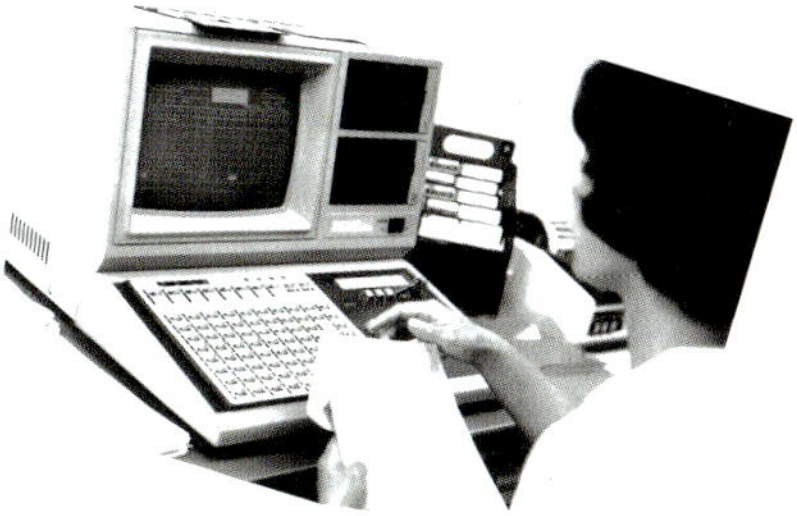

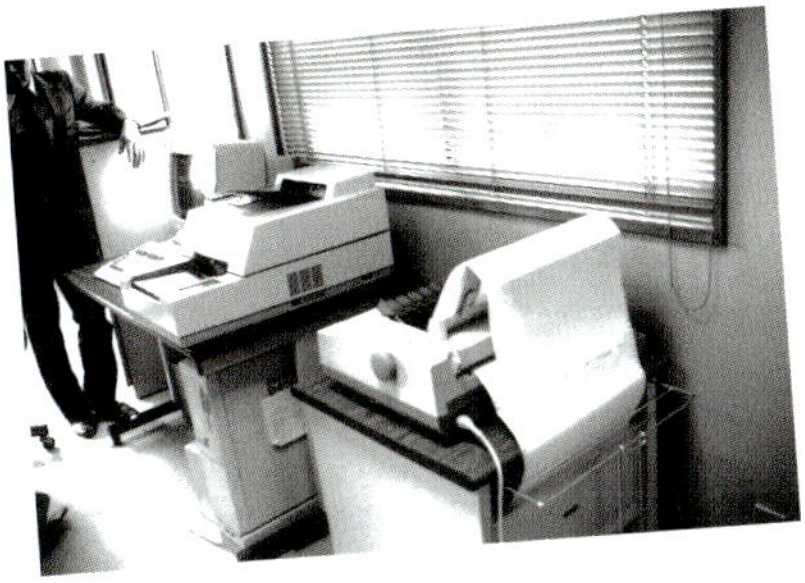

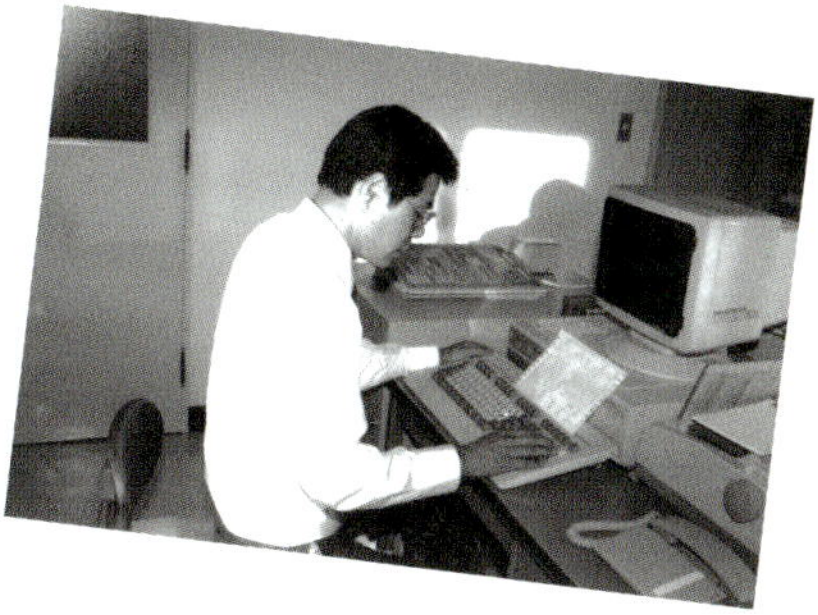

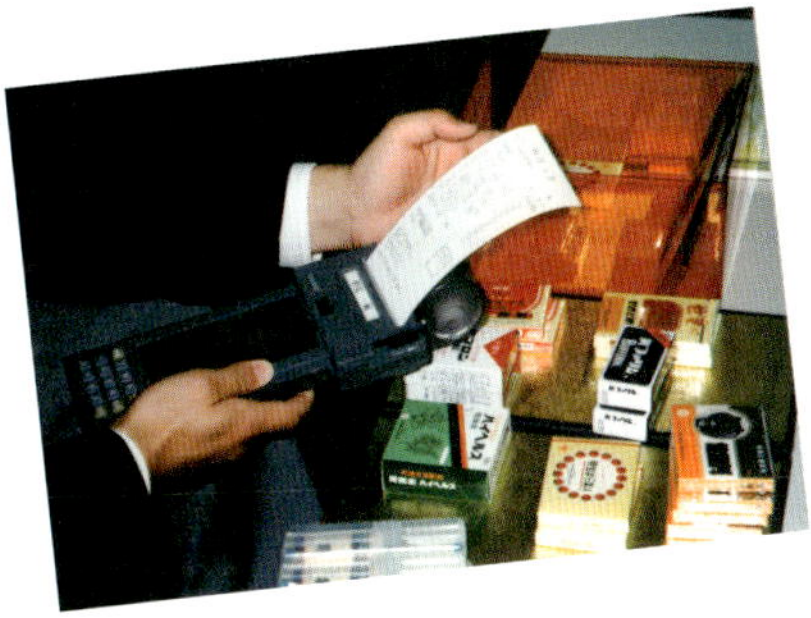

3 IT・IoTで広がる未来

今やITは社会に必要不可欠な存在となりました。最近では相互アクセスが可能なIoTサービスの活用にも、企業は積極的な取り組みを見せています。配置薬業界にもビッグチャンスをもたらす可能性があるIoTには、どのようなものがあるのでしょうか。新たなビジネスの可能性を探ってみました。

IT・IoTが配置薬業界の未来を開く

昔ながらの「置き薬」商法が現在の顧客ニーズや生活スタイルに合わなくなってきたことから、配置薬業界ではIT・IoTを活用した新たなチャレンジが広がっています。配置薬業界のなかには、全営業担当にタブレット端末を配布し、顧客管理を従来の紙ベースからデジタルへと移行させている企業もあります。こうしたデータは会社のパソコンで一括管理され、在庫管理や顧客への情報提供に役立っています。

今から約十五、六年前、アミコン・システムズは、どんな商品がどの顧客に、どれくらいの期限でいくつ置いてあるかが管理できるバーコードシステムを開発しました。

かつて、配置期限切れの古薬はメーカーが買い取っていましたが、近年ではメーカーは買い取りを行わず、手数料を取って新薬と交換するのが一般的になっているそうです。

配置期限切れの古薬を配置しておくことは法的罰則の対象になるため、現場の配置員から「お客様と連絡がつきづらく、配置期限がせまって焦っている。古薬を出さないように、なんとかして古薬が置いてある顧客がすぐにわかるシステムはないか」という要望を受けたアミコン・システムズが開発に踏みきったと言います。

遠隔で配置期限の確認が一覧で確認できるようになったため、配置期限の近づいた薬を、優先的に必要として

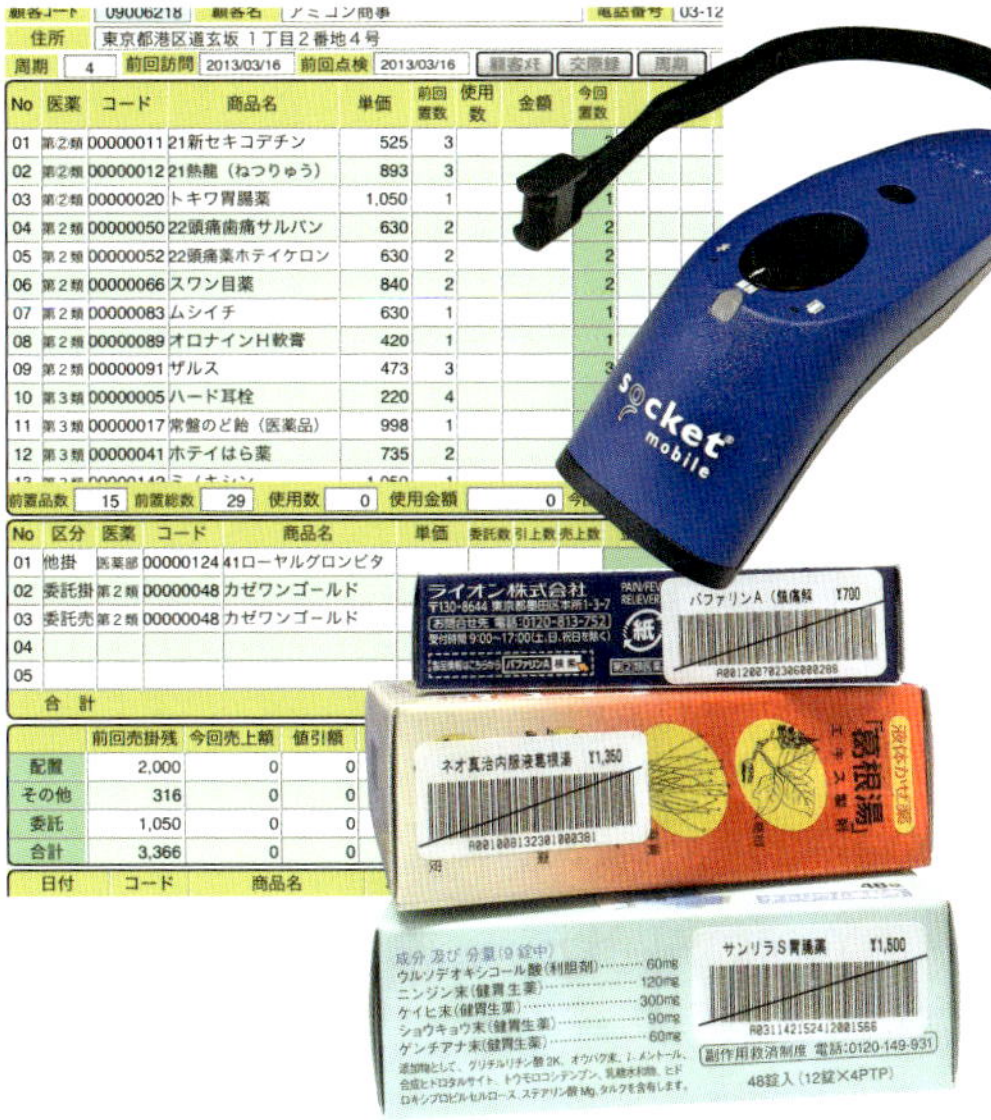

薬に付けたバーコードをリーダーで読み込み、古薬削減の管理もできる（バーコード部の斜線は編集部による）

いる顧客に移動させるなど、配置期限切れを起こさない工夫ができるようになったことは多くの配置員の心理的・肉体的負担軽減につながりました。

人手不足を担うＩｏＴ

富山めぐみ製薬の笹山社長は、薬箱にＩＣタグを埋め込んで商品情報を一括取得できるようにしたいというアイデアを持っています。こうしたシステムは技術的には可能でもコスト面での課題があります。笹山社長は、商品にタグを付けるなどの工夫はメーカー側の仕事だとしつつも、「一社ではできないことなので、販社とも協力して、今後もＩｏＴ化に力を入れていきたい」と将来の展望を語りました。

ＩＴ・ＩｏＴによる効率化は、配置薬業界に追い風となるだけでなく、お客様へのサービス向上にもつながります。富士薬品では、配置薬事業の分析基盤として平成三十（二〇一八）年に新しいシステムを採用し、さらなる顧客満足度の向上をめざしています。

現在でも、すでにアレルギーなど特定の疾患を持っている顧客を事前に検索し、その顧客にだけＤＭを送付してから会いに行くことで購入意欲を高めるなど、より効率的な営業を行っている企業もあります。

将来的に、配置薬業界全体で、企業や協会の垣根を超えて情報を一括管理して、各配置員にフィードバックするＩｏＴシステムが実現すれば、全国の配置員が各地のお客様から集めた情報をクラウドで共有することも可能になるでしょう。お客様が望む商品のトレンドや地域差などを簡単につかむことができ、メーカーの商品開発や営業の商品提案にも弾みがつくかもしれません。

ＩＴ・ＩｏＴを活用したビジネスは、まだまだこれからです。配置薬業界の未来に、可能性を感じます。

4 インターネット販売をどう活かすか

今やあたりまえの商売になったインターネットショッピングですが、インターネットが日本に普及したのはまだほんの二十年ほど前です。平成二十六（二〇一四）年の改正薬事法以降は、すべての一般用医薬品がインターネットや電話などで販売できるようになり、配置薬業界は新たな局面に突入しています。

インターネット販売の規制緩和

登場してわずか二十年。爆発的な勢いで広がったインターネットは、もはや人々の生活になくてはならないものになりました。

平成二十五（二〇一三）年、日本のインターネット人口普及率は八十二・八パーセント（「日本におけるインターネットの人口普及率」『情報通信白書』平成二十六年版、総務省）に達し、インターネットでの買い物もあたりまえの時代になりました。ですが、一般用医薬品に関しては、第三類以外のインターネット販売は長年、認められていませんでした。

一般用医薬品（ＯＴＣ薬）は、副作用などのリスクの度合いによって、第一類から第三類までに分類されています。そのうち、インターネットでの販売が認められていたのは、ビタミン剤や整腸薬などの第三類だけでした。

改正薬事法が平成二十五年十二月に公布され、翌年六月からはすべての分類の一般用医薬品が、消費者の安全を確保しながら電話やインターネットなどでの販売ができるようになりました。

ただし、使用に特に注意が必要な一部の医療用医薬品については、人体に対する作用が著しく重篤《じゅうとく》な副作用を生じるおそれがあるため、これまで通り、薬剤師が対面で情報提供・指導を行って販売することが義務づけられていて、インターネットなどでの販売はできません。

改正薬事法（平成26年6月12日施行）前と後の医薬品販売方法

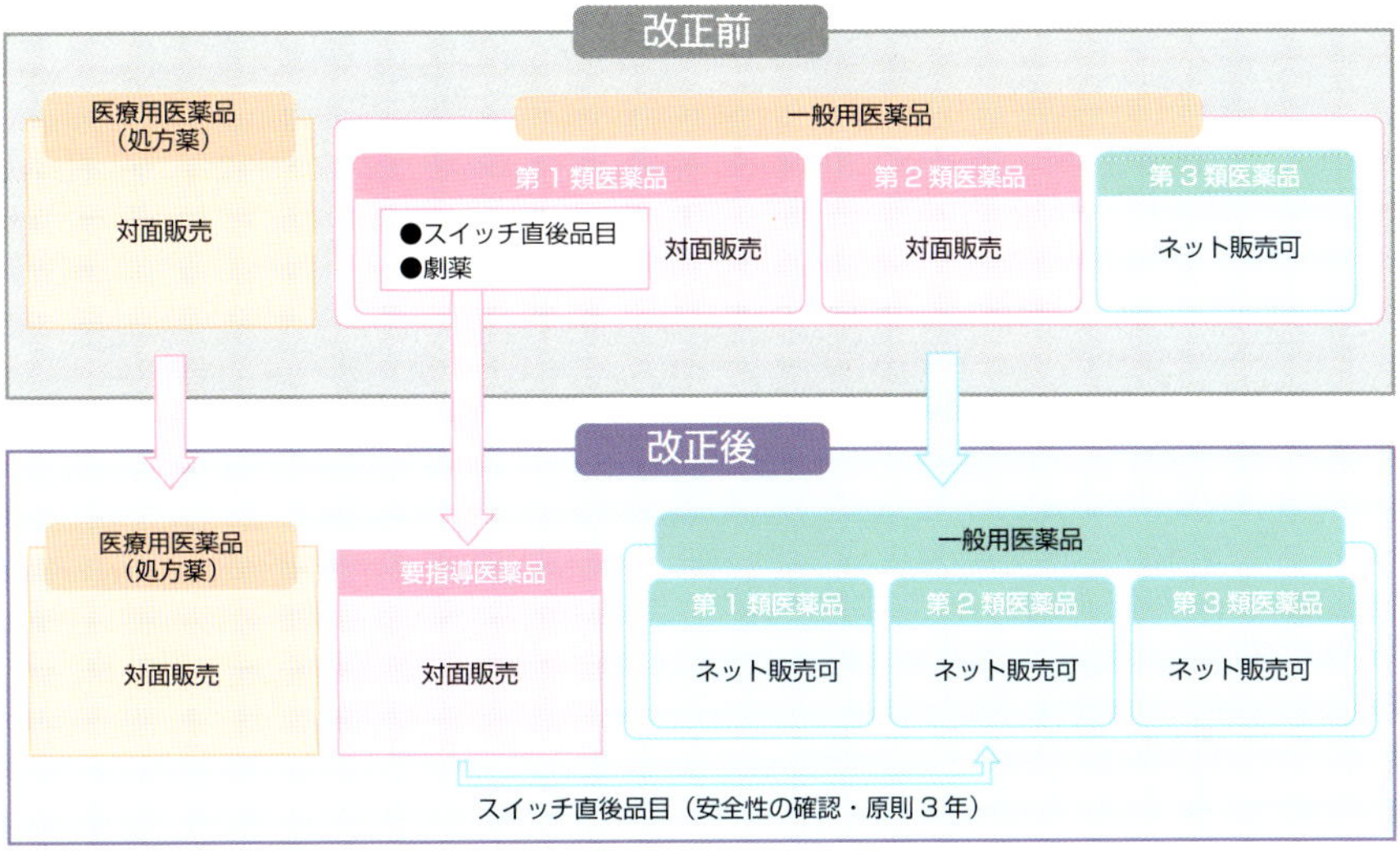

出所：政府広報オンライン「暮らしに役立つ情報　医薬品のネット販売を安心して利用するために」2015年11月25日

インターネットビジネスの活用策

医療知識も対面マナーも備えた配置員が各家庭を廻る配置薬ビジネスは、いわば「究極の対面販売」であり、インターネット通販の真逆を行くビジネスです。インターネット通販は、二十四時間いつでも好きな時間に注文ができたり、在庫確認や商品比較が簡単にできるというメリットがある反面、双方向のやり取りがないため、一方通行になりがちというデメリットもあります。

特に薬の場合、使用方法を確認したい、自分の症状と照らし合わせてどのような薬がよいか相談しながら決めたいというニーズが多くあり、ネットショップの問い合わせ窓口やメール・チャット相談を使いこなせないという高齢者の悩みもよく聞きます。また、本人確認の難しさや、誤用や乱用など消費者の安全に完全に配慮できないというリスクもあります。

配置薬業界でもインターネット通販に取り組んでいる会社は数多くあります。たとえばテレビ電話などを使って購入者と配置員が時間と場所を選ばずに対話できるなどの方法は、「究極の対面販売」である配置薬ビジネスの良さを活かした販売方法かもしれません。

5 薬をベースにした新たなビジョン

昭和の終わり頃から配置薬業界では健康食品や医薬部外品も扱うようになりました。顧客からのリクエストに応じて広がってきたビジネスですが、今や多角化し、日用品や健康グッズなどトータルに取り扱う企業も増えています。その根底には、配置薬で培った信頼がありました。

健康全般のサポーター

近年になって交通網が整備され、ドラッグストアやコンビニが台頭すると、配置薬の便利さは唯一無二のものではなくなりました。

そこへ救世主のように登場したのがドリンク剤です。ドリンク剤の登場以降、健康食品や医薬部外品の販売を始める配置販売業者が増え始めました。

配置薬を利用する主要顧客が、従来の「ファミリー層」から、山間地過疎地区の住民や、足の不自由な高齢者世帯へと変わってきたことから、「訪問してくれるなら、ついでに他の商品の配達も頼みたい」という顧客からのリクエストが増えてきました。こうしたニーズに応えるうちに、徐々に取り扱いアイテムが増えていったと話す配置員もいます。

現在では、日用雑貨や化粧品まで取り扱う配置販売業者もずいぶん増えました。なかには、「もっとお客様に喜んでいただけるものを作りたい」と、健康食品を自社で作り始め、自社ブランドの商品（ＰＢ品）だけを扱っている企業もあります。

お客様の便利のために、ドラッグストアを展開する配置販売業者も現れました。業界最大手の富士薬品は、ドラッグストア「セイムス」を千三百店舗以上全国で展開しています。富山売薬の〝武器〟でもある対面販売の「徹底した顧客への接客術」をベースに、業界ナンバーワン企業へと成長しました。

お客様の喜びのために

今や薬だけでなく、さまざまな商品を扱っている配置薬ビジネスですが、根底にあるのは「お客様の健康のために」という精神です。配置薬業界では、近年、「薬屋さんがすすめてくれる商品なら安心だ」という信用をベースに、他業種へと展開する企業もあります。

水や空気など、扱う「商材」は各社それぞれですが、どの企業も工夫を凝らしながら、「先用後利」というビジネスモデルと、各家庭を戸別に訪問できる強みを生かし、顧客のさらなる健康と利便性を追求しています。

このように、日々挑戦を続ける配置薬業界ですが、ベースとなる「配置薬」業界の普及促進にも力を注いでいます。富山県は、各地で「富山くすりフェア」を定期的に開催し、富山のくすりや特産品販売から、「薬都とやま」三百年以上の歴史を紹介するなど、配置薬の魅力をアピールしています。

次頁からは各社の取り組みを具体的に見ていきましょう。

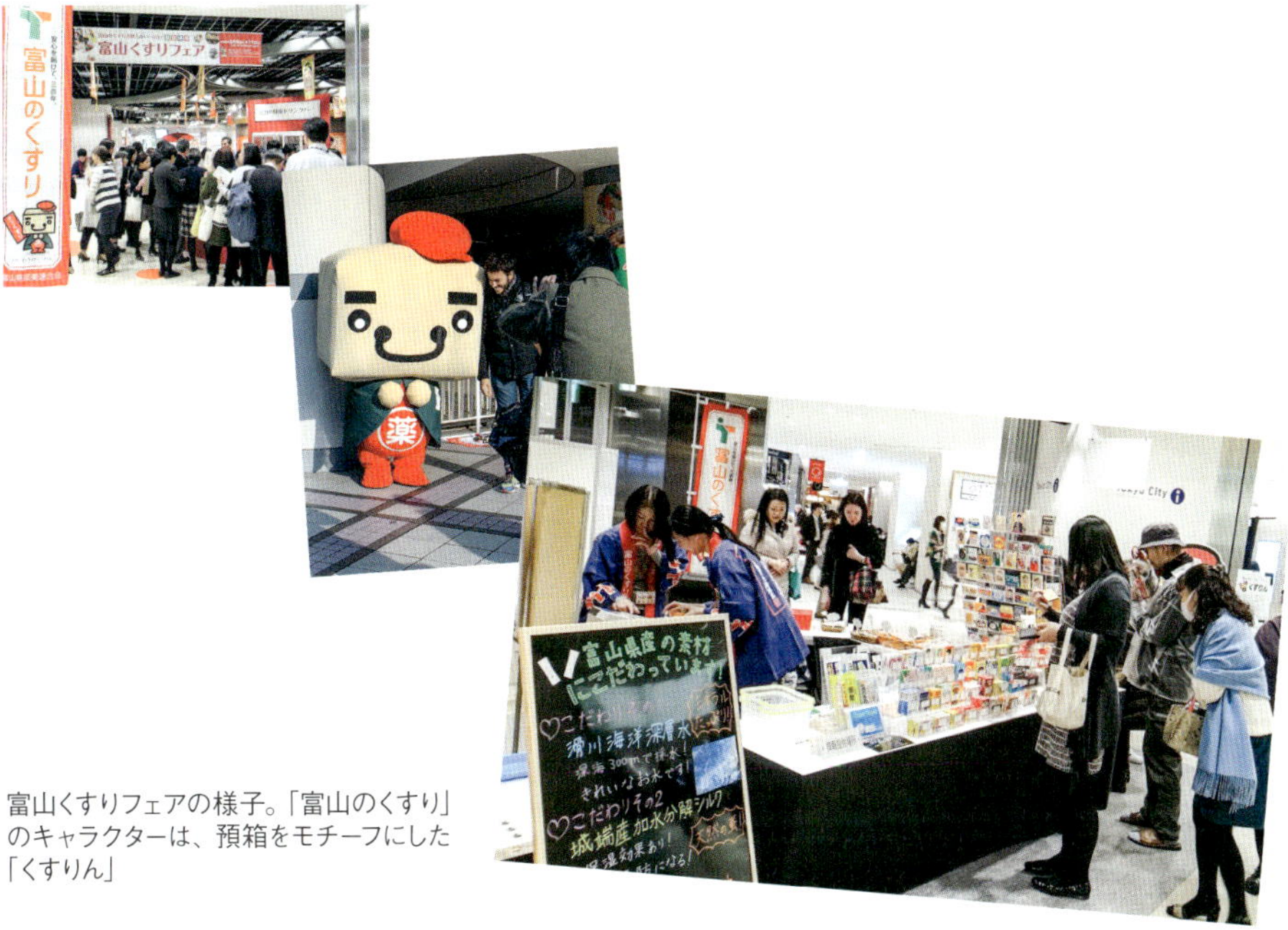

富山くすりフェアの様子。「富山のくすり」のキャラクターは、預箱をモチーフにした「くすりん」

6 健康と美容を創造する【三洋薬品ＨＢＣの取り組み】

三洋薬品ＨＢＣ（東京都）は、昭和五（一九三〇）年に創業した配置薬事業の三洋薬品株式会社を中核とした歴史と伝統のある企業です。健康と美容に関する製品やサービス、情報をオムニチャネル・マルチメディアでお届けして、お客様のＱＯＬ向上をお手伝いしています。同社の取り組みと配置薬業界への思いを近藤隆社長にお聞きしました。

お客様の笑顔と信頼に応えたい

歴史と伝統のある三洋薬品ＨＢＣ。配置薬事業からスタートした会社は、「もっとお客様に元気できれいにいてほしい」「喜んでいただきたい」という思いから、より便利によりバラエティに富んだ商品を、と進化を遂げてきました。

現在は日本国内に四十三の営業所を持ち、約三十万件のお客様に配置薬をお届けしています。品揃えに関しても、ご飯のレトルトパック、カレー、バスオイル（入浴剤）などの日常消耗品、白髪染めや基礎化粧品約五百品目、美顔器などの美容器具等の美容関係、ペットサプリ、動物用医薬品など約一万品目以上の商品を揃えています。またその有効性、安全性、自己診断等の情報を提供し、ＴＶ、ラジオ、新聞、リーフレット、講演会、テレマ、対面販売のマルチメディアで伝え、製品自体は訪販、通販、店販のオムニチャネルでお届けしています。

薬剤師の有資格者でもある同社の近藤社長は、自らが医薬品業界で三十年以上、一万種類以上の商品開発に関わってきた経験から、「薬と健康の専門家」であることを重視し、社員全員に「医薬品販売のプロフェッショナル」の証となる登録販売者の資格取得を推奨しています。お客様からの全信頼に応えられる人材育成も配置薬企業の責務だと近藤社長は言います。

お客様に薬をおすすめするのは、お客様が実際に病気になった後のタイミングが多いものですが、三洋薬品HBCでは病気になる前の予防や、そもそも病気にならずに元気で長生きすること、自己診断やもっと元気にもっと美しくいきいきと生きたいというお客様のQOL向上に貢献していこうと考えています。

健康を届ける新サービス

同社は最近、「置き薬」のシステムで、使った分だけ料金後払いのオフィスサプリ、ホームサプリのサービスを始めました。日々の生活の中で感じる健康や美容のお悩みを手軽に解決できるサプリを二袋百円で販売する予定です。一回の摂取でも効果がありますが、続けてお飲みいただくとさらに高い効果を感じていただけると近藤社長は自信を持っています。ご家庭やオフィス、喫茶店などにボックスを設置して、一人でも多くの方のお悩み解消に役立つことをめざしています。

二〇三〇年の創業百年に向けて、「さらにお客様のQOL向上に貢献できる企業に成長したい」と語る近藤社長。日本国内のみならず、グローバル企業をめざす同社の取り組みに今後も期待が高まります。

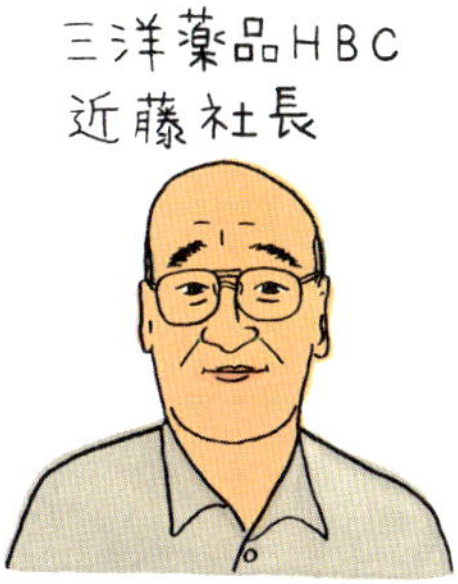

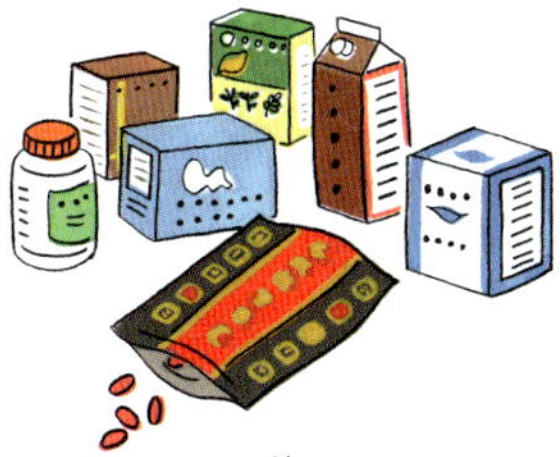
取扱製品は約1万点、
もっと元気に美しくがモットー

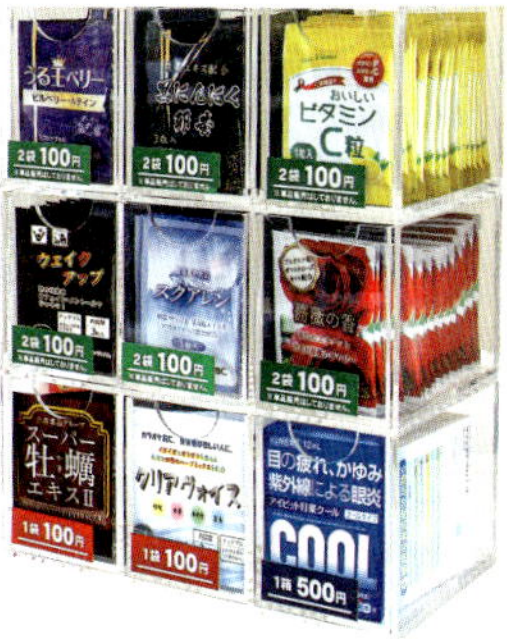

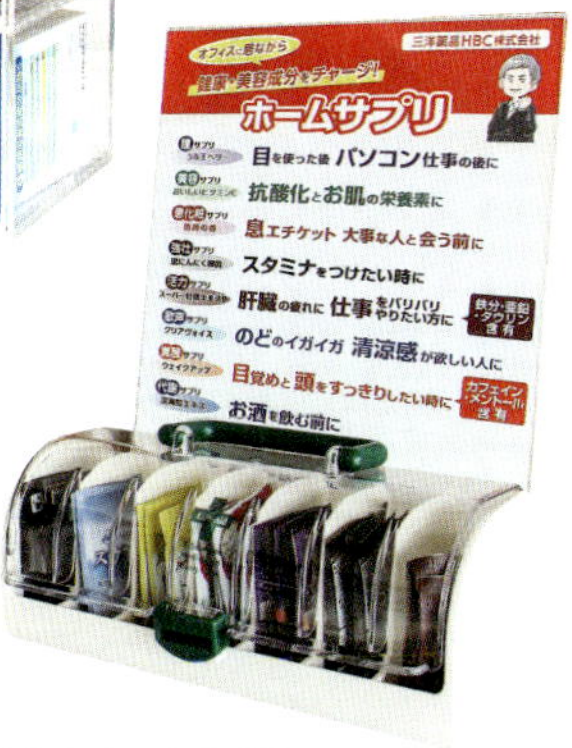

オフィスサプリ（上）とホームサプリ

7 他業界も注目する配置の強み【高木薬品の取り組み】

高木薬品（香川県）は、平成二十五（二〇一三）年からアクアビジネス事業に力を入れ始めました。同社の高木宏尚社長は、「面を広げる以上に、強みを持つことは重要」だと言います。現在、同社は配置薬のほかにアクアビジネスに力を入れていますが、なぜその事業だったのでしょうか。高木社長にお話しをお聞きしました。

経営多角化で「強み」を持つ

配置薬業界で、今「勢いのある企業」として注目を集めている高木薬品。配置薬で培った信頼と「お客様の健康を預かる」使命感をもって、次々と新しいビジネスに挑戦しています。

高木宏尚社長は、大手企業でシステム系のコンサルタントを経た後に、祖父の代から続く高木薬品の三代目社長に就任しました。売上は好調でしたが、「これからは配置薬以外にも強みを持つことが重要」と考え、特色を出すための多角化経営に乗り出しました。

その最初のステップとなったのが、水を扱うアクアビジネスです。それまでは、配置薬業界でのシェアと売上拡大にこだわっていたという高木社長。組織や販売エリアが拡張するにつれ、配置員の性質が「責任は重いけれど、裁量権のある一人親方」ではなく「裁量権は狭いけれど、重責の少ない雇われ人」へと変わってきたことに危機感を覚えたと言います。「配置薬ビジネスは、お客様の健康に責任を負う仕事。この先も配置薬業界が発展していくためには、お得意様の健康を自分が担っているという責任を持たなければいけない。それができないのに、数字だけの得意先を広げ続けていくことは、逆に配置薬業界のストロングポイントを弱める原因になりかねない」と感じたそうです。

そこで、ビジネスの拡張よりまず高木薬品の「得意分野」を強めて顧客満足度を高めようと、ウォーターサーバーを扱うアクアビジネス事業への参入を決めました。

「配置薬業界は家庭の中に入り込めるのが強みです。配置薬業界がウォーターサーバーの代理店になれば、玄関先だけでなく、家庭の台所にまで入り込むことができ、家族皆様との面識を持つことも可能になります。配置販売業の強みを生かしたこのビジネスモデルを同業他社にも広げて、配置薬業界全体の底上げを図りたい」と高木社長はアクアビジネスに意欲を見せます。高木社長がこだわったのは、配置薬業界が培ってきた「健康・安心」という軸。扱う水はアルカリイオン水なので熱伝導率が高く、早くお湯が沸くなどガス代の節約にもつながるうえ、溶解度が高いので、調味料の節約や減塩にもなるとのこと。家族全員の食生活の改善を提案するといったこだわりが家族の健康と財布を預かる主婦層に受け、今やコアビジネスとして成長を続けているそうです。

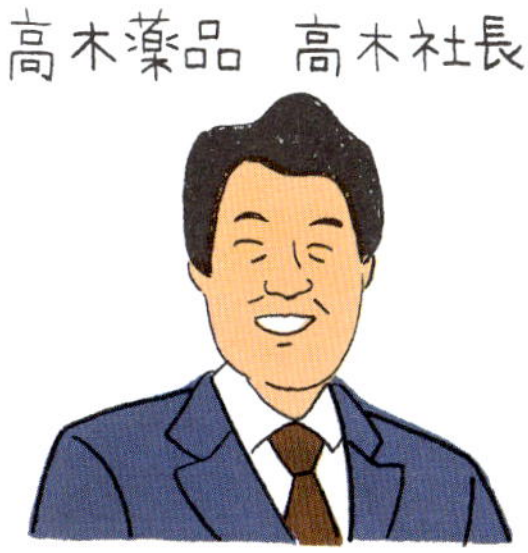
高木薬品　高木社長

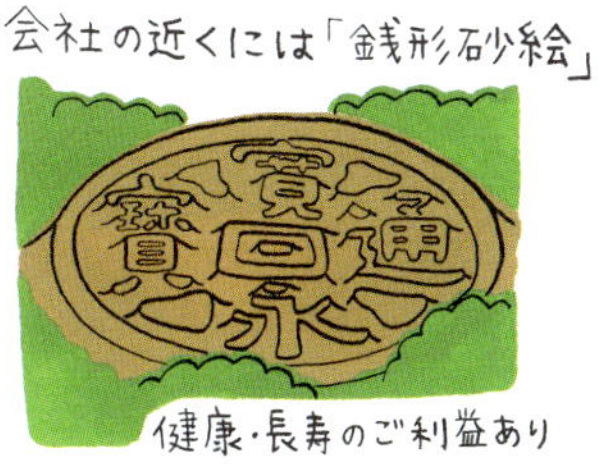
会社の近くには「銭形砂絵」
健康・長寿のご利益あり

信頼と安心がつなぐ新しい未来

売り手と買い手の信頼で成り立つ配置薬ビジネスがにわかに着目されています。わずか一滴の尿で、高精度のがん発見が可能だという線虫がん検査「N-NOSE」は、プロジェクト始動時に高木社長の元へ検査キットの販売ができないかと打診があったそうです。「研究・開発費を使った学術系の商材は、ネット販売するとあっという間に模造されてしまう。ネットに頼らない独自の販売チャネルを持っている配置薬業界に注目する他業種の企業は多いのではないか」と高木社長は期待を寄せます。

「我々は、三百年以上続いてきたビジネスを次世代に紡ぐ義務がある。今後もお客様の健康と安心を第一に、皆様に喜んでいただけるビジネスを続けていきたい」と話す高木社長の思いは、配置薬業界すべての思いを代弁しているとも言えそうです。

8 商品開発にもスピード感を【宮島薬品の取り組み】

「配置薬業界は究極のサービス業」という宮島薬品（岐阜県）の宮島重樹社長。「平均寿命が延び、『健康寿命』の伸長が重要視される近年こそ、配置薬業界の出番」と期待を膨らませます。PBブランドに力を入れる宮島社長に、宮島薬品の取り組みと配置薬業界の展望についてお聞きしました。

配置薬業界はサービス業

宮島社長は先代の社長だった父が富山県で興した会社を引き継いだ二代目です。「三百六十五日のうち、三百三十日は働いていた」という父親の背中を見て育ったと言います。「父が学校の授業参観や行事に来てくれたことは一度もありません。だけど、僕が野球をやりたいと言えば、一番いいグローブとスパイクをポンと買ってくれた。そういう父の背中を見て育ち、しかもお客様に感謝される仕事は、子ども心にとても魅力的でした。大人になったら跡を継ごうと自然と思うようになった」と宮島社長は子ども時代を振り返ります。

宮島社長は、配置薬業界を「サービス業」だと言います。「医薬品を提供している民間企業ですから、商品が売れないと困ります。でも、それよりもまず、お客様の健康寿命があがるようにしっかりとサポートさせていただく。そして共に喜びあえる関係性を築く。それが配置薬業界の役目だと思っています」

インターフォンを鳴らして玄関のドアを開けてもらえるのは、配置販売業者と配送業者だけに許された特権だという宮島社長。社員には「たとえ商品を買ってもらえなくても『君と話した十分間はいい気分でいられた』と喜んでいただけるなら、それは良い営業だ」と話していると言います。また、いつも訪問している高齢者のお宅に新聞が溜まっていたら行政に連絡するなど、「地域の安全と健康のパトロール」も配置薬業界がやるべき仕事だと考えているそうです。

もちろん、社内の「パトロール」もしっかり行っています。営業成績の良い社員は、すぐにその成果を年収や役職に反映させるなどして、モチベーションの継続につなげています。

PB商品とドリンク剤

宮島薬品では、多くのPB商品を販売していますが、これらのほとんどは宮島社長が入社後に開発したもの。「社員が自信を持ってお客様にお勧めできるように」と徐々に商品開発に力を入れるようになったと言います。

なかでも大ヒットとなったのは、オリジナルのドリンク剤。まだ栄養ドリンクがそれほど出回っていなかった約三十年前からオリジナルのドリンク剤を販売していたという同社は、「タウリン一〇〇〇ミリグラム配合」の栄養ドリンクがブームになると、他社に先駆けて「タウリン三〇〇〇ミリグラム配合」の栄養ドリンクを開発・販売しました。「伝統ある業界だからこそ、スピード感を持って仕事をすることが競争力の強化につながります。サービス業である以上、お客様への情報提供もスピードを重視しています」

「お客様にとってもっとも価値がある財産・健康を守ることが私たちの役割であり、成長の原動力」という宮島社長。これまで同様、お客様との信頼関係を大切にしつつ、病気になる前の予防医療や健康志向へも意欲を見せています。

今、宮島社長がPB商品でこだわっているのは「薬屋が作った」というイメージ。「健康寿命を考えた時に、『薬屋』のイメージは大事にしていきたい。健康寿命をのばすのに欠かせない足腰の健康をサポートするサプリや商品も、もっと充実させていきたいです」

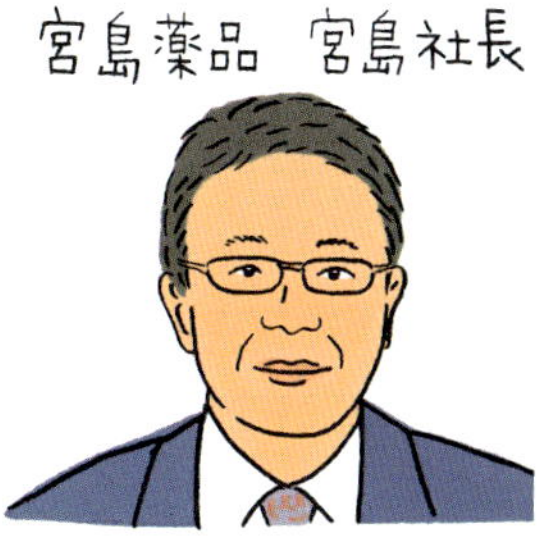
宮島薬品　宮島社長

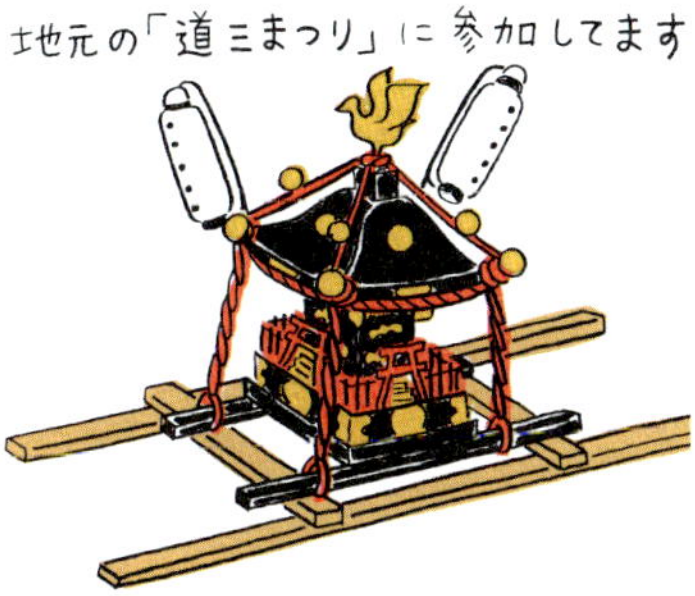
地元の「道三まつり」に参加してます

9 社員のやる気を育てる方法【富士薬品の取り組み】

登録販売者制度に配置薬業界でいち早く取り組んだ富士薬品（埼玉県）。社内に「登録販売者制度対策室」を設け、配置薬営業職員の資格取得率百パーセントをめざしています。製造から販売まで一貫して行い、全国にドラッグストアチェーンも展開する同社の高柳昌幸社長に、「複合型医薬品企業」における配置薬営業職の役割や取り組みについてお話をお聞きしました。

「専門家」であることのメリット

昭和五（一九三〇）年に富山市で創業した富士薬品は、現在さいたま市に本社を構え、全国販売網を構築して三百五十万軒のお客様に配置薬を届けています。

同社は医薬品製造工場を持ち、製造から販売までの製販一貫体制を確立。平成四（一九九二）年に開始したドラッグストア事業は、今では全事業の大部分を占めるほどの成長を見せています。七つの事業を展開していますが、基本的に事業間の異動はありません。そのなかで、一番お客様と近い関係で健康に寄り添えるのが「配置薬営業職」です。

配置薬営業職では、配置薬業界に波紋を呼んだ「登録販売者制度」の導入にも、真正面から取り組んでいます。「かつてのように、薬をただ置いておけば使っていただける時代ではない。きちんと説明して、お客様に選んでいただく。そのために専門資格である登録販売者の資格はとても有効」と高柳社長は見ています。「今やインターネットで薬も買える時代です。ネットにはたくさんの商品や情報がありますが、どれがお客様に合っているかは教えてくれません。その点、配置薬は『登録販売者』という専門家が直接ご自宅におうかがいして、お客様に合った薬を提案できるのでお客様にも安心していただける」と、「専門家」のメリットを強調します。「配置薬はお届けするビジネスなので、『お届け』という強みをどう活かしていくかが今後の課題。ただいろいろなものを闇雲に届けるのではなく、お客様にとって本当に便利で、喜んでいただけるものをお届けしていくのが使命だと思っています」

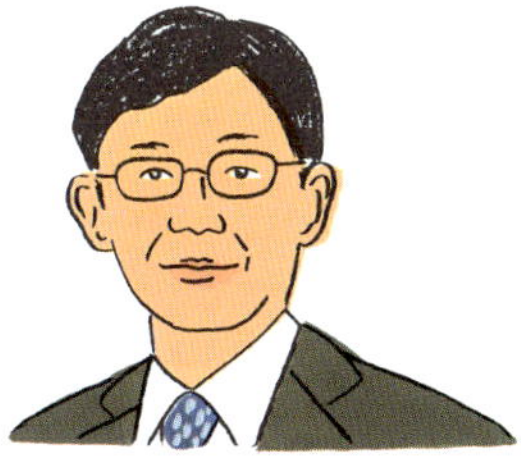
富士薬品 高柳社長

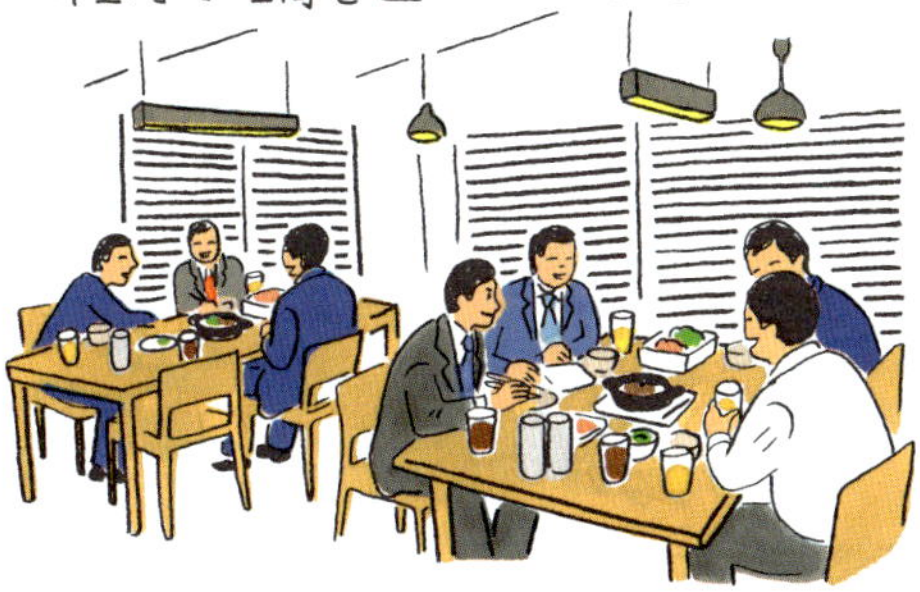
社内で鍋を囲みながら意見交換

「会社鍋」でモチベーションアップ

富士薬品には、社員の交流を深める伝統行事があると言います。それは「鍋」。先代の頃からの習慣で、年に二〜三回、会議が終わった後に研修センターで鍋を囲むのだそうです。「すき焼きが大好きだった先代が思いついて始めました。この日は鍋をつつきながら、皆でいろいろな意見を出し合います」（高柳社長）

富士薬品では、毎日、その日の現金回収と在庫確認も義務づけられています。配置薬業界はそれぞれの営業員が在庫と現金を預かる特殊な業態のため、不正防止の管理も兼ねた重要な作業ですが、薬の知識を身につけたり、慣れないお客様宅を廻るだけでも大変な社員にとって、さらに負担となる業務です。そこで社員のモチベーションをあげるために、すき焼き会のほか、三百ある営業所の中で一番評価の高かった営業所の家族全員をディズニーランドに招待するなど、さまざまな取り組みが行われているそうです。

「今後は、これまでに築き上げたネットワークを軸に、単に薬を届けるだけでなく、『地域の健康コンシェルジュ』として高齢者を見守るお役にも立っていきたい」と語る高柳社長。社員と家族同様、地域も大切にする企業です。

10 お客様の心を癒す健康アドバイザー【河上薬品商事の取り組み】

配置薬事業部と水事業部の二部門で業績を伸ばしている河上薬品商事（岐阜県）。お客様に喜んでいただくことを最優先に考え、年に一度、お客様との印象深いエピソードを作文にして社員から集めているそうです。「お客様&社員第二」を信条に掲げる同社の河上宗勝社長にお話をお聞きしました。

薬だけにとどまらない事業の立ち上げ

河上薬品商事は、時代の先を見据えて果敢に新事業に取り組んできました。ユニークな取り組みも多く、三十五年の歴史と全国大会優勝経験のある軟式野球部をもっているのは、配置薬業界では同社だけです。

鍼灸師の資格も持っている河上社長は、会社の隣に治療院を併設し、会社と治療院の二足のわらじでお客様と患者さんの健康維持に長年貢献してきました。

昭和四十年代に国が生産高を上げるために農薬を使えば、「アレルギーが増えるに違いない」と無農薬野菜を作った時期もあります。

十二年ほど前、まだみんなが水道水を飲んでいた時代に「安心・安全のために水を買う時代がくる」と考え、八年前にナチュラルミネラルウォーターの製造・販売の事業に取りかかりました。

本社のある岐阜県関市には、名水百選に選ばれた長良川があります。この名水長良川流域の地下水を最先端のセラミックフィルターでろ過し、熱を加えずにおいしさそのままにボトルに詰めて販売しています。

平成二十四（二〇一二）年にはビクトリー・ボトリング工場という水事業専用の工場を立ち上げ、現在では水事業は毎月百五十パーセントの売上を達成していると言います。

事業の範囲は薬にとどまりませんが、その根底には、自分が本当にいいと思うものをお客様に届けたいという思いがあります。河上薬品商事ではＰＢ商品にも力を入れていますが、現在、売上の六割を占めるという健康食品は、八割がＰＢ商品。お客様の満足度も高く、リピート率も七〜八割と高い数字を維持しているそうです。

「健康アドバイザー」としての自信と誇り

河上薬品商事では、特に健康食品などを購入いただいたお客様には、毎月か二ヵ月おきにフォローのためにうかがっています。このような営業形態にしているのは、お客様に商品の良さをきちんと理解して納得して飲んでいただきたい、お客様の健康管理のお役に立ちたいという思いからです。だから途中で飲めなくなった場合は、たとえ開封後でも返品を受けており、クレームに対しても徹底して対応することを心がけていると言います。

あえてこのようなやり方をする目的は、売りっぱなしにしないというメッセージをお客様に伝えるためでもあります。訪問回数を増やすほか、お客様に配置員をもっと身近に感じてもらうため、河上薬品商事では、配置員を「健康アドバイザー」と呼び、薬だけに限らず全方位的な健康サポートを行っています。

河上社長は配置薬業界の未来について、このような見解を述べています。

「売上だけを考えていてはダメだと思います。昔は箱の中だけで商売ができましたが、それではネット販売や店舗販売との競争に勝てません。個人情報に厳しい世の中になりましたが、この仕事は、昔は仲人をしたり、農作業を手伝ったりとずいぶん家庭に踏み込んでいました。お客様の顔を見て、悩みを聞き、お客様の心を癒す。そこが原点であり、そしてこれからの重要ポイントになるだろうと思います」

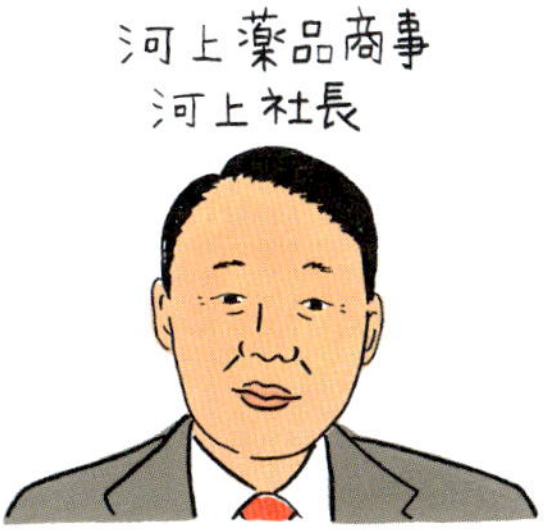
河上薬品商事
河上社長

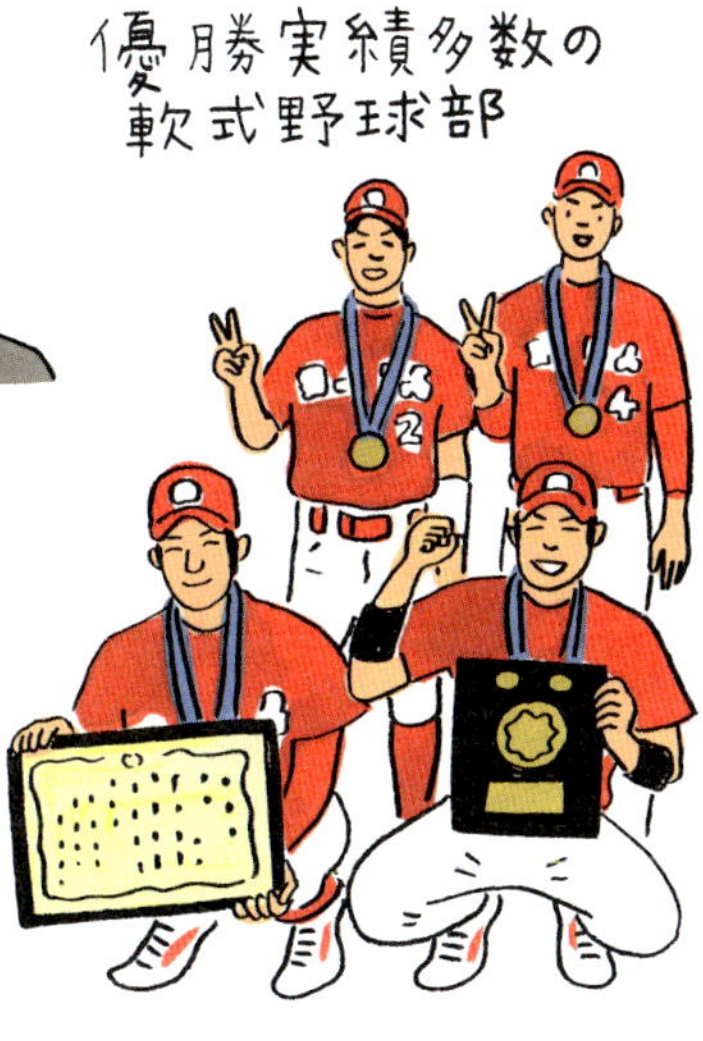
優勝実績多数の
軟式野球部

11 「万能薬屋」トータルライフ・ケアをめざして【中京医薬品の取り組み】

配置薬業界の中で唯一の上場企業である中京医薬品（愛知県）。生活全般を支える「トータルライフ・ケアアドバイザー」として、お客様が健康で快適な生活を過ごせるサポートをめざしています。同社の山田正行社長に取り組みや課題について、お話をお聞きしました。

「ふれあい業」を充実させたい

中京医薬品は、医薬品を中心とした「ヘルス・ケア事業部」、「薬屋」という信頼を軸にした「アクアマジック事業部」、流通・OEM（受託生産）を手がける「ライフ・ケア事業部」の三つを柱にした、配置薬業界で唯一の上場企業です。

長年の配置販売業のなかで「全国各地のお客様と直結したビジネススタイルを確立できた」という山田社長。同社で取り扱う水は直営店のほか、代理店での販売も行っています。

お客様個々の声を活かし、お客様の健康づくりや幸福づくりに役立つきめ細かな商品を開発し、お届けする同社。「心の絆を大切にしたヒューマンネットワークをさらに広げ、中京医薬品ならではのふれあい業を充実させていきたい」と山田社長は展望を語ります。

この「ふれあい業」を推進するため、同社では「世界の子どもたちに健康と教育を」をテーマに、「きずなASSIST《アシスト》」という独自の国際貢献活動も行っています。これは単に資金援助をするのではなく、中京医薬品の社員が現地に赴き、子どもたちとふれあいながら活動を育成するもので、この国際貢献活動は社員教育の一環としても行われています。

女性の活躍に期待

松本事業統括本部長は、同社の強みのひとつを「人材

中京医薬品 山田社長

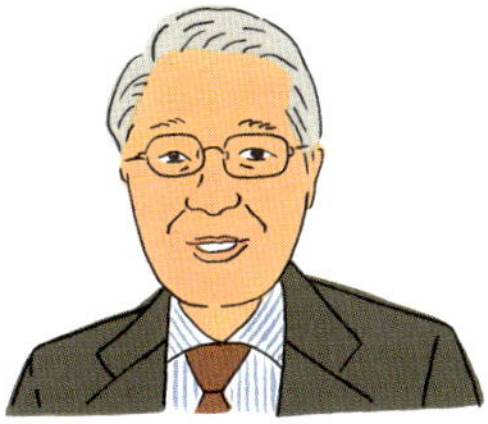

創業以来愛されてきた「赤い箱」

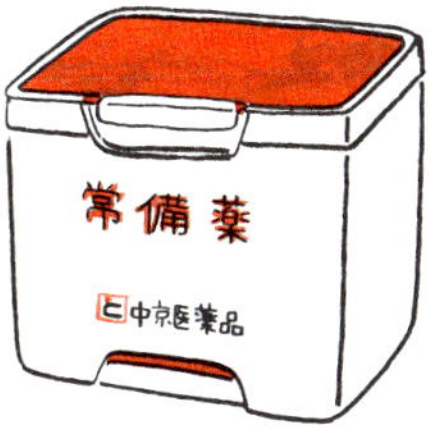

育成」だと話します。「化粧品など、女性の方が取り扱いに向いている商品もあります。弊社では今、数多くのＰＢ商品を扱っていますが、商品開発においても女性の意見は重要」と女性社員の活躍にも大きな期待を寄せています。

ＰＢ商品に力を入れる理由について、山田社長は、「自分たちが原料から考えて作った商品ということで愛着がわき、お客様に自信を持っておすすめすることができる。商品づくりを通しての社員教育」と考えています。「薬屋さんが作った」という信頼と、「薬膳」というキーワードで人気の薬膳カレーは高いリピート率を誇る同社のＰＢ商品ですが、オリジナルのＰＢ商品の人気が高まることで、「その商品を開発した」という誇りも生まれると山田社長は言います。「多品種を扱うことで『雑貨屋』と言われることもありますが、江戸時代の『置き薬屋』も、頼まれて物資を運んだり、また仲人を引き受けたりと、『何でも屋』のような役割をしていた。お客様の生活に必要なアイテムをまるごとサポートできる『万能薬屋』すなわちトータルライフ・ケアをめざしています」

お客様にとって何が一番便利で快適かを常に考えているという同社では、昨年開始した通信販売でも、高齢のお客様の利便性を考慮して、インターネットではなく電話やハガキでの注文にこだわっています。「会報誌の後ろに注文ハガキを掲載しているので、訪問時に注文ハガキをお預かりすることもできます。お客様とのふれあいを大切に、いつも安全安心をご提供できる会社でありたいと思っています」（山田社長）

近年は「予防は治療に勝る」という考えのもと、お客様を病気にさせない予防医療にも注力しています。ベースである配置販売業を軸に、除菌・消臭に役立つ商品や、「薬屋さんが考えた」食品の開発など、さまざまな角度からお客様の健康をサポートしています。

12 薬剤師と配置員

超高齢社会において、治療だけでなく予防の観点からも、医薬品への期待は高まる一方です。登録販売者の登場によって、医薬品を取り扱う従事者に、より細かい役割分担が課されるようになりました。「薬剤師の原点は『配置薬』」という社会薬学のパイオニア・福島紀子教授に、薬剤師の現状や課題、配置薬業界への思いなどをお聞きしました。

薬剤師への新たな期待

福島紀子教授は、社会薬学という分野を確立したパイオニアで、現在は帝京平成大学で教鞭を執っています。子どもの頃、紙風船をくれた富山の薬売りに出会ったことが、薬に興味を持つきっかけだったと言います。

近年の超高齢社会においては、病気の治療だけでなく、予防や健康寿命の延伸がますます重要視されています。薬局・薬剤師にも地域の健康増進の担い手としての新しい役割が期待されるようになりました。

厚生労働省は、国民の健康増進を目的とした「健康日本21」を掲げ、地域の健康課題を解決するために、身近な健康の相談ができる「かかりつけ薬剤師・薬局」の活用を推奨しています。しかし、ここにはまだ多くの課題があると福島教授は見ています。

薬剤師は六年間の専門教育を受け、国家資格を持つ薬のプロフェッショナルです。大学では薬の効果効能や最新の医薬品情報についてはしっかり学びますが、実際に薬を使う患者の実態や、患者を取り巻く社会問題についての知識や経験は不十分だと福島教授は指摘します。

「社会構造の変化に伴い、これからの薬剤師はもっと『現場』を知ることが必要になってくると思います。たとえば、薬を受け取りに来た患者さんが、普段どんな生活をしていて、どんなことに困っているのか。そういっ

たことまでしっかりとヒアリングできなければ、本当の意味での服薬指導はできないと考えています」（福島教授）

福島教授は、大学で指導を行うゼミの生徒たちとともに、現場の課題と現状を知るため、小児一型糖尿病の治療プログラム（キャンプ）にも参加したことがあると言います。この取り組みのねらいは、患者と学生が三泊四日の「日常」を一緒に生活することで、患者の悩みや課題に気づくきっかけを作りたいというものでした。

学生がインスリンの意味や重要性について患者である子どもだけでなく、保護者に対しても説明を行ったところ、「ただ病院から言われるままに子どもに注射をしてきましたが、こんなふうにわかりやすく教えてもらえてインスリンの大切さがよくわかりました」と感謝された場面もあったそうです。

また、保護者からインスリン注射の悩みや愚痴などを聞くことで新たな気づきを得た学生も多かったと言い、双方にとって大きな成果を得ることができたそうです。

薬剤師・薬局数の推移

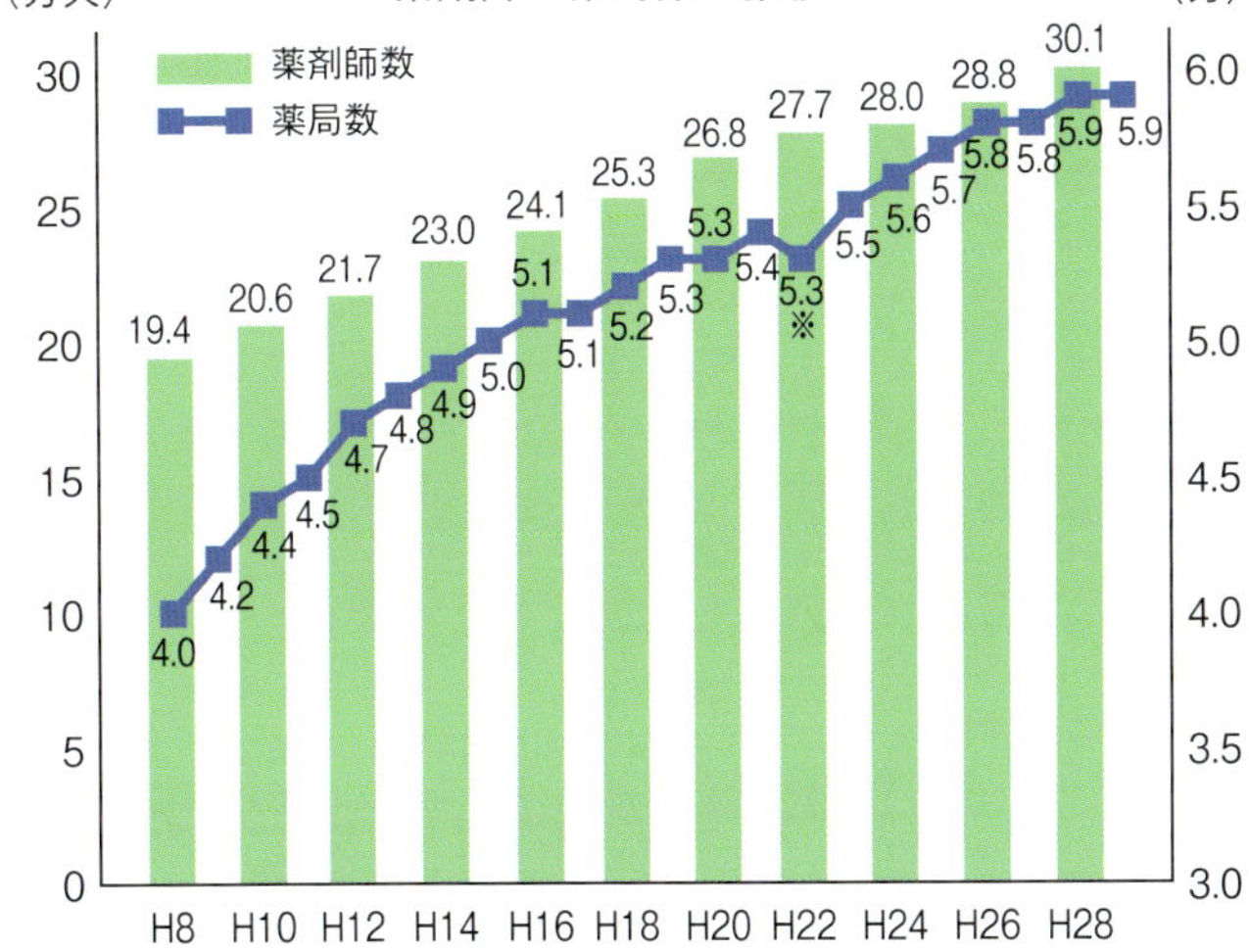

※宮城県および福島県の一部は集計されず
出所：厚生労働省「衛生行政報告例」（薬局数）、「医師・歯科医師・薬剤師調査」（薬剤師数）

これからの薬剤師

福島教授は薬の役割について、「昔からずっと人を助けるためにあったもの。技術の進歩でどんどん新しい薬が登場していますが、その根本が変わることはない」と見解を述べるとともにこう指摘します。「ただ、薬の役割は変わらなくても、世の中が変化するにつれ、薬を届ける側には変化も必要なのではないかと思います」

たとえば、東日本大震災を機に、「モバイルファーマシー」の導入が少しずつ進み始めました。モバイルファーマシーは、薬局機能を搭載した機動力のある災害対策医薬品供給車両です。電力や水の途絶えた被災地でも自立的な調剤作業と医薬品の交付が行え、災害発生時に大きな役割を果たすことが期待されます。

また、日本老年薬学会の発起人の一人でもあり、高齢者に対する適切な薬物治療の実践をめざす「老年薬学」という概念も作ってきた福島教授は、学生に、服薬に活かせる技能を習得させるため、ヘルパー2級の資格を取得させたり、小児糖尿病キャンプへ参加したりフィールドワークを重視した薬剤師教育にも力を入れています。

「薬剤師は必ず薬局にいる、という概念も変わっていくと見ています。また、高齢者のQOL向上のためにも、在宅医療を担う一員として薬局・薬剤師のあり方を考えていく必要があると思います」(福島教授)

現在はまだ薬局にいることが多い薬剤師ですが、これからは患者とのコミュニケーションスキルも求められます。それとともに、薬局におけるプライバシー確保の問題や、薬を受け取った後の安全管理、継続的な服薬状況についてのフォローアップなど、さまざまな役割が求められています。

薬局を超えた地域への貢献

高齢化の進行で、医療機関を受診する高齢者の数は年々増えていますが、薬を必要としている患者さんのなかには、薬局まで足を運ぶことに不便を感じる人も少なくないのが現状です。

「『薬の種類が多くて飲めない』『飲み忘れた』などの理由から薬が余っているという話もよく聞きますし、医療機関から処方された薬以外に飲んだ市販薬やサプリメントの組み合わせが悪くて健康被害を起こす患者さんの話なども聞いたことがあります。こうした課題にも対応できるよう、これからの薬局や薬剤師には、高齢者や障がい者宅などを直接訪れ、地域住民の健康相談や薬のアドバイスなどを行うことも必要になってくるのではないかと思っています」(福島教授)

「配置」は薬剤師の原点

薬剤師は薬に関する知識は優れていますが、服用する患者が普段どんな生活をしているかまでは把握できていないという課題があるのは前述の通りですが、実はこの「患者から話を聞いて情報を収集し、自分の持っている情報を提供する」ノウハウは、配置員が持っています。

「配置販売と薬局では扱う薬も違いますが、患者さんへの聞き取りや情報収集という点では薬剤師より配置員の方がたくさんノウハウを持っています。お互いの仕事の強みをシェアできる取り組みが広がっていけば、患者さんにとってより良い環境になっていくのではないかと思います。たとえば薬剤師が配置員に薬の知識を伝え、配置員は薬剤師に情報収集や提供のノウハウを指導するというように、業種を超えて連携し合うことも考えていけたらいいのでは」（福島教授）

「配置薬の仕事は面白い」と言う福島教授。自身もやりたいと思ったことがあると言います。「ある意味で配置薬は薬剤師の原点」だととらえ、「薬剤師業界が日々新しい知識や技術習得への取り組みを行っているのと同様、配置薬業界も、時代とともに変わる社会からの要求に応えるために、救急救命を学ぶなど、新しい取り組みが必要になってくるのではないか」と指摘します。

「超高齢社会においては、配置販売員が自宅まで薬を持って来て情報を提供してくれることは患者メリットではありますが、それだけで終わるのはもったいない」と言う福島教授。配置薬業界は今もさまざまな取り組みや教育を行っていますが、さらなる教育の機会や教育に見合った給与制度の確立も必要だと言います。「配置薬業界はもっといろいろなことに挑戦し、この面白い仕事を次世代に伝えてほしいと思っています」（福島教授）

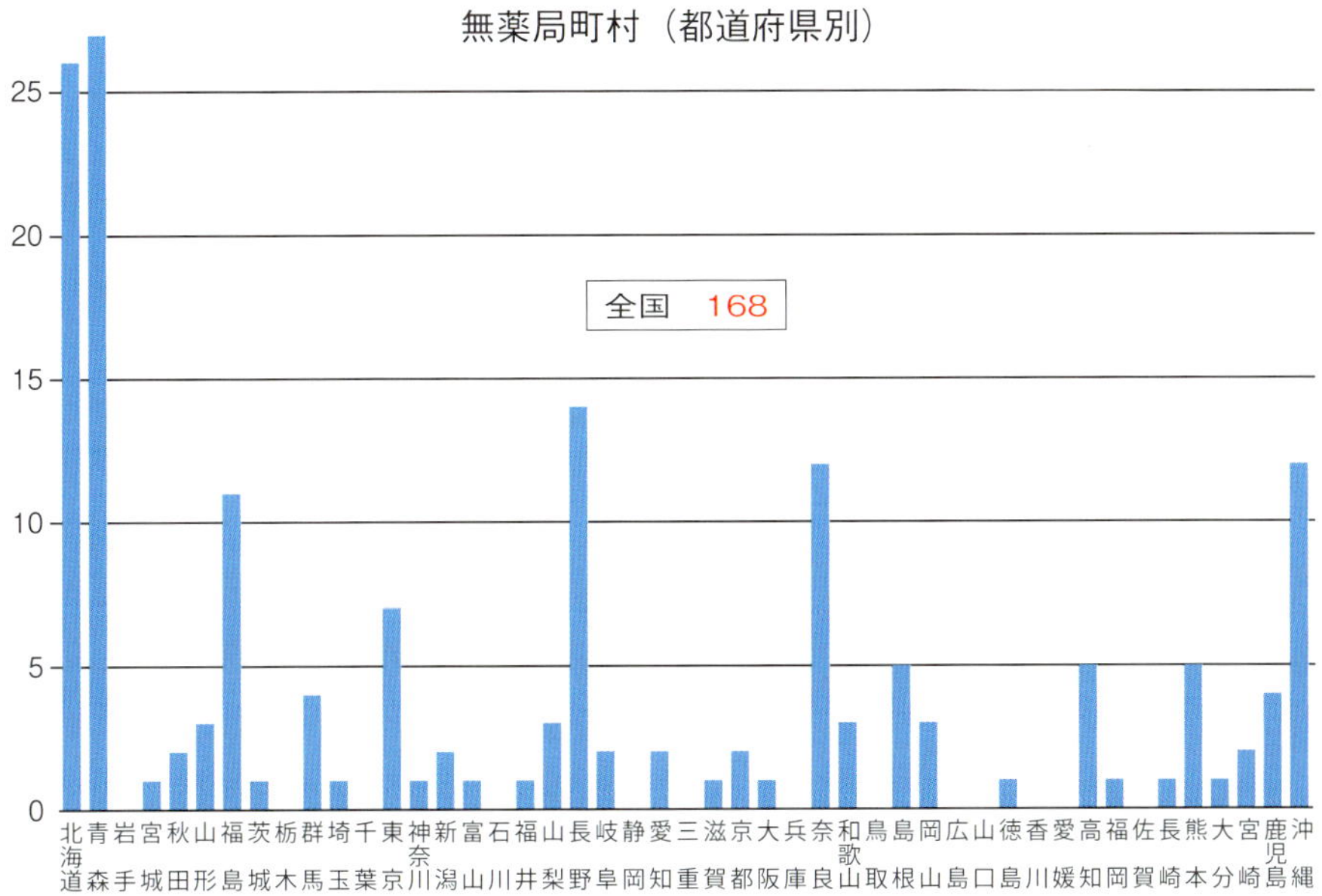

出所：厚生労働省「平成29年度衛生行政報告例」（2017年調査）

13 配置薬への行政の期待

「日本四大売薬」として配置薬が発展し、現在も「薬」を地場産業として掲げている富山県、奈良県、滋賀県。時代の流れにあった変化を求められている配置薬業界に対し、行政側からも支援を行っています。具体的にどんなサポートを行っているのか、各県の取り組みや現状についてお聞きしました。

配置薬業界と行政支援

社会保障給付費が年々増大し、特に医療費の増大は、わが国の財政を逼迫《ひっぱく》させる大きな要因となっています。医療費削減のため、国は予防医療や、ジェネリック医薬品の推進などさまざまな手立てを行ってきました。セルフメディケーションやかかりつけ薬局・薬剤師という流れは、こうした中で登場しました。各自が「薬を活用して、自分自身で健康を管理する」という意識を持つことで、過剰なまでの医療機関受診を控え、医療費抑制につながると期待されています。

こうした流れもあり、薬局・薬剤師は増えている一方で、配置販売に従事する配置員の数は減っています。しかし、各家庭に必要な薬を届ける配置薬のシステムは、いわば「かかりつけ薬局」の先駆的な取り組みでした。また、近年注目されている高齢者の多剤服用「ポリファーマシー」解消にも、今後一人ひとりに寄り添う「かかりつけ薬局」や配置薬のような存在は需要が高まると見られています。

こうした配置薬業界の継続と発展のために、官民一体となってさまざまな手立てが行われています。

全国的に「越中富山の薬売り」で知られる富山県は、現在でも薬業関連の産業が盛んな地域です。なかでも平成二十八（二〇一六）年の医薬品生産金額は全国一位の六千二百億円で、医薬品生産金額総額六兆六千二百億円の約十%を占めています。

平成28年　都道府県別医薬品生産金額トップ10

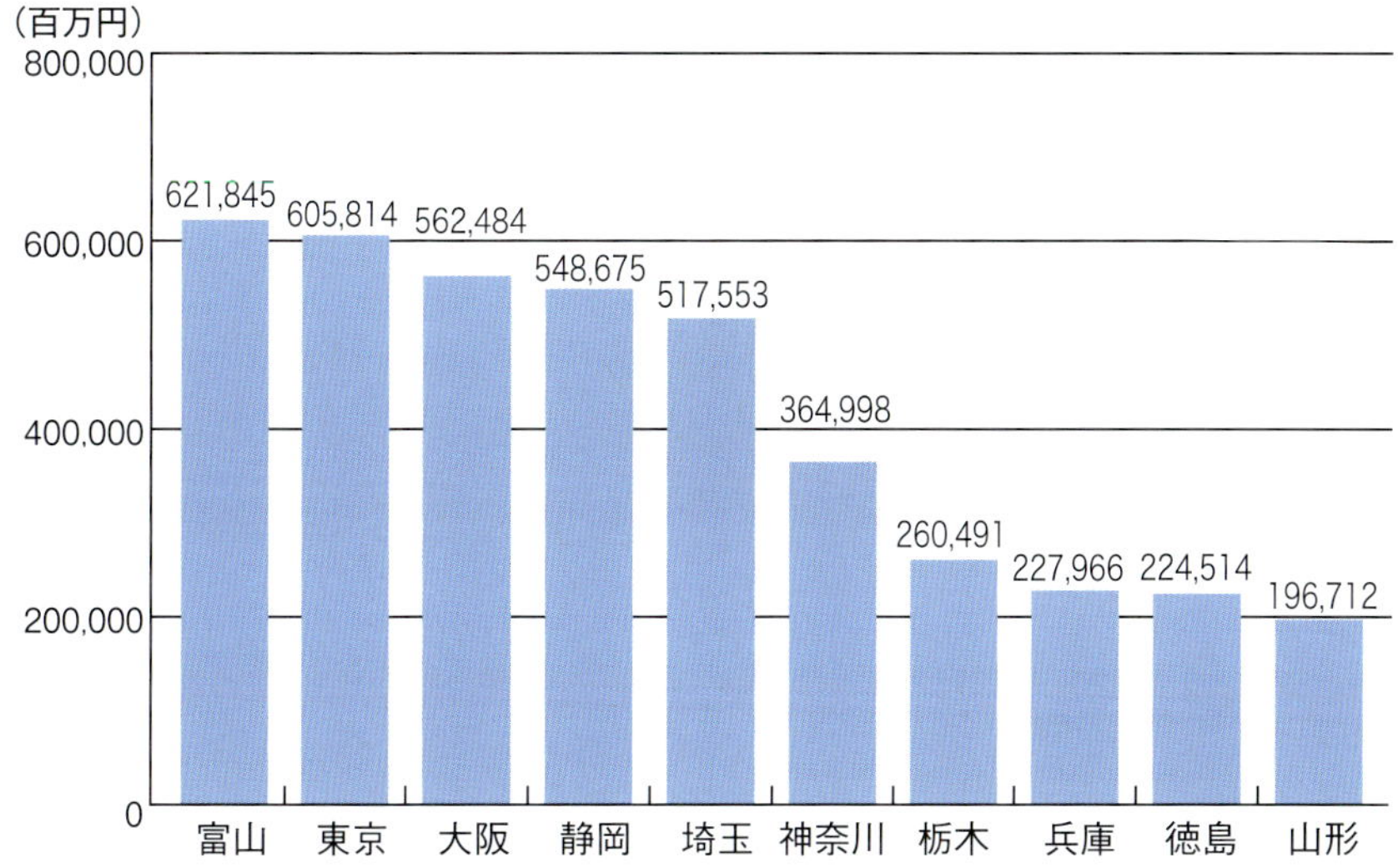

※都道府県別医薬品生産金額のうち上位10県を抽出
出所：平成29年薬事工業生産動態統計年報（厚生労働省）

富山県庁には厚生部「くすり政策課」という薬に関する部署があります。

くすり政策課では、県の薬業のさらなる活性化をめざす振興事業や、安全で有効な医薬品を提供するための薬の製造・販売にかかる許認可業務のほか、配置薬業の活性化などを施策の柱として事業展開しています。

富山県の取り組み

富山県では、配置薬のＰＲにも力を入れています。配置薬を他県の人にも広くＰＲしたいと、各地で「富山くすりフェア」などを開催しています。「県の地場産業である配置薬業を資料やパネル展示で紹介したり、配置薬を販売したりして、来場者に配置薬の魅力を発信し、配置薬のファンを増やすのがねらい」と、厚生部くすり政策課の塩川智規課長（当時）は言います。「高齢者や単身赴任で一人暮しの方などに、配置薬はほんとうに便利。薬の飲み方や健康に関する情報はもちろん、生活の知恵などもアドバイスしてくれる配置員さんは頼りになる」と配置薬のメリットを感じています。

ＰＲイベントや広告宣伝で広く配置薬をアピールして配置薬ファン獲得をめざす一方で、富山県では配置販売員の資質向上や後継者育成にも力を入れています。配置販売員の資質向上支援としては、消防署と連携した救命講習や、保健所での業務について学ぶ薬剤師の講演などを行った実績があります。

富山県内の高校には、薬を専門に学ぶ薬業科や、くすり・バイオ科を設けている学校もあります。こうした学生に対し、配置薬業の講演会を行ったり、中学生の配置薬業への職場体験受け入れを行ったりして、裾野を広げています。また、配置薬業をマンガでまとめた冊子を県内の中学高校に配布。楽しく読みながら配置薬業界を知り、興味を持ってもらうことで、将来配置薬業界への就職を希望する若手を増やしたいねらいです。

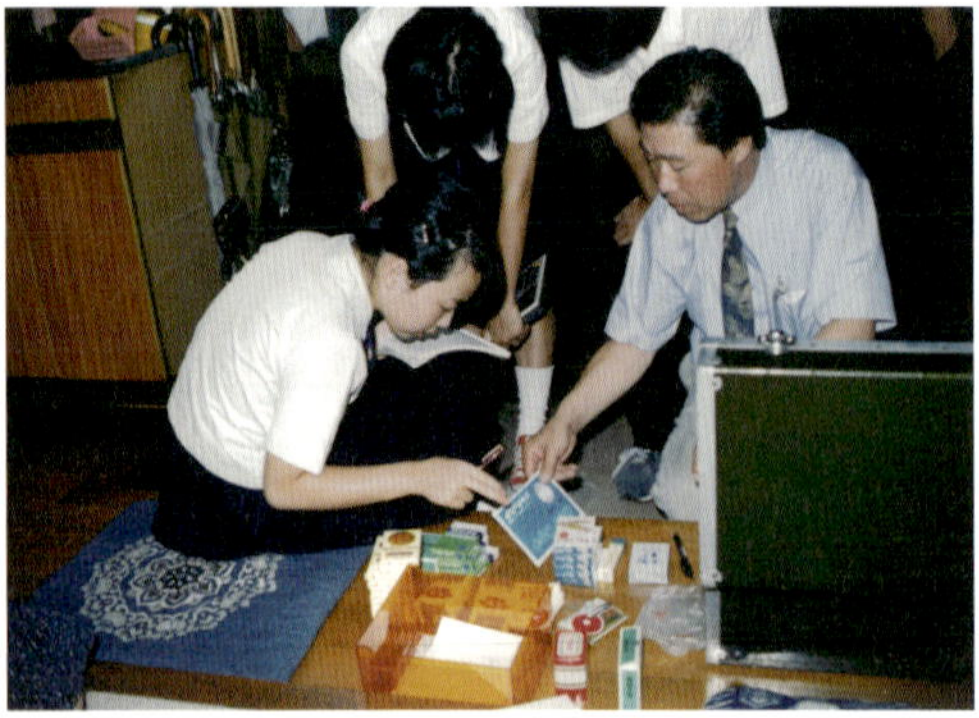

富山で行われている配置薬業の職場体験

富山県では薬業に対する資金貸付も行っていて、配置販売業の基盤強化のための設備資金や事業資金の貸付から、懸場帳買い取りのための購入資金融資も行っているのが特徴です。

奈良県の取り組み

「健康寿命日本一」をめざす奈良県では、健康づくり・介護予防への取り組みに力を入れるなか、病気になる前の未病段階での健康維持や、軽い病気に対して自分自身で手当を行うセルフメディケーションの推進という面で、配置薬業界に期待を寄せています。

また、奈良県薬務課では、薬とコミュニケーションのプロフェッショナルである配置販売業者が、高齢者のいつでもいきいきと元気に暮らしていくための健康づくりや、介護予防などの取り組みに貢献できるものとして、富山県同様、配置販売員の資質向上をバックアップしています。

具体的な取り組みとしては、業界団体が実施している資質向上研修三十時間のうち、二時間を県が担当。法改正や医薬品の使用上の注意について県の職員から講習を行っています。また、奈良県立医科大学の教授等を講師に招いた配置員の資質向上も行っていると言います。配置販売業者への配置販売新ビジネスモデル構築支援事業により、新たなビジネスモデルについての講習会を行ったこともあるそうです。

配置販売業者や配置員の負担軽減にも行政が大きな役割を果たしています。

申請に行く時間が取れないという配置販売業者のストレス軽減のため、配置身分証や業許可申請の受付を業界団体に委託して申請時間の融通を図っているほか、全国に散らばる得意先からの苦情や相談に即時対応できるよう、業界団体に委託して苦情相談業務も行っています。これは、個人で配置を行う配置販売業者にとっても頼もしい支援です。

また、配置薬メーカーに五品目限定で医薬品を出展してもらい、配置薬を紹介する冊子を作成したこともあると言います。その冊子をもとに、県内の事業者へ配置薬のニーズ調査を行い、事業所配置を進める事業を手がけるなど、販売網を広げるための支援も行っています。

滋賀県の取り組み

滋賀県では、伝統ある滋賀県の配置薬業界が発展するために「配置薬業界の底上げ」を掲げています。そのためには「業界団体の活性化が重要」と位置づけ、顧客を含めた社会からの信頼を得るための人材育成を支援しています。

滋賀県には配置販売業者や医薬品等の製造業者が入会している「一般社団法人滋賀県薬業協会」がありますが、県との共催によるセミナーや意見交換会を通じて業界の活性化を図っているほか、滋賀県医薬品配置協議会が開催する既存配置販売業の配置販売員に対する資質向上研修会に講師として県も参加し、さらなる資質向上をめざしています。

滋賀県では地場薬業の中心地である甲賀市に「滋賀県薬業技術振興センター」を設置し、配置販売業者をはじめとする医薬品等の承認許可事務のほか、県内製薬等企業および配置薬業を振興するための事業支援も行っています。

これからの医療は、治療だけでなく、予防と介護を包含したものを考えていくことが重要だと言われています。配置販売業者は、セルフメディケーションの担い手として、医薬品の提供だけでなく、疾病予防や健康管理の意識向上を直接消費者に呼びかけることができます。この強みを活かして、少子化・超高齢社会で求められる地域包括ケアシステムの一翼として、地域の医療福祉の取り組みに積極的に関与し、地域住民の健康増進、保健衛生の向上に貢献できるのではないかと各行政もさまざまな支援を行っています。

14 人材教育としての資格取得サポート

登録販売者の制度が導入されて十年が経ちます。配置薬業界では、制度導入直後から積極的に登録販売者の資格取得を推奨している企業もありますが、費用や研修会など具体的なバックアップはあるのでしょうか。また、資格を取得しない選択をした場合、どのようなサポートが得られるのでしょうか。

資格取得サポート

配置薬業界は、薬を扱うのが仕事です。人々の健康はもちろん、時には生命にも密接に関わることから、薬や健康に関する最新の知識を常に持つ必要があります。

法人の配置販売業者で、登録販売者の資格取得を推奨している企業のなかには、手厚いサポート体制を敷いている会社もあります。

富士薬品では、社内に「登録販売者制度対策室」を設置し、自社オリジナル教材を使った勉強会を年に五回開催していると言います。勉強会の講習料は会社が負担していますが、資格試験の受験費用は本人のモチベーションをあげるために本人負担としています。講習は就業時間内に行われるため、休日を削ったり平日就業後に残ったりする必要がなく、受講する社員の評判は上々だそうです。「登録販売者の資格はあくまでベース。超高齢社会で今後ますます必要とされるお届けビジネスで、登録販売者という資格を持った専門家の訪問は安心材料になる」と高柳昌幸社長は言います。

三洋薬品HBCの近藤隆社長も「国家資格である『登録販売者』の資格は、病気・健康の専門家として、セルフメディケーションの担い手になる」と全配置員の資格取得を推奨し、勉強会や講習会などを行っています。三洋薬品HBCでは、厚生労働省の「試験問題作成に関する手引き」に準拠した登録販売者試験のテキストを用いて、研修や受験対策を行っています。部位別の薬の作用

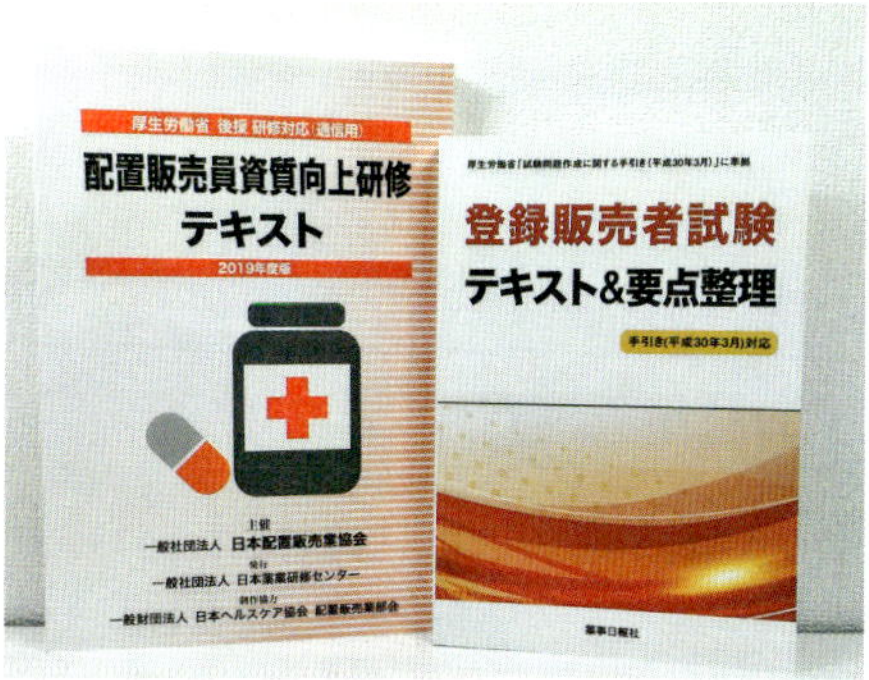

配置員が研修に使用するテキスト

や、安全対策、法律に関する最新情報など充実した内容で、社員の日常のメディカル知識用としても活用できるものです。

ほかにも登録販売者の資格取得をサポートしている企業は多く、配置員全員が登録販売者の資格を有する企業も数多くあります。四十九団体が所属する全国配置薬協会でも、登録販売者の資格取得に向けて支援を行っていますが、「登録販売者の資格はあくまでスタートライン」と考えているケースが多いようです。

業界団体による研修

既存配置販売の立場をとる二団体は独自の取り組みを行っています。

日本置き薬協会では日本薬業研修センターと共催し年間三十時間の「置き薬医薬品販売士講習」を行っています。うち十二時間は日本医薬品登録販売者協会による年二回の登録販売者集合研修を開催。三時間は独自の「薬害被害者」「薬事法規」「特商法」を科目とする講習。十五時間は同センターによる通信教育受講で構成されています。

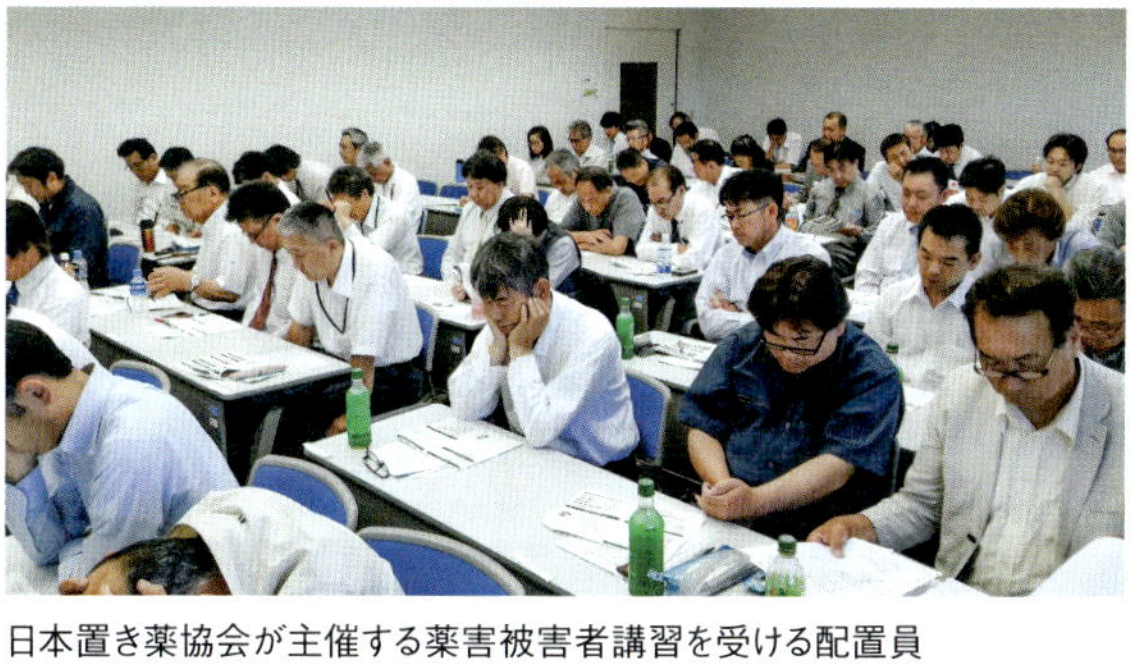
日本置き薬協会が主催する薬害被害者講習を受ける配置員

日本配置販売業協会では、『配置販売員資質向上研修テキスト』（日本薬業研修センター発行）を用いて、配置員の資質向上に努めています。このテキストは、医薬品や人体、薬や法律に関する知識から、配置販売業に従事する者として求められる資質までを問題集形式で解説するとともに、最近の薬事行政や関係条文に関する情報を細かく紹介しています。同協会が実施している研修は、大学教授や薬剤師などが講師を務め、配置薬業界で初めて厚生労働省後援研修として認められています。

15 ひろがる女性起用

かつて交通インフラも未整備だった時代、何ヵ月も旅を続けながら、二十キログラムとも言われる重い荷物を背負って町を行商して歩く売薬業は、男の仕事とされてきました。しかし近年では働き方が変わり、女性がいきいきと活躍できる場に大きく変化しています。

女性チームの誕生

かつて配置薬業界は、「男性の聖域」でした。重い荷物を背負い、何ヵ月も家を留守にしなければいけない仕事は、「家庭を守る」女性にはムリだと言われてきました。ぎっしりと薬を詰めた柳行李《やなぎごうり》は二十キログラムもの重さになり、肩に大きな荷コブができた配置員も多くいたそうです。また、北海道開拓当初は、熊に襲われながら命懸けで薬を届けに行ったという配置員の記録も残っています。

現在は、車での営業が普及し、配置薬業界でも多くの女性が活躍しています。人々の仕事に対する意識も大きく変わり、パートタイムで空き時間に営業するなどさまざまな働き方も認められるようになりました。インターネットの普及により、一部の仕事では自宅勤務も可能になるなど、場所や時間を選ばない働き方も広がり始めています。

一方、地方では高齢化や過疎化が進み、「買い物難民」や「医療難民」などの課題を抱えています。都心でも家族構成の変化や住民の「個人」意識の高まりにより、「隣の人の顔を見たことがない」という人が増えるなど、地域コミュニティが抱える問題は深刻化しています。こうした問題に「話し相手」としても女性の活躍が大きく貢献しています。

各社の女性起用の取り組み

奈良県に本社を構える三光丸では、男性の配置員が訪問するとドアを開けてくれないご家庭でも、女性なら安心していただけるのではないかとの思いから、平成五（一九九三）年に初めて女性だけの営業チームを作りました。予想通り業績の向上に貢献したそうです。

配置薬業界で唯一の上場企業である中京医薬品も、女性の起用に積極的です。以前は深夜の営業もあたりまえのように行われていましたが、希望すれば所定労働時間を九時から十六時の六時間に変更できる制度を導入するなど、子どものいる女性社員も働きやすい環境になっています。また、女性社員が廻商の際にトイレに困っているという話を聞き、営業所の近くを廻るルート営業に配属するなどの配慮を行っています。さらに新規の営業所を増設する際には、女性専用のトイレを作るなど、女性が働きやすい環境整備に力を入れています。

さまざまな取り組みで業界内でも注目されている高木薬品の高木宏尚社長も、「一般のご家庭に上がる商売は、女性の方が向いている」と話します。高木薬品では「女性だから」という特別なルールはないそうですが、忌引休暇の「自身の親は三日、配偶者の親は一日」という規定を、女性社員からの「嫁という立場上、自分の親より配偶者の親の忌引きを長くしてほしい」というリクエストに応えて「どちらの親でも選択自由」という就業規則に変えたそうです。「育児家事はもちろん、介護なども考慮して長く働ける環境を整えていきたい」という高木社長の思いは、女性だけでなく、配置薬業界で働くすべての人が働きやすい場の提供につながっています。

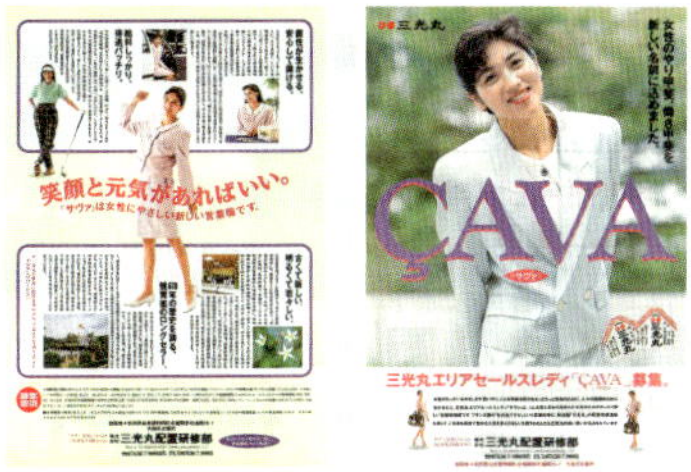
笑顔と元気があればいい。
ÇAVA
三光丸エリアセールスレディ「ÇAVA」募集。
◀女性配置員を募集するチラシ

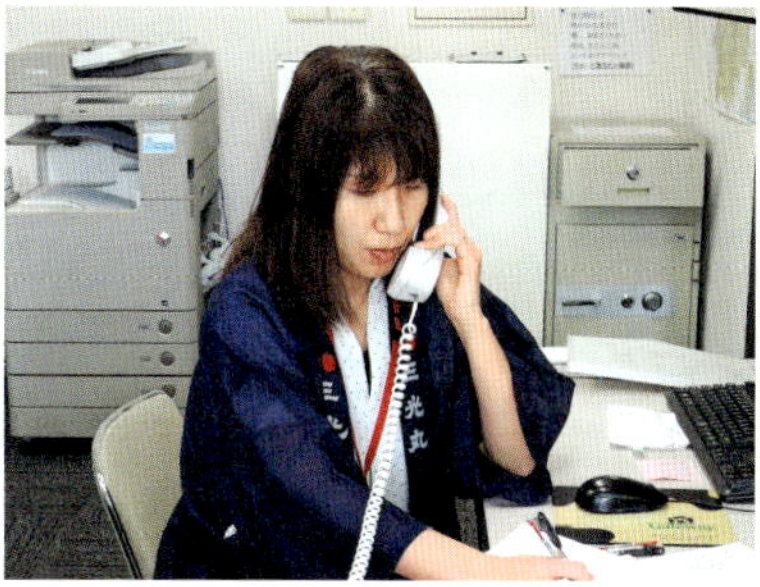
▲三光丸で活躍する女性社員

16 災害時に活躍する配置薬

平成二十三（二〇一一）年三月十一日、未曾有《みぞう》の大地震が東北地方を襲いました。「東日本大震災」と後に命名されたこの災害では、地震と津波によって、多くの尊い命が失われました。この大災害で底力を発揮したのが、万一の時にも備えになる、配置薬の「薬箱」でした。

万一の際の防災備品

東日本大震災では、多くの人と建物が被害に遭いました。病院や学校などの施設も壊滅的な被害を受け、持病のある方やケガをした方のなかにはすぐに手当を受けられず、大変な思いをした方も多くいました。

三洋薬品ＨＢＣの大和田英樹取締役は、当時宮城県石巻市で営業中、震災と津波に巻き込まれました。九死に一生を得て避難所の小学校に辿り着くと、一教室に百五十人くらいの被災者が着の身着のままで集まっていたそうです。そのなかに、たまたま配置薬のお得意様がいて「あなたのところの栄養ドリンクと薬があって助かった」と言われ、インフラがストップした時でも届けられるシステムづくりの必要性を痛感したそうです。

大和田さんは仲間を集め、避難所から十キロメートル離れたところにあった営業所まで自転車を乗り継いで行くと、あるだけの栄養ドリンクと薬を持ってきて避難所で配布しました。栄養状態が悪く、十分な食べ物もない

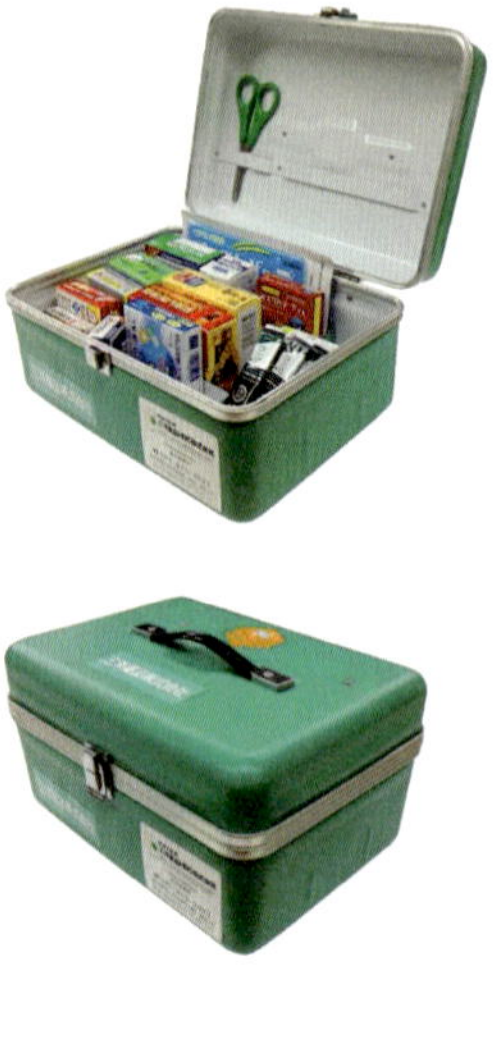

配置箱としては珍しい鉄製の箱

なかで、配置薬の栄養ドリンクは大変喜ばれたそうです。「栄養ドリンクは五十本単位で置いてあったので、津波が来ても（重いから）流されず、薬を入れる箱も木箱から鉄製の箱に変わっていたので、中身が無事に残っていました。店舗営業の再開目処が立たないなかでもお客様に薬を届けられたのは、こうした日頃の取り組みのおかげだと思っています」（大和田さん）

中京医薬品の山田正行社長も、東日本大震災で配置販売業の存在意義を感じたと言います。当時釜石に本拠地があった岩手中京医薬品の竹端精己社長から現地の生々しい状況を聞き、「もう再起不能、事業をやめたい」と気弱になる竹端社長を励ましながら、共に戦う決意をしたと山田社長はふり返ります。そして、「先用後利の精神で、資金は一切気にせず、お見舞い品を手に安否確認を兼ねて被災した得意先を黙々と訪問し、お客様の心に寄り添いながら励まし合った」という山田社長の言葉には、強い使命感を感じます。

配置販売業は、ただ単に「薬を置いてお金をもらう」商売ではありません。過去に売薬行商人も、災害が発生すると麦や味噌などを背負って救済にまわったという記録が残っています。常にお客様に寄り添い、心を配り、お客様の声を聞くこと。そして万一の時にお客様の力になれる防災グッズとしてのニーズにも応えられる、それが配置員、配置薬の役割なのです。

企業や僻地の備えとしても

個人宅だけでなく、企業の備えとしても配置薬は重要な役割を果たしました。

東日本大震災では、交通機関のマヒにより、帰宅困難者となった人が大勢いました。また、一時的に物流もストップし、店頭からは水や食料が一斉に消え、必要なものが必要な人の手に渡らない状況が続きましたが、配置薬の備えがある企業は、従業員に薬や栄養ドリンクを配布して、物流不足を乗り切ったと言います。

有事の際に活用できる配置薬は、もちろん使わなければ一円の費用もかかりません。初期費用ゼロ円で「安心」を手に入れられる配置薬は、従業員への福利厚生としても活用できます。

また、交通の便が限られている離島や山間部などでも、配置薬は頼りにされています。

慶良間《けらま》諸島に属する阿嘉島《あかしま》では、台風などで波が高くなると何日もフェリーが欠航してしまうことがあるそうです。島民にはもちろん、島へ旅行に来る観光客への備えとしても配置薬は欠かせないという民宿経営者の話からも、いかに配置薬が頼りにされているかがわかります。

17 セルフメディケーションと配置薬

近年「セルフメディケーション」という概念が注目されています。平均寿命が長くなり生活習慣病などが問題になってきた現代では、日々をいかに健康に生きるかは重要なテーマです。また、少子高齢化が進むなか、増大する医療費削減の切り札としても大きな注目を集めています。

セルフメディケーションとは

少子高齢化は、今後日本の将来を左右する重要な課題です。超高齢社会になり、ふくらみ続ける医療費は深刻な課題となってきました。この背景には、国民皆保険制度の導入以降、「病気は医者にかかって治してもらう」という意識が国民の間に浸透したこともひとつの要因として考えられます。近年は特にこの逼迫《ひっぱく》した日本の医療財政を救う手段として、国を挙げてセルフメディケーションを後押しするようになりました。医療費の削減にむけて、「自分の健康に自分で責任を持つ」意識を高めることは言うまでもなく、軽いケガや体調不良の場合は上手にOTC薬を活用していくことも、今後ますます求められてくるでしょう。

セルフメディケーションは「自分自身の健康に責任を持ち、軽度な身体の不調は自分で手当てすること」と世界保健機関（WHO）は定義しています。日本では医療費を適正化するとともに、国民一人ひとりが健康と予防に対し自主的に行動するための手立てとして、平成二十九（二〇一七）年から、特定の医薬品購入に対する新しい税制「セルフメディケーション税制（医療費控除の特例）」が始まりました。

セルフメディケーション税制は、健康診断などをきちんと受けている人が一部の市販薬を購入した際に、所得控除を受けられるようにした制度です。軽い身体の不調やケガなどを、市販薬を活用して自ら手当てすることは、

QOL（生活の質）改善に役立つだけでなく、国の医療費軽減にもつながると考えられています。

配置薬業界では、このセルフメディケーションの担い手としての役割こそ大きな追い風になるのではと期待を寄せます。

セルフメディケーションアドバイザー

セルフメディケーションにおいて「自分の健康を自分で考え、体調や症状に合わせて適切な処理をしていく」ためには、まず、薬や身体についての知識を持たなければなりません。

店舗での購入時に薬剤師や登録販売者に尋ねることはもちろん可能ですが、心の不安や近況までをゆっくり話す時間はありません。仮にあったとしても、多くの人がレジに行列している場所で、不安や悩みを打ち明けるのは大変に勇気がいることでしょう。

その点、配置員なら、各家庭を訪問して、お客様一人ひとりに寄り添って話を聞いたり、提案したりすることができます。長年通っているベテラン配置員のなかには、顔色や声の調子でお客様の体調がわかる人もいると言います。身体の不調だけでなく、心の不調からくる体調不良にも寄り添い、しっかりと理解したうえで、最適な情報を提供できる。それが、配置員の最大の強みであり、セルフメディケーション時代に配置薬が必要とされる大きな理由なのです。

配置薬は江戸時代、医者にかかりたくてもかかれなかった庶民の間で「自分の健康は自分で守る」という意識で薬を活用したことから広がり始めました。事情は異なるものの、現代における病気の予防・早期治療に薬を活用するというセルフメディケーションの考え方は、江戸時代と変わりないように思えます。三百年以上の時を経て、配置薬は再び原点に立ち戻ったと言えるのかもしれません。

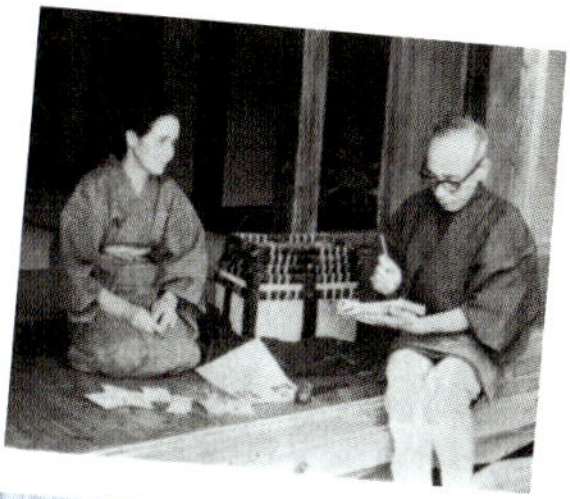

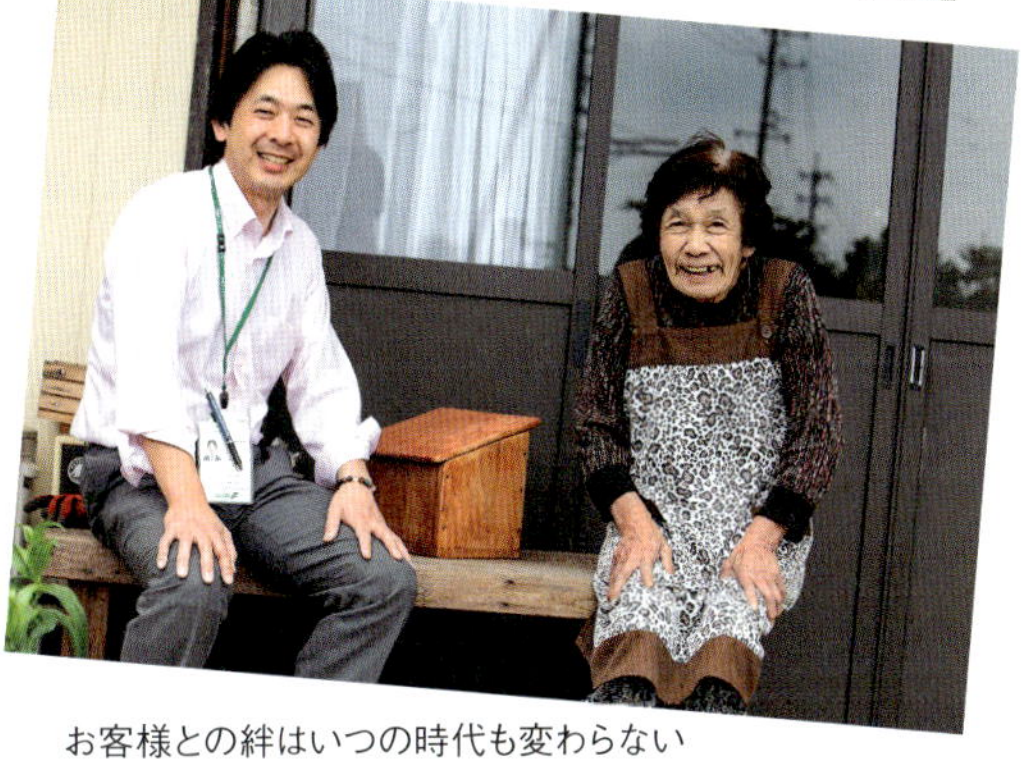

お客様との絆はいつの時代も変わらない

コラム

「置き薬」「配置員」に代わる新たなネーミング

平成二十（二〇〇八）年に大ヒットした本木雅弘主演の「おくりびと」という映画があります。第八十一回アカデミー賞で外国語映画賞を受賞するという快挙も成し遂げました。

この映画により、それまでは「納棺師」「葬祭業者」など呼び方も定まっていなかった職業が、「おくりびと」というネーミングが与えられたことによって業界自体にも関心が高まったと言います。

また、ファッション業界は、「ズボン」から「パンツ」に、「とっくり衿」から「タートルネック」に名前を変えるなど、時代に合わせてアイテムの名前を変えることで、つねに「新しい」印象を与えています。

このように、配置薬業界でも「置き薬」や「配置員」という名前を、時代に合った新しいものに変えることで、新たな展開を見せるのではという期待があります。

江戸時代に「木賃宿」と言われていた安宿が「カプセルホテル」「ビジネスホテル」と名前と役割を変えて現在も多くの人に利用されているように、薬だけを行商で売っていた時代の「置き薬」から、健康食品や水なども販売する現在のビジネスに合わせて新たにネーミングを変えるというのは、確かに一理あります。

人気俳優によって、お客様との絆をつなぐ配置員の仕事ぶりが映画化され、置き薬を配る「くばりびと」人気が急上昇する日が、近い将来くるかもしれません。

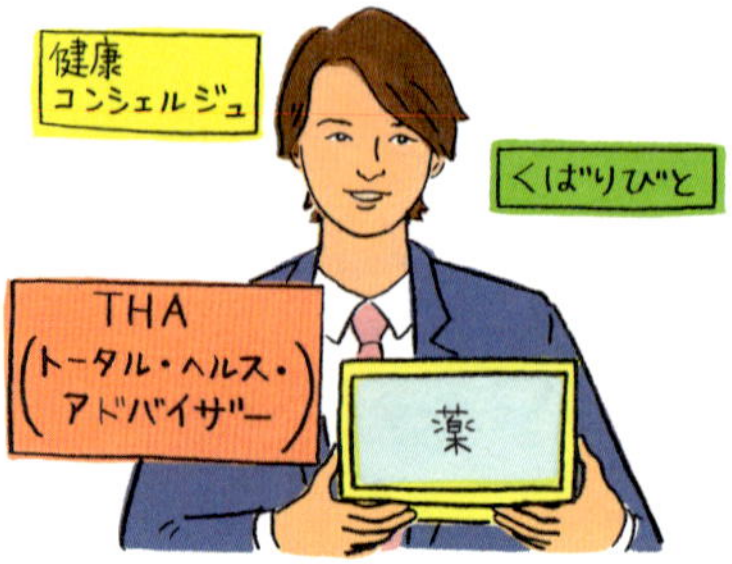

配置薬業界史年表

天和年間	一六八〇頃	富山藩の二代藩主・前田正甫が備前岡山の医師・万代常閑から反魂丹の処方を伝授される
貞享四年	一六八七	第五代・徳川綱吉による生類憐みの令
元禄三年	一六九〇	「江戸城腹痛事件」が起きる。この頃より富山売薬行商を開始
元禄年間以降		大和売薬、近江売薬（甲賀・日野）、田代売薬なども行商を開始
安永三年	一七七四	杉田玄白「解体新書」
文化十三年	一八一六	富山藩に反魂丹役所が設置される
嘉永六年	一八五三	ペリー、浦賀に来航
慶応二年	一八六六	三光丸当主・米田丈助が主導し、富山と大和の売薬業者が共存共栄のため、『仲間取締議定書連印帳』という紳士協定を結ぶ
慶応三年	一八六七	大政奉還
明治元年	一八六八	明治維新
明治三年	一八七〇	洋薬の輸入奨励目的として、売薬の規制強化が図られる。政府が売薬取締規則を公布
明治七年	一八七四	政府が医制を公布。医師が自ら薬の調合・販売を禁じ医薬分業を定めた
明治九年	一八七六	富山廣貫堂設立。売薬取締会社設立綱領並条例を定め、売薬結社を進める
明治十年	一八七七	政府が売薬規則を布告。売薬業者は三つの区分（製薬を行う売薬営業者、販売を行う請売者、他府県へ売り歩く行商人）に分けられ、免許鑑札取得等を義務づけた

明治十五年	一八八二	政府が売薬印紙税規則を布告
明治二十二年	一八八九	大日本帝国憲法発布
明治二十六年	一八九三	共立富山薬学校設立
明治二十七年	一八九四	日清戦争（〜九五）
明治三十七年	一九〇四	日露戦争（〜〇五）
大正三年	一九一四	第一次世界大戦
		売薬法を公布。医師・薬剤師以外の売薬調剤が禁じられ、製薬会社の方剤に統一
大正十二年	一九二三	関東大震災
大正十四年	一九二五	治安維持法
大正十五年	一九二六	売薬印紙税廃止される
昭和十一年	一九三六	国民健康保険制度問題が浮上。売薬業界から反対陳情が行われる
昭和十二年	一九三七	日中戦争（〜四五）
昭和十三年	一九三八	国家総動員法発令とともに医薬品の配給、生産統制が行われる
昭和十六年	一九四一	太平洋戦争（〜四五）
昭和十八年	一九四三	薬事法成立
昭和二十一年	一九四六	日本国憲法公布
		厚生省通知により売薬を家庭薬、売薬製造業を医薬品製造業、売薬請売業を医薬品販売業に名称変更
昭和二十三年	一九四八	薬事法改正。薬の販売については、薬局、薬店、配置販売の三本立てとなる。配置業者には、都道府県の許可と身分証明書交付が義務づけられた
昭和二十五年	一九五〇	医療保険制度では医薬品が保険給付の対象となったが、配置家庭薬は無診療投薬の見地から除外
昭和三十三年	一九五八	国民健康保険法改正。全国民が保険給付を受けられるようになる

昭和三十五年	一九六〇	薬事法改正。配置販売業に関しても言及され、公認される
昭和三十九年	一九六四	新幹線運行開始。東京オリンピック開催
昭和四十六年	一九七一	ビタミン剤などの九品目に使用期限表示が実行される
昭和四十七年	一九七二	沖縄返還
昭和五十一年	一九七六	配置期限の記載が実施
昭和五十二年	一九七七	かぜ薬および解熱鎮痛薬製造基準からピラゾロン系薬が削除。配置薬業界に大打撃
昭和六十二年	一九八七	国鉄民営化、ＪＲ発足
平成元年	一九八九	消費税導入
平成四年	一九九二	昭和四十三年以降、新規申請の受付られなかった、一〇〇ミリドリンク剤の承認申請再開
平成五年	一九九三	薬事法改正
平成八年	一九九六	薬事法改正。医薬品販売業者に対し情報提供の努力義務化が規定
平成十二年	二〇〇〇	介護保険制度始動
平成十八年	二〇〇六	薬事法改正法案成立。四十六年ぶりに医薬品販売制度を見直され、登録販売者制度が採用される。既存配置販売業者は従来通りの業を継続できる無期限の経過措置が附則に定められる
平成二十一年	二〇〇九	改正薬事法が全面施行
平成二十六年	二〇一四	改正薬事法及び薬剤師法の施行。要指導医薬品の創設、一般用医薬品のインターネット等販売のルール整備
平成二十九年	二〇一七	セルフメディケーション税制（医療費控除の特例）創設

参考　「家庭薬新聞」第一八八四号、第三一二七号

薬のパッケージ　商品名・製造元一覧

5章「配置薬の今昔」で取り上げた薬のパッケージの商品名と製造元の一覧です。番号は、5章の見出し番号と図版右下の番号に対応しています。赤字で記載している薬は、現在も購入可能です。

番号	商品名	製造・発売元
1-1	ケロリン	内外薬品株式会社（現在は富山めぐみ製薬株式会社）
1-2	ヒロリン	株式会社廣貫堂
1-3	ケロチン	新新薬品工業株式会社
1-4	ケロール	中新薬業株式会社
1-5	ケロポン	第一薬品株式会社
1-6	ズバリ（頭歯利）	中央薬品株式会社
1-7	ピタリン	仁生薬品株式会社
2-1	赤白かぜねつ	不明
2-2	かぜレコード	仁生薬品株式会社（現在は「新かぜキノミン」という名称で同パッケージの薬を販売）
2-3	タイネツ	不明
2-4	かぜレコード	仁生薬品株式会社
2-5	かぜレコード	仁生薬品株式会社
2-6	トクトン-かぜ	大協薬品工業株式会社
2-7	極東かぜねつ熱太効	キョクトウ株式会社
3-1	リンコデン	太陽堂製薬株式会社
3-2	散剤せきどめ	株式会社廣貫堂
3-3	エスせき顆粒	HOSEIDO SHOKAI
3-4	かぜトンプク	前川太陽堂薬房（現在は太陽堂製薬株式会社）
4-1	招福湯	太陽堂製薬株式会社
4-2	實母散	株式会社廣貫堂
4-3	健婦湯	株式会社廣貫堂
4-4	奇應丸	株式会社廣貫堂
4-5	青くすり	太陽堂製薬株式会社
4-6	金匱救命丸	株式会社廣貫堂
5-1	トンプクキモ玉	キモ玉薬舗
5-2	小粒赤玉はら薬S	キョクトウ株式会社
5-3	ハイニュウベリン錠	東亜製薬株式会社
5-4	新第一赤玉はら薬	第一薬品株式会社（現在はテイカ製薬にて製造）
5-5	特製整腸はら薬	株式会社廣貫堂
6-1	複方熊胆円	内外薬品株式会社
6-2	熊膽圓S	株式会社廣貫堂
6-3	熊胆円p	キョクトウ株式会社（現在は「複方熊胆丸」を販売）
6-4	新クマ圓	朝日製薬株式会社
6-5	ハラトンS	株式会社日参製薬保壽堂
6-6	胃腸反魂丹	株式会社廣貫堂
6-7	青くすり	太陽堂製薬株式会社
6-8	胃腸反魂丹	株式会社廣貫堂
7-1	清妙膏	原清榮堂
7-2	ガマ	太陽堂製薬株式会社
7-3	朝日万金膏	久光製薬株式会社
7-4	太陽メンタム	太陽堂製薬株式会社
7-5	鬼まくり湯	本舗西川榮壽堂

参考文献（刊行年順）

《書籍・雑誌・新聞》
・『広貫堂のあゆみ』広貫堂、一九六六年（非売品）

・『イラストでつづる富山売薬の歴史』薬日新聞社、一九八六年
・『富山県薬業史』富山県、一九八七年三月
・青木允夫ほか編著『目で見るくすりの博物誌〈改訂〉』内藤記念くすり博物館、一九九〇年五月
・奈良県薬業史編さん審議会編『奈良県薬業史』奈良県薬業連合会、一九九一年十月
・『くすりワンダーブック――健康といのちを支えるくすりの歴史』内藤記念くすり博物館、一九九一年十月
・宗田一『日本の名薬〈新装版〉』八坂書房、一九九三年三月
・遠藤和子『富山の薬売り――マーケティングの先駆者たち』サイマル出版会、一九九三年五月
・吉岡信『江戸の生薬屋』青蛙房、一九九四年十二月
・野尻佳与子編著『くすり広告』内藤記念くすり博物館、一九九五年五月
・岩井鉱治郎、朝倉加代編著『百年前のくすり――いろいろな病にどんな薬でたたかったか』内藤記念くすり博物館、一九九六年五月
・井本三夫編『北前の記憶――北洋・移民・米騒動との関係』桂書房、一九九八年十二月
・寺田スガキ『越中富山の薬売り秘伝　心がシャキッとする「言葉」の置きぐすり』東邦出版、二〇〇〇年一月
・『売薬　越中売薬のこころと知恵』県民カレッジテレビ放送講座テキスト、二〇〇一年度
・浅香恵『あと一つ――六神丸誕生の物語』家庭薬新聞社、二〇〇七年七月
・『先用後利「癒しの旅」――富山売薬さんの歩んだ道を訪れて』家庭薬新聞社制作、株式会社廣貫堂、二〇〇八年三月
・足高慶宣『「薬」が殺される』情報センター出版局、二〇〇八年三月
・福島紀子ほか『これからの社会薬学』南江堂、二〇〇九年四月
・家庭薬新聞社編『改正薬事法と配置販売業――新制度施行でどう変わり、どう変えるのか』家庭薬新聞社、二〇〇九年十一月
・西川隆『くすりの社会誌――人物と時事で読む33話』薬事日報社、二〇一〇年二月
・家庭薬研究会編著『家庭薬ロングセラーの秘密』薬事日報社、二〇一〇年六月
・『田代の売薬習俗』文化庁文化財部伝統文化課、二〇一一年三月
・高島徹治著、後藤ゆうた画『マンガはじめて登録販売者――医薬品を販売する薬のエキスパート　仕事の中味・受験資格・合格法〈改訂版〉』住宅新報社、二〇一一年三月
・『ぴあ　おくすり大事典――薬局やドラッグストアで買える市販薬約５４０点を徹底ガイド!!』ぴあ、二〇一二年四月
・森田裕一『富の山の人　仕事の哲学――日本一続く「稼ぐしくみ」富山商人の生き方』経済界、二〇一二年十一月
・置き薬ハンドブック製作委員会『置き薬が社会のためにできること』二〇一四年三月
・前川久太郎・青木允夫共編『薬の博物館〈復刻〉』日本図書センター、二〇一四年三月
・『富山の売薬用具』富山市売薬資料館、二〇一四年十月
・日本薬史学会編『薬学史事典』薬事日報社、二〇一六年三月
・山田正行『劣等感で超えろ』中部経済新聞社、二〇一七年六月
・『中冨記念くすり博物館　展示案内〈改訂版〉』公益財団法人中冨記念財団、二〇一八年五月
・『マンガで見る配置薬業　配置薬って、すごい。』一般社団法人富山県薬業連合会
・『いきいき富山のくすり：配置薬小袋コレクション』家庭薬新聞社
・時事新報、明治十六年九月
・家庭薬新聞
・薬日新聞
・北日本新聞

《論文》
・幸田浩文
「近江商人にみる日本発CSR経営による経営力創成——家訓「三方よし」概念を手がかりとして」『経営力創成研究』（東洋大学経営力創成研究センター）第五号、二〇〇九年三月
「富山商人による領域経済内の売薬行商圏の構築——富山売薬業の原動力の探究」同右第十一号、二〇一五年三月
「明治政府の売薬観と大和売薬——富山売薬との比較を中心として」同右第十二号、二〇一六年三月
「田代売薬にみる行商圏構築の史的展開——江戸時代中期から現代へ」同右第十三号、二〇一七年三月
「近江日野商人の独自性と売薬行商の展開」同右第十四号、二〇一八年三月
『日本四大売薬』における行商圏の構築過程とその後」一般財団法人島原科学振興会四十五周年記念講演会資料、二〇一七年十一月六日
・二谷（中西）智子「大正期における富山売薬業の『製剤統一』と生産構造の変容」『土地制度史學』（土地制度史学会）四十二巻二号、二〇〇〇年一月

《ウェブサイト》
・滋賀県薬業協会「滋賀のくすりの歴史」
http://www.sigayaku.jp/rekisi.htm
・東京都福祉保険局「国民健康保険のあらまし　国民健康制度の創設の経緯と現状　1．国民健康保険制度の創設」
http://www.fukushihoken.metro.tokyo.jp/iryo/kokuho/aramashi/seido/seido01.html
・都倉武之「時事新報史　第十七回売薬営業毀損事件」慶應義塾大学出版会
https://www.keio-up.co.jp/kup/webonly/ko/jijisinpou/17.html
・奈良県庁「奈良のくすりの紹介　奈良のくすりのプロフィール2」
http://www.pref.nara.jp/dd.aspx?menuid=21276

クレジット一覧

◎資料・写真提供
株式会社アミコン・システムズ……139-3, 139-5, 169全点
有川製薬株式会社……61右
射水市新湊博物館……47上下
株式会社エス・アンド・エス
（製造元、コスチュームキューピー®）……52
葛飾柴又寅さん記念館©松竹（株）……162
株式会社家庭薬新聞社……13上, 16上下, 17左上, 30, 109全点, 113全点, 114全点, 137-5, 137-6, 139-4, 151, 167全点, 192
一般社団法人北多摩薬剤師会……102
吉祥草寺（所蔵）……53上
株式会社廣貫堂……17右上, 40, 43上, 116-119全点, 120-2, 120-3, 122-2, 122-3, 123-4, 123-6, 125-126全点, 127-7以外
国立科学博物館……34-35
国立公文書館……106上下
国立国会図書館……37上, 97
一般財団法人三光丸クスリ資料館……13中, 14中, 15中, 53下, 55上中下, 57, 103, 104, 138全点, 144-2, 197全点
三洋薬品HBC株式会社……13下, 17中, 27, 29上下, 110, 135上下, 145-5, 175全点, 198上下, 201下
有限会社銭谷小角堂（発売元）……52
太陽堂製薬株式会社……120-1, 121-4, 122-1, 123-5, 127-7, 128-2, 128-4
高取町観光協会夢創館……124, 129
東京都立中央図書館特別文庫室……33, 37下, 144-1
鳥栖市教育委員会……134左上, 201上
一般社団法人富山県薬業連合会……145-6, 173全点
富山市……49
富山市郷土博物館……12, 44
富山市売薬資料館……32, 43下, 130-131全点, 136全点, 140-143全点
富山めぐみ製薬株式会社……132-133全点, 145-3, 145-4, 153, 164, 165
中冨記念くすり博物館……14上下, 15上下, 69, 70上下, 71上下, 73上下, 95全点, 96, 128-1, 128-3, 137-4
株式会社西川栄寿堂（所蔵）……129
一般社団法人日本置き薬協会……195下
一般社団法人日本薬業研修センター……195上（左）
東近江市……60
彦根市教育委員会文化財課……61左
久光製薬株式会社（所蔵）……73右下
日野観光協会……63, 65上下
放生津八幡宮（所蔵）……47下
堀岡神明社（所蔵）……47上
薬日新聞社……112
AfriMedico（アフリメディコ）……17下, 25左

◎編集部撮影
25右, 31, 134-2（以上、廣貫堂資料館所蔵）, 41, 92上下, 100

資料・写真提供先と所蔵先等が異なる場合、（　）内に記載

取材・協力先一覧（五十音順）

株式会社 アミコン・システムズ
葛飾柴又寅さん記念館
株式会社 家庭薬新聞社
河上薬品商事 株式会社
株式会社 廣貫堂
幸田浩文氏（東洋大学経営学部教授）
三光丸クスリ資料館
三洋薬品ＨＢＣ 株式会社
滋賀県薬業技術振興センター
全国配置薬協会
高木薬品 株式会社
株式会社 中京医薬品
帝都医薬品配置協同組合
富山県厚生部くすり政策課
富山市売薬資料館
富山めぐみ製薬 株式会社
奈良県福祉医療部医療政策局薬務課
日本置き薬協会
日本配置販売業協会
福島紀子氏（帝京平成大学薬学部教授）
株式会社 富士薬品
富士薬品 有限会社
宮島薬品 株式会社

編集後記

「配置薬の魅力を伝えたい」という思いからスタートした本企画。三洋薬品ＨＢＣ株式会社代表取締役近藤隆氏を発起人として、本書の製作委員会「配置薬の歴史を検証し未来を考える会」を立ち上げました。一から配置薬の歴史、現状、展望について学び、まとめ上げ、ようやく刊行の運びとなりました。

江戸時代から三百年以上の歴史と伝統のある配置薬は、知れば知るほどに奥が深く、すべてを網羅しきれませんでした。また、取材ができたのは本業界のごく一部です。ここに取り上げられなかった魅力的な会社もまだまだたくさんあります。

本書刊行にあたりましては、取材や資料のご提供などにおいて販社、メーカー、業界団体、新聞社、博物館・資料館、官公庁など、その他多くの方々に多大なるご協力を賜りました。ここに感謝申し上げます。

執筆や校正にあたっては、ご指導を仰ぎながら十分気を付けたつもりでおりますが、構成や内容に不十分な点、お気づきの点があったら、ご指摘・ご批判いただけますようお願いいたします。

最後に、本書が配置薬業界のますますの発展の一助になれば幸いです。

配置薬の歴史を検証し未来を考える会一同

配置薬《はいちやく》ニッポン総《そう》ケア宣言《せんげん》

2019年10月19日　初版第1刷発行

著　　者　　配置薬の歴史を検証し未来を考える会

発 行 所　　株式会社出版文化社
〈東京本部〉
〒101-0051 東京都千代田区神田神保町 2-20-2　ワカヤギビル2階
TEL：03-3264-8811（代）　FAX：03-3264-8832
〈大阪本部〉
〒541-0056 大阪市中央区久太郎町 3-4-30　船場グランドビル8階
TEL：06-4704-4700（代）　FAX：06-4704-4707
〈名古屋支社〉
〒456-0016 名古屋市熱田区五本松町 7-30 熱田メディアウィング3階
TEL：052-990-9090（代）　FAX：052-683-8880
〈出版物受注センター〉
TEL：03-3264-8825　FAX：03-3239-2565
E-mail：book@shuppanbunka.com

発 行 人　　浅田厚志
取材・構成・執筆　相澤洋美
装　　幀　　美柑和俊（MIKAN-DESIGN）
イ ラ ス ト　田中未樹
組版・校閲　タクトシステム株式会社
印刷・製本　株式会社シナノパブリッシングプレス

©Takashi Kondo〈Sanyo Yakuhin HBC INC.〉2019　Printed in Japan
Directed by Eiko Onda　Co-edited by Ayako Ono
ISBN978-4-88338-651-2　C0047

乱丁・落丁はお取り替えいたします。出版文化社出版物受注センターにご連絡ください。

本書の無断複製・転載を禁じます。

定価はカバーに表示してあります。

出版文化社の会社概要および出版目録はウェブサイトで公開しております。

また書籍の注文も承っております。→ http://www.shuppanbunka.com/

郵便振替番号 00150-7-353651